国家卫生健康委卫生应急办公室　指导

突发事件应急心理救援工作指南 2022

中国医学救援协会心理救援分会　编著

人民卫生出版社
·北　京·

图书在版编目（CIP）数据

突发事件应急心理救援工作指南. 2022 / 中国医学救援协会心理救援分会编著. — 北京：人民卫生出版社，2022.11

ISBN 978-7-117-34024-3

Ⅰ. ①突… Ⅱ. ①中… Ⅲ. ①突发事件 – 心理干预 – 指南 Ⅳ. ①B845.67-62

中国版本图书馆 CIP 数据核字（2022）第 209073 号

人卫智网	www.ipmph.com	医学教育、学术、考试、健康，购书智慧智能综合服务平台
人卫官网	www.pmph.com	人卫官方资讯发布平台

突发事件应急心理救援工作指南（2022）

Tufa Shijian Yingji Xinli Jiuyuan Gongzuo Zhinan（2022）

编　　著：中国医学救援协会心理救援分会
出版发行：人民卫生出版社（中继线 010-59780011）
地　　址：北京市朝阳区潘家园南里 19 号
邮　　编：100021
E - mail：pmph @ pmph.com
购书热线：010-59787592　010-59787584　010-65264830
印　　刷：三河市宏达印刷有限公司（胜利）
经　　销：新华书店
开　　本：710 × 1000　1/16　　印张：22
字　　数：337 千字
版　　次：2022 年 11 月第 1 版
印　　次：2022 年 12 月第 1 次印刷
标准书号：ISBN 978-7-117-34024-3
定　　价：69.00 元
打击盗版举报电话：010-59787491　E-mail：WQ @ pmph.com
质量问题联系电话：010-59787234　E-mail：zhiliang @ pmph.com
数字融合服务电话：4001118166　E-mail：zengzhi @ pmph.com

国家社会科学基金项目《重大突发公共事件中心理救援能力结构、测度与提升策略研究》支持

《突发事件应急心理救援工作指南（2022）》编写委员会

主　审　李凌江（中南大学湘雅二医院）
李正赤（四川大学华西医院）

主　编　肖　涛（中南大学湘雅二医院）
张桂青（石河子大学医学院第一附属医院）

副主编　杜亚松（上海市精神卫生中心）
郭万军（四川大学华西医院）
刘铁榜（深圳康宁医院）
马　宁（北京大学第六医院）
黄锦坤（广州医科大学附属第一医院）
彭　旻（中国医学救援协会心理救援分会）

编　委　（按姓氏汉语拼音排序）
曹玉萍（中南大学湘雅二医院）
程　明（湖南省脑科医院）
范　晓（中南大学湘雅二医院）
冯朱晓（广东省第二人民医院）
高雪屏（中南大学湘雅二医院）
顾帮朝（江苏省卫生健康委）
郝晓宁（国家卫生健康委卫生发展中心）
胡牡丽（中南大学湘雅二医院）

华颂文（中南大学湘雅二医院）
黄　婕（湖南省人民医院）
黄　钟（石河子大学医学院第一附属医院）
蒋　良（石河子大学医学院第一附属医院）
姜荣环（解放军总医院第一医学中心）
李箕君（南京市脑科医院）
李树强（北京大学第三医院）
李亚敏（中南大学湘雅二医院）
林涌超（福建精神卫生中心）
刘　宏（大连第七人民医院）
罗向杏子（中国医学救援协会心理救援分会）
欧阳沙媛（中南大学湘雅二医院）
潘　昱（解放军总医院第一医学中心）
亓玉伟（吉林大学第一附属医院）
藤昌军（南京市脑科医院）
王　玲（中南大学湘雅二医院）
王天兵（北京大学人民医院）
王玉璐（北京大学第六医院）
吴　勤（中南大学湘雅二医院）
徐佳军（四川大学华西医院）
杨燕贻（中南大学湘雅二医院）
张　斌（深圳康宁医院）
张春燕（中南大学湘雅二医院）
张馨月（中国医学救援协会心理救援分会）
赵晓鑫（上海市精神卫生中心）
周　萍（南京市脑科医院）
周卓钊（海南省卫生健康委）
朱鸿儒（四川大学华西医院）

序一

对人类生命的诠释早已超越生物学的教条定义，延伸到心理与社会领域，延伸到个体与环境、行为生活方式、社会服务的交互作用。医学救援的指导思想，也从传统概念的“救死扶伤”发展到“躯体 - 心理一体化救治”理论。

中国医学救援协会心理救援分会受国家卫生健康委卫生应急办公室委托，组织全国从事心理救援工作的专家编写了这本《突发事件应急心理救援工作指南（2022）》。这是国家卫生行政管理部门首次以“指南”形式，提出关于突发事件应急心理救援实践的指导方针，具有一定的探索意义和应用价值。突发事件造成的社会危害，不仅要为灾民和事件亲历者提供心理支持，救援者自身乃至社会其他成员也需要心理支持，突发事件应急心理救援工作的重要性不言而喻。

作为一名老急救医学工作者，我见证了中国医疗急救和应急医学救援的发展历史，尤其是近十年来，新理念、新技术、新装备的迅速转化应用，开辟了医学救援践行“人民至上，生命至上”奋斗目标的新征途。本书代表了肖涛教授以及心理救援分会团队成员在填补国内应急心理救援实操指南领域所做出的努力，推荐给奋战在突发事件响应第一线的应急救援工作者，以期更加完善我国医学救援的内涵。

中国医学救援协会会长　李宗浩

2022 年 5 月

序二

精神应激与人类健康的关系，一直是学术界与大众的热门话题，值得探索而又难解。一般来说，应激（stress，也译压力）是指机体面对困难处境时的一种身心状态，这种困难处境大到威胁生命，小至做一件费神的事。从宏观的角度看，适度的精神应激可以提高个体的警觉水平，激发机体的活力，有利于个体的生存与创造，这种状态是有利的，也就是通常所说的“艰难困苦，玉汝于成”。另一方面，超出个体承受能力的精神应激则可能形成精神创伤，这种创伤或成为直接的病因导致某些精神障碍的发生，如应激相关障碍；或影响某些疾病的发展与预后，或对个体的生理、心理发育产生深远的影响，从而参与某些疾病或某些行为易感素质的形成，成为很多精神障碍发生发展的高危因素。俗话说，“人生不如意事常八九”，没有精神应激的人类生活是不存在的，天灾人祸、生老病死、悲欢离合比比皆是。作为个体，如何应对精神应激，以及防止应激过度形成精神创伤，是一个非常值得探索而且对人类有重要应用价值的科学问题。

一般来说，要提高个体的应对能力，更好的处理应激事件的负性影响，有两点特别重要，那就是自我减压与求助。

看起来，人类在大自然面前就如一棵小草，渺小而脆弱，但其实人类的自救能力是非常顽强的。面对任何强烈的精神应激事件，绝大多数人都会劫后重生，不会留下长久的创伤后遗症。国内外研究发现，即使强烈的精神应激事件后，如自然灾难、战争等，亲历者发生创伤后应激障碍的比例平均在10%左右，也就是说，90%的个体虽然会有精神应激，但没有遗留下精神创伤。实际上，这是每一个人面对应激时，在有意无意应用着自我减压的方式对抗应激源。个体面对应激性事件时，自我减压的方式无非是解决、放下与调整三种。解决应激源，比如积极防控来预防新冠病毒感染，努力学习来应对考场、职场压力，积极协调来改善人际纠纷等，一个人可利用的资源越多，解决应激源的能力就越强，有些事甚至可以运筹帷幄决胜于千里之外。然而，人生许多应激性事情本身不一定是可以解决的，如生老病死、悲欢离合、天灾人祸，那么可能就要用到其他方式。放下，是第二种应对方式，包括降低对人对事的期望值，或忽视引起应激的此事此人。例如丧失性事件，如失恋、失去亲人、失去财产、地位、健康等，如果无缘回头，就要尽快放下，重建新的生活方式来适应新的处境。如果用旧日固有的心态来面对现在的丧失事件，就会“无以释怀”。人生许多事情之所以纠结甚至抱恨终身，关键是无法放下，殊不知爱恨情仇最终伤害的都是无法放下的自己。第三种方式是调整，也就是应用心理应对方式，包括倾诉、发泄、转移注意力、升华、压抑、替换甚至应用成瘾物质如烟酒来缓解心理压力。这些应对方式因人因事而异，如果能在生活中不断学习，则可以提高心理应对能力。

当自我解压无法处理自身的应激反应时，个体要善于求助。这里说到的求助包括两个方面。第一是面对应激事件时要善于求助于有效的支持系统，获得资源、情感的帮助。例如战斗在防疫前线的医护防疫人员，面对高强度、高风险的处境，要充分利用团队抱团取暖，相互分享每天的经历与情绪，传达成功的信息，一个微笑、一次击掌，都能提高面对应激反应的信心。当个体处于未知的处境时，如面对知之甚少的新冠病毒，要善于获取权威的、科学的信息，有意忽略或识别那些加剧心理压力的谣言或假消息，才能采取有效应对的策略，减少无助带来的应激。第二，当个体自我调节无法缓解应激反应，就属于心理学上的危机状态，也就是这种精神应激已经超出了个体的应对能力，此时需要尽快寻求专业人士的帮助。心理危机干预在关注创伤群体或个体的基本需要，如安全的环境、保证睡眠、提供食物和水、与家庭的联系、治疗身体受伤的基础上，其目标主要是减轻当事人的痛苦、稳定情绪以及帮助恢复自我适应的功能，相当于战场上躯体伤口的包扎，它不能完全解决伤口的痊愈，比如大的伤口需要到后方医院进一步手术，但可以防止现在伤口的进一步恶化和可能失血过多对生命的危害。所以，危机干预的实施，重点关注的是患者的情绪而不是内心的情结，解决的问题是现在的而不是过去的。多数研究认为，危机干预能够积极有效地预防和减轻精神创伤事件可能导致的精神损害如创伤后应激障碍、急性应激障碍的发生。然而，也有研究认为，不当的使用危机干预有可能增加或加重创伤后精神疾病的发生发展。例如，暴露疗法是处理心理危机事件的一种常用技术，让患者在治疗师的指导下倾诉创伤事件的体验与负性情绪，学会直面创伤，以合理的、现实的成分整合到病理的创伤情绪与记忆结构中，以修正其病理性的成分，达到治愈心灵创伤的目的。就像躯体深部的污染伤口，只有彻底地清创缝合，才会清除病菌的滋生环境，防止全身感染。然而，重要生命部位的感染灶，需要手术者心灵手巧，选择适当的时机，比如控制重度感染，保证生命体征平稳的状态下实施，清创后也需要继续的抗感染、拆线直至痊愈。暴露疗法也是如此，一般认为，应该在被干预者安全感得以重建，有了良好的治疗同盟，应激事件的现场危险结束和被干预者主观认识到围创伤期的恐惧基本平息后才能进行暴露和情绪宣泄，如果过早或过迟实施暴露疗法都不利于患者康复。而且，特别重要的是，暴露以后要有后续的持续治疗，而不是清创后就让患者自生自灭。躯体的清创是如此，心灵深处的创伤又何尝不是如此呢？

《突发事件应急心理救援工作指南（2022）》是中国医学救援协会心理救援分会的一批学者和实践者们的杰作。他们年轻有为，站在这一领域科学研究的前沿，又有我国心理救援前线实践工作的丰富经验，介绍的内容重在心理救援工作的实施过程与技术细节，为心理救援工作者提供一个实用的可操作性的心理救援工具，为需要帮助的心理危机者提供科学的心理援助。我相信，它的出版对于我国心理救援工作的实践有着重要的和非常实用的科学价值。

“沉舟侧畔千帆过，病树前头万木春”，任何灾难都会过去，阳光在前，让我们共同努力，携手前行！

此为序。

中华医学会精神医学分会　主任委员
中南大学湘雅二医院教授、主任医师
李凌江
2022 年 5 月于湘雅

序三

从非典疫情、汶川地震、天津港爆炸事件，到肆虐全球的新冠病毒肺炎疫情，各类自然灾难和突发公共卫生事件始终威胁着公众生命财产安全。为遭遇灾害和突发公共卫生事件的公众提供救援的重要性不言而喻，在此基础上，进一步提供必要的心理救援也十分重要。目前，参与救援的力量来自各行各业，卫生、消防、部队、教师、社会工作者、志愿者等，心理救援的对象除受灾人员以外，也包括救援者自身。

鉴于我国尚没有统一的指导救援人员在突发应急事件中提供心理救援的规范性工作指南，国家卫生健康委委托中国医学救援协会心理救援分会肖涛教授组织专家团队编写了《突发事件应急心理救援工作指南（2022）》，内容包括突发公共事件与应急心理救援概述、应急心理救援指南的解读与应用指导、应急心理救援的组织保障、应急心理救援的原则与常用技术、不同突发公共事件后的应急心理救援等，系统展示了应急心理救援工作的重点知识和技能。

本书的出版填补了国内心理救援规范性实操指南的空白，在提升应对突发事件能力、规范应急救援组织管理、促进公众心理健康等方面将发挥重要作用，我乐而为之序。

四川大学华西医院党委书记　李正赤
2022 年 5 月

前言

自1994年克拉玛依大火、2003年非典、2008年汶川地震、2013年雅安地震，各种自然灾害和突发公共事件始终挑战着中国社会发展，为遭遇自然灾害和突发事件的公众提供支持的紧迫性和重要性不言而喻。目前，参与救援的力量主要来自医疗卫生、社区、消防、部队、教师和志愿者，所有参与救援的工作人员均需要为灾民和事件亲历者提供心理支持，并且救援者自身也需要心理支持。

鉴于我国尚没有统一的指导一线救援人员在突发应急事件中提供心理救援的规范性指南，国家卫生健康委委托中国医学救援协会心理救援分会，组织全国长期从事心理救援工作的包括肖涛教授、张桂青教授、刘铁榜教授、郭万军教授等专家编写了《突发事件应急心理救援工作指南（2022）》（简称《指南》），内容包括总论和各论两大部分。

总论部分从宏观的角度，就突发公共事件后可能引起的心理和社会影响进行介绍，首次提出应急心理救援，并对应急心理救援的定义、服务对象、工作内容和适用范围进行阐述，阐明应急心理救援与应急医疗救援及心理危机干预的联系与区别，并针对《指南》的使用方法和使用中常见的问题进行解答，通过总论让读者了解应急心理救援是什么人、在什么情况下、对什么样的被救援者进行施救，如何进行有效的心理干预。

各论部分在总论的基础上，清晰地阐述了在突发公共事件下应该怎么做，如何执行应急心理救援。按照心理救援工作开展的过程，从基础保障、组织构架、计划策略制定、心理救援评估，到应急心理救援技术方法和技巧运用，并设特定章节针对地震、公共卫生事件、矿难、爆炸、山体泥石流、社会安全性灾难、跨国救援等不同突发事件，分别就灾难事件及受灾者心理和躯体反应的特点，选择经典案例，针对事件下的应急心理救援介入时间、组织构架、角色定位、工作部署、救援的具体实施过程以及注意事项进行介绍。《指南》尽可能采用通俗易懂的语言，介绍各类事件中的应急心理救援共性和个性特点，涉及应急心理救援的具体实施过程和技术运用，力求包括应急救援工作的领导者、应急救援队员、应急心理救援工作者、精神科医生、心理工作者的理解和接受，运用到突发事件后应急救援更广的范围。

最后在附录部分，《指南》汇总了近年来国内针对被救援人员、救援人员以及心理救援的最新政策和法规。通过政策的梳理，掌握国家应急心理救援发展的大方针，在国家政策的引领下做出有中国特色的应急心理救援。

本书填补了国内关于心理救援方面实操指南的空白，在提升应对灾害突发事件能力、规范应急救援组织管理、促进公众心理健康等方面将发挥重要作用。

《突发事件应急心理救援工作指南（2022）》编委会

2022 年 5 月

目录

第一章 总论

第二章 《突发事件应急心理救援工作指南（2022）》解读与应用指导

第五章 现场心理救援、转介和寻求社会心理资源支持

第六章 不同自然灾害与突发公共事件后的应急心理救援

第八章
应急心理救援队员的自我评估与心理建设

附录

第一章 总论

人类社会发展的历史，是一部应对挑战、战胜灾难、不断前进的历史。古人对于突发的所谓“天灾”，存有“天意难违”的恐惧，本质上来讲就是人类把无法理解或解释的现象看作与人为无关的事物。

进入21世纪以来，突发事件发生概率更高、破坏力更大、影响力更强，使得各地政府不断加强应急管理。如美国“9·11”恐怖袭击事件、中国“3·14”打砸抢烧事件、全球甲型H1N1流感疫情等突发事件，给各国政府及组织的应急管理工作带来严峻挑战。而现代社会面对突发自然灾害，如海啸、雨雪冰冻、地震等，如何通过应急管理来保障人民群众的生命财产安全至关重要。2003年我国发生“非典”疫情（严重急性呼吸系统综合征，severe acute respiratory syndrome，SARS）后，应急管理得到了党中央、国务院的高度重视。2005年7月我国召开第一次全国应急管理工作会议，应急管理工作进入一个新的历史阶段。随着我国现代化进程的加快和改革开放的进一步深化，各种传统的、非传统的自然和社会风险、矛盾交织并存，公共安全形势更为严峻。通过对心理救援知识的学习，可以使应急管理工作者和救援工作者模拟突发事件后心理救援的方式方法，体会应对处置突发事件的过程和经验，起到举一反三、触类旁通的作用，提高其心理救援的能力。

第一节 突发公共事件对精神卫生和社会心理的影响

一、突发公共事件概述

1. 突发公共事件的概念 突发公共事件（public emergencies）是指突然发生，造成或者可能造成严重社会危害，需要采取应急处置措施予以应对的自然灾害、事故灾难、公共卫生事件和社会安全事件。

2. 突发公共事件的特点 突发公共事件具有以下显著特点：

（1）积累性，即公共事件发生前期都有一个矛盾积累和激化的过程；

（2）急剧性，即其相关信息的传播速度十分迅速，尤其是在广播、电视和网络普及的今天，短时间事件信息就会得到广泛传播；

（3）不确定性，在信息获取不充分的情况下，群众对事件的认识往往是片面、模糊和不确定的；

（4）扩散性，借助各种网络媒体，事件信息可以向周围广泛传播；

（5）严重性，即随着信息的不断散播，事件本身的某些细节会不断地被人为放大，使之“言过其实”。

3. 突发事件的类型及划分方法

（1）按照成因：分为自然性突发事件、社会性突发事件。

（2）按照危害性：分为轻度、中度、重度危害。

（3）按照可预测性：分为可预测的、不可预测的。

（4）按照可防可控性：分为可防可控的、不可防的、不可控的。

（5）按照影响范围：分为地方性、区域性或国家性、世界性或国际性。

（6）2006 年 1 月国务院颁布的《国家突发公共事件总体应急预案》规定，根据突发公共事件的发生过程、性质和机理，突发公共事件主要分为以下四类：

1）自然灾害：主要包括水旱灾害、气象灾害、地震灾害、地质灾害、海洋灾害、生物灾害和森林草原火灾等。

2）事故灾难：主要包括工矿商贸等企业的各类安全事故、交通运输事故、公共设施和设备事故、环境污染和生态破坏事件等。

3）公共卫生事件：主要包括传染病疫情、群体性不明原因疾病、食品安全和职业危害、动物疫情以及其他严重影响公众健康和生命安全的事件。

4）社会安全事件：主要包括恐怖袭击事件、经济安全事件和涉外突发事件等。

（7）各类突发公共事件按照其性质、严重程度、可控性和影响范围等因素，一般分为四级：Ⅰ级（特别重大）、Ⅱ级（重大）、Ⅲ级（较大）和Ⅳ级（一般）。

对突发公共事件进行分级，目的是落实应急管理的责任和提高应急处置的效能：Ⅰ级（特别重大）突发事件由国务院负责组织处置；Ⅱ级（重大）突发事件由省级政府负责组织处置；Ⅲ级（较大）突发事件由市级政府负责组织处置；Ⅳ级（一般）突发事件由县级政府负责组织处置。

国家还制定了专门的分级标准，其中一条共性的、最重要的标准是人员伤亡，死亡30人以上为特别重大，10～30人为重大，3～10人为较大，1～3人为一般。要结合不同类别的突发公共事件情况和其他标准具体分析。

二、突发公共事件对精神卫生工作的影响

众多研究发现，人们在重大突发公共事件下生理参数和心理参数都会发生不同程度的变化，出现焦虑、恐慌、不安等非理性情绪。缺少社会心理援助，将导致一些个体出现严重应激障碍或创伤后应激障碍。同时，消防员、警察、军事人员、医疗救援人员和非专业志愿者等相关救援人员由于工作原因，总会遇到病情严重的伤员或尸体，并目睹了毁灭性幸存者的情感反应（痛苦、悲伤和愤怒）。当救援人员在拯救生命中失败时，经历的失望会潜在地伤害他们的身心。与未接触灾难的人群相比，所有的这些压力源都会增加救援人员的负面心理。灾难对救援人员的负面心理影响包括急性痛苦、焦虑和抑郁、创伤后应激障碍（post-traumatic stress disorder，PTSD）以及物质依赖性疾病。

根据既往事实和研究结果，发现突发事件对精神卫生的影响如下：

1. 几乎所有受突发事件影响的人都会经历心理上的痛苦，这对大多数人来说会随着时间的推移而改善。

2. 过去 10 年经历过战争或其他冲突的人群中，11% 的人患中度精神障碍，9% 的人患重度精神障碍。

3. 生活在受冲突影响地区的五分之一（22%）的人患抑郁症、焦虑症、PTSD、躁郁症或精神分裂症。

4. 抑郁症在女性中比男性更常见。

5. 随着年龄的增长，抑郁和焦虑变得越来越普遍。

6. 严重精神障碍患者在突发事件下尤其脆弱，需要获得精神卫生保健和其他基本需求。

7. 国际指南推荐服务的水平从基本服务到临床护理，表明精神卫生保健作为卫生反应的一部分，针对特定的、紧迫的心理健康问题需要立即提供精神卫生保健。

三、突发公共事件对社会心理工作的影响

突发公共事件不仅会影响直接受害者和利益相关者，还会波及普通公众，其原因在于，随着受害信息在媒体的广泛传播，事件的相关者、关注者和普通群众会产生虚拟风险体验，进而作出应急行为。美国“9·11 事件”期间，频繁观看报道的观众会产生心理压力，就是这个道理。那么，不处于事件中心，并且与事件关系较少的普通公众为什么也会产生关注和压力呢?

Roger 等提出了“风险的社会扩散”理论，认为风险评估、风险感知、风险心理与行为和社会文化密切相关。一方面，风险事件本身与受众心理、社会状态和文化制度等存在着相互作用，这些因素的合力会加强或减弱人们对危害的感知，并能引发风险行为。另一方面，人们的行为反应所产生的新的“次生风险”增加了风险事件的程序，前后形成了循环的动态风险过程。普通公众的虚拟风险体验实际上就是一个风险的社会扩散和放大过程。随着新闻媒介的传播，相关信息从一个个体到另一个个体，从一个群体到另一个群体不断地被放大。这些信息、心理和行为，改变了人们对突发事件的风险认知和最初决策，使事件的影响呈非线性扩散。依据风险社会放大理论，公众的心理影响大体可分为虚拟风险体验的形成、风险的心理认知、决策行为实施与心理影响扩散三个阶段，具体如图 1-1-1 所示。

虚拟风险体验的形成	风险的心理认知	决策行为实施心理影响扩散
危机传播源 危机编码 通道体系	个体记忆系统登录 记忆搜索与重构 风险认知	价值判断和决策 个体行为反应 群体认知与行为

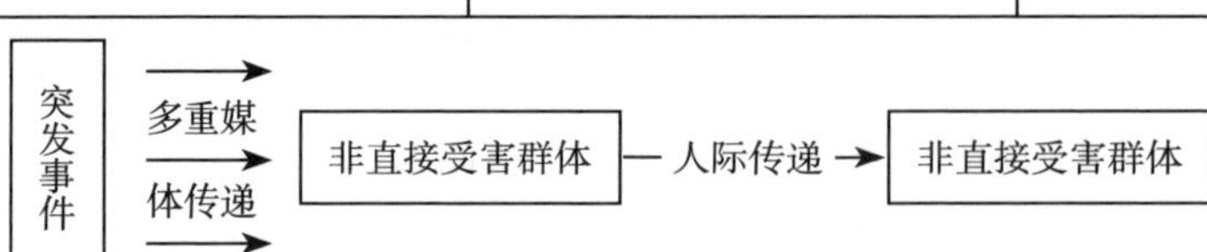

图 1-1-1　突发事件对公众心理影响和信息传播机制

1. 虚拟风险体验的形成阶段 以新一代通信技术和互联网技术为代表的时代，为查阅、分享和传递信息带来无比的便利，也使得突发事件信息的传播速度和范围达到了前所未有的迅速和广泛。信息的扩散无形中也成了突发事件的放大器。突发公共事件发生后，新闻媒体的轮番报道、学者专家的分析解读、政府部门的数据信息披露，以及坊间口耳相传的各种“真相”，使得非直接受害者无形中置身于事件信息的漩涡之中，不得不被动地接受各种讯息。另外，出于好奇和关心，他们也可能主动收集和传播信息，不知不觉中将自己置身于虚拟现实之中，慢慢地开始产生虚拟风险体验。因此，非直接受害者的虚拟风险体验源于信息的传播。

2. 风险的心理认知阶段 非直接受影响的公众会根据自身掌握的材料对同类事件在自己周围发生的概率和影响作出判断。此过程中，涉及记忆系统登录、记忆系统调用和重构，以及对风险进行评估等方面。危机事态和信息传播的密集程度和细致程度不断变化，产生动态的应急反应。鉴于记忆调用存在认知偏差（cognitive bias），具体如代表性偏差（representativeness bias）、易得性偏差（availability bias/heuristic）和框架效应（framing effects）等，公众对风险的判断可能存在差异，或高估或低估，从而造成个体的过度自信或过度恐慌，并做出相应差异的应急反应。

3. 决策行为实施与心理影响扩散阶段 由于虚拟风险体验的作用，接收到事件信息的群体可能产生紧张、恐慌和焦虑等心理反应，以及表现出搜索信息、应急准备和传播信息等行为。信息传播链条的每一个节点，都会成为信息的扩音器。这种作用表现为两个方面：其一，公众的信息收集行为会促进媒体对信息的传播；其二，媒体传播的状态和公众行为可以导致集体的心理偏差，促进形成非理性群体行为和次生心理影响，从而在时间和空间上形成涟漪效应（ripple effect），使事件的影响深度和广度不断扩大，导致心理影响的产生。这种扩大机制也并非没有益处，如果危机事件有扩大的实际，那么由风险体验而学习的相关知识、提升的公众心理韧性（resilience）、诱发的亲社会行为（prosocial behavior）和互助意识等对防范危害和从危害中快速恢复是有益的。

我国应对突发公共卫生事件的经验，尤其是 2003 年 SARS 疫情的实践证实，对危机事件应急的处理施行综合性的干预方法，即躯体、精神药物、心理救援与干预，可以减轻受灾人群的心理痛苦，预防和减轻受灾人群的急性应激障碍和创伤后应激障碍。也就是说，应急心理救援是突发公共卫生事件应急机制的必要组成部分，新冠肺炎疫情防控工作中心理危机干预（psychological crisis intervention）也被纳入国家工作机制大力推进。为减轻疫情对公众所致的心理伤害，国务院应对新型冠状病毒感染的肺炎疫情联防联控工作机制印发了《新型冠状病毒感染的肺炎疫情紧急心理危机干预指导原则》（肺炎机制发〔2020〕8 号）、《新冠肺炎疫情心理疏导工作方案》（联防联控机制发〔2020〕34 号）等系列通知，要求将心理疏导、心理危机干预等心理服务纳入疫情防控整体部署，维护公众心理健康，促进社会和谐稳定。

第二节 应急心理救援概述

一、应激心理与心理救援概述

应急经历包括大的生活事件、创伤、毒品药品的滥用（drug abuse）等，还与社会环境相关。一个人是否把外来刺激当作应激源（stressors），主要与两个因素有关：个体对环境认知的方式和机体的生理环境，这两个因素决定机体对应激源的生理反应和心理反应。

对应激源的认知受个体经历、遗传和行为因素的影响，只有感受到了应激源，机体才产生生理心理反应（physiopsychological responses），导致非稳态和适应。应激源长期作用于机体后，导致非稳态负荷过重，神经系统、内分泌系统、免疫系统介质分泌异常，对各种器官系统产生不良影响，从而导致疾病。

对个体而言，物质生活可能在较短的时间内恢复正常，而对应激心理产生的生理心理反应则需要更长时间的调整和平复。

应激心理是指应激反应的一个方面。大体上可分为情绪反应、自我心理防御反应（self psychological defense response）及行为反应。情绪反应中最多见的是焦虑，还有愤怒、内疚、恐惧、抑郁、习得无助等。个体在应对应激时，其内部心理活动中具有自觉或不自觉地解脱烦恼、减轻内心不安，以恢复情绪平衡与稳定的一种适应性倾向，即自我心理防御反应。

在对受害者个体进行心理救援的过程中，第一，要明确突发事件给个体的心理产生了强烈和深刻的痛苦体验，记忆往往会再现创伤情景。因此，在运用干预方法时要防止引起受害者再次经历创伤情绪和情感体验，使其受到反复刺激，出现恶性循环。第二，鉴于脑结构的受刺激改变，在条件允许的情况下可尝试使用脑成像技术来检验脑功能的变化情况。针对不同的受灾害脑功能情况制定适合的干预方案。第三，可以通过情绪调节手段，干预创伤心理的负性情绪和记忆。着重发掘积极事件，转移受灾害个体的心理关注点。

二、应急心理救援的重要作用

突发事件导致的心理刺激有可能给人留下终身阴影。因此，在进行物质和医疗救助的同时，应急心理救援（emergency psychological rescue）备受关注。与生命和财产的救助相比，心理救治对人们心理平衡的重建和应激行为的疏导发挥着难以估量的作用。及时的心理救助，有利于促进人们灾难后的适应和心理康复，避免精神痛苦的长期化和复杂化，更有利于激励人们战胜突发事件。突发事件发生后，应急心理救援并不是可有可无。加强对应激反应比较强烈的当事人的救助是可行的，效果也是明显的。对创伤性事件的心理救援以及预防远期严重心理障碍是非常必要和重要的。

三、应急心理救援与医学救援及心理危机干预的相互关系

目前，重大灾害事故、突发事件应急医疗救援体系的主要性质是“医疗救治”问题，心理救援尚未占据应有地位，心理救援工作者尚无“制度化”途径进入救援系统，心理救援工作尚未与应急医疗救援体系建立应有的专业联系，应急医疗救援工作人员主要是医生、护士和志愿者，严重缺乏心理救援工作者，这是我国目前真实的现实状况。

心理救援工作者在重大灾害事故、突发事件应急医疗救援服务中处于基础性地位，扮演多种多样的重要角色，发挥着举足轻重的作用，是灾害救援

多学科专业服务团队中不可缺少的重要成员。心理救援工作者扮演着健康教育宣传者、心理服务提供者、危机干预（crisis intervention）和创伤治疗者、协调沟通者，综合性与专业性、医疗卫生与社区组织和服务者角色并存。宣传教育者角色主要指社会工作者承担对管理者、对患者、对医护人员、对公众的心理健康宣传教育；心理服务提供者角色指为精神疾病患者、家属和家庭直接提供专业性的帮助服务；危机干预和创伤治疗者角色特指直接性的心理救援专业帮助服务领域；协调沟通者角色指心理救援工作者在机构内部、不同人群、不同专业技术人员、不同环境之间的沟通。心理救援工作者提供多项专业帮助服务，范围覆盖除生理疾病治疗以外所有领域，尤其是为患者、受害者和灾害事故幸存者提供生理、心理和社会支持体系，从而使心理救援服务体系具有更强综合化和人文关怀色彩。

因此，应急心理救援作为医学救援的一个重要分支，是在国家有关部门领导下，主要由精神科医生、临床心理学家、社会工作者对灾害相关人员联合实施的紧急精神卫生服务。关于应急心理救援，不仅仅包括对灾民的心理救援服务，也应包括医学救援人员本身的心理救援。

突发事件来势猛、发展快，稍有不慎，将造成失控局面。只有做到快速反应，多谋善断，速战速决，才能掌握处置突发事件的主动权，将事件可能产生的不良后果控制在最小限度。这就要求应急心理救援的组织具备驾驭全局的能力，统观全局，周密思考，正确认识和处理各项事故。协调各方力量，集中、快速应对突发事件。同时需要医学救援队伍掌握如下能力：

（1）掌握常见自然事件（地震、海啸、洪水、泥石流、风灾）的危害特点及救援原则。

（2）掌握常见人为事件（交通事故、火灾、矿难、踩踏事件、危害化学品事故、恐怖袭击、核与辐射事故）的危害特点及救援原则。

（3）了解群体性事件应激反应的特点，心理救援系统的建立与运作；了解灾民社区心理救援服务的意义；了解非专业人员的心理救援意识与技能。

心理救援是一种心理救助技术，指针对救助人的反应行为进行分类，采用不同的技术方法救助，使之尽快摆脱困难。尤其是对于产生急性应激反应的灾民进行的综合心理治疗，主要运用倾听（listening）、共情（empathy）、认知行为疗法（cognitive behavioral therapy，CBT）、渐进式放松（progressive muscle relaxation，PMR），让目击者挖掘生命的潜能，战胜心理的创伤，并辅助部分药物治疗。

心理救援的主要目的有两个，一是避免自伤或伤及他人，二是恢复受害者心理平衡与动力。例如，在地震和海啸等自然突发事件发生后，有效的心理救援就是帮助人们获得生理和心理上的安全感，缓解并稳定由危机引发的强烈的恐惧、震惊或悲伤情绪，恢复心理的平衡状态，对自己近期的生活有所调整，并学习有效的应急策略，增进心理健康。

对灾民应着手建立心理状况评估指标和体系，运用沟通技术对群体应急反应加以救助，预防心理疾病、防止共病、阻断迁延。具体实施中，可以将相关人群按受影响程度进行分组，再有针对地施以集体减压。另外，应着手规划群体心理综合救助方案，先通过物质支持缓解灾害群体最初的恐惧，再通过社会支持系统使他们重获社会安全感，最后针对群体综合征症状实施直接的心理治疗。

当救援人员面对的悲惨场面超过其心理承受能力时，他们的心理防御机制（defence mechanism）就会随之启动。防御机制往往具有自我欺骗的性质，以掩饰自身真正的动机，或否认对自身可能引起焦虑的原因或记忆的存在而起作用。救援人员的心理防御机制有时能帮助个体消除一些情感上的痛苦，但因其在某种程度上存在“欺骗自己”及“歪曲现实”等不良影响，不能真正有效地解决心理问题。因此，有必要让救援人员学会自我心理调节，及时校正失衡心理，以免强烈的心理创伤导致心理障碍，引发精神、心理疾病和身体疾病。首先，当遭遇困境或受挫，出现消极情绪（negative affectivity，NA）时，救援人员不能逃避，要正视消极情绪，明白这是一种正常的反应，冷静下来对受挫及不良情绪产生的原因进行客观剖析和认真体验，以便有的放矢地找出最佳解决方案。其次，救援人员要敢于表达和暴露自己的情绪，这样才能有针对性和有效地驾驭与控制情绪。盲目压抑和掩饰不良情绪，不利于救援人员自身情绪的健康发展，也不利于良好人格的塑造。合理宣泄是心理调节的一种常用方法，即通过适当的途径（如交笔友、写日记、唱歌、呼喊等）将压抑的不良情绪释放出来。

“5·12”汶川地震灾害中，甘肃省救援队迅速有效地对灾区受灾群众实施了全力救助，但救援队员们却因为不断面对灾区的惨状，不同程度地产生了心理应激反应。救灾任务完成后，甘肃省心理应急救援中心的专家学者对参与救灾人员进行了长达数天的心理辅导，要求队员们在心理上放松自己，并明确要求参与救灾人员通过洗热水澡、按摩来有效缓解压力，鼓励队员们多参加合唱、运动竞技等文娱活动，应用语言暗示法、注意力转移法、冥想法（meditation）、倾诉宣泄法等，缓解因救灾产生的各种心理应激反应。经过宣泄调节，救援队员们逐渐脱离了不良心理的阴影，积极健康地面对工作与生活。需要注意的是，宣泄要选择合理的方式，不择方式与不顾后果的尽情宣泄，可能如火上浇油，反而助长不良情绪的产生，增添新的烦恼。

2010 年 11 月 15 日，某市一幢高层居民建筑发生特大火灾，造成了 58 人死亡的悲剧。灾后心理救援工作在市政府、卫生局的组织下，心理专家的带领下，和民政、街道等密切合作下开展，主要工作内容包括：全面救援、筛查重点人员、重点干预辅导以及长期观察随访。心理援助小组深入灾后工作和安置点（settlement）20 处，运用心理学的理论作支撑，评估、确定问题，寻找解决方法。随访筛查灾民及亲属，进行一般心理干预疏导，并对其中 1 例目击者灾后急性应激进行了心理干预。

综上所述，第一，面对复杂多变的突发事件，传统的物质层面救援已难以适应当下形势，亟需完善心理危机干预机制。从政府视角切入，不仅研究重大公共安全事件发生后政府的心理危机干预，更注重对公共安全事件发生前的预防工作进行研究。在此方向上发现当前心理危机干预工作的不足，结合国内外经验和团队研究内容，从事前预防、事中响应、事后恢复 3 个方面完善心理危机干预机制，为政府的心理危机干预工作提出可行性建议。第二，构建和完善心理危机干预机制，提出切实可行的预案和策略，使该机制能够对受灾群体进行心理救援和疏导，疏解重大突发公共事件带来的心理恐慌（panic），并进行心理健康知识宣讲和心理危机干预知识普及，提高社会公众心理应急能力。补充和完善应急管理工作方式，提升社会整体应急处置效率，推进国家治理体系和治理能力现代化。第三，如海德格尔所指出的，人类社会已然进入技术专政时代。在该时代条件下，技术以其无所不在的方式深刻影响着人类，既带来便捷，也带来灾难。之所以带来灾难是因为技术之不确定性，这源于世界本身之不确定性，此种状态无疑会给人类全方位地带来不确定性，这就是当今社会重大公共事件频发的深层次原因。

第三节 我国防灾减灾文化概述

五千年的历史沧桑证明，中华民族是一个历经磨难、战胜磨难、百折不挠的伟大民族，而中华优秀传统文化是中华民族的血脉和精神家园，与民族发展相伴相随，融为一体。在与无数灾害的抗争中积累丰富的防灾救灾经验，逐渐形成特有的防灾减灾文化。

一、防灾减灾文化概述

防灾减灾思想作为中华传统文化的重要组成部分，是人们在防灾减灾过程中积累沉淀的习惯和信念，是人们遵循的习惯方式、行为准则、道德规范和价值观的体现。

翻开中华民族历史长卷，儒家倡导“仁爱”思想，提出“仁者爱人”，这一思想在防灾减灾实践中也得到了彰显，如《论语》中记载：厩焚。子退朝，曰：“伤人乎？不问马。”发生火灾，孔子关心的是人的安危，表明了对人的重视。灾难来临，我们的祖先表现出来的顽强拼搏、英勇抗争、理性应对的精神对当今仍然具有指导意义。夏朝的大禹十三年坚守在治水一线，因势利导，平息了困扰老百姓多年的水患；秦朝的李冰苦心钻研，因地制宜，建成了集防洪、灌溉、航运于一体的著名水利工程都江堰；东汉的张衡忧心于百姓受地震之苦，发明地动仪，在人类历史上首次用科学的方法观测地震，防患于未然；明朝的李时珍在瘟疫流行时，四处游医，每到一地，采集草药，熬制汤药，救助百姓。

新中国成立以来，我国建立灾害预警机制，成立应急管理部，储备应急资金，培训救援人才，应对灾害及紧急事件。对于防灾减灾工作，中国共产党坚持“人民至上、生命至上”的基本理念，更强调全社会的共同参与，面对灾难，从中央到地方各级政府、组织始终与灾区人民同呼吸、共命运，全国各族人民万众一心、众志成城，形成强大的民族合力，成功应对了多次洪灾、地震、台风等重大自然灾害，维护人民群众生命财产安全和社会稳定，防灾减灾工作不断取得新的胜利。

二、防灾减灾的组织框架

先秦时期的防灾减灾工作："三年耕，必有一年之食；九年耕，必有三年之食；以三十年之通。虽有凶旱水溢，民无菜色。"在这个时期，通过储备粮食以防灾害发生，而灾后重建方面，倡导"赈济于民"。防灾减灾的任务几乎完全归于国家。

春秋战国时期的防灾减灾政策在先秦的基础上进一步发展，重视农业生产，储粮备荒的思想流于天下。建立灾害预警机制，设立专门的官员负责灾害的预防预报。

秦汉魏晋时期，"防灾大于救灾"的政策贯彻于救灾过程。储粮备荒上升到了统治层面，并且设立专门的水利监管机构，基于儒家"富国安民"的思想发展为灾后劝赈。

隋唐时期，实行"仓储备荒"，同时利用佛教宣扬慈善观念，寺院对灾荒时期的民众进行赈济粮食、医疗救治、提供住所等救济活动。

宋元时期，鼓励粮仓的建设，但自然灾害频发，通过单纯的政府干预和救助已无法应对灾害。随着商品经济的繁荣发展，商人逐渐形成一个独立的特殊阶层，在政府监管下参与救灾，成为民间救灾的重要力量。

明清时期在宋元时期防灾救灾的基础上，重视气象观测，建立气象观测网，奏报气象变化，保护生态环境，防治水土流失。同时，慈善事业广泛兴起，救助手段不断多元化，灾害保险的思想在减灾救灾的工作中也产生了重要的意义。

国民政府时期，在救灾主体、救灾方式以及救灾制度方面有了较大创新和发展，逐渐形成了一套基础的防灾减灾体系。

新中国成立后的防灾减灾体系，在某种意义上是对古近代防灾减灾体系的传承。中央政府承担防灾减灾的主要责任，减灾措施的施行需上报中央政府。在减灾的物资方面，坚持以中央政府无偿救济灾民为主。成立中华人民共和国应急管理部门，组织编制国家应急总体预案和规划，指导各地区各部门应对突发事件工作，推动应急预案体系建设和预案演练；建立灾情报告系统并统一发布灾情，统筹应急力量建设和物资储备并在救灾时统一调度，组织灾害救助体系建设，指导安全生产类、自然灾害类应急救援，承担国家应对特别重大灾害指挥部工作；指导火灾、水旱灾害、地质灾害等防治；负责安全生产综合监督管理和工矿商贸行业安全生产监督管理等

新中国成立后建立的防灾减灾体系也是对古近代防灾减灾体系的发展。防灾减灾体系有法律的保障，任何人或任何机构都不得违背国家关于减灾的法律法规，包括《突发公共卫生事件应急条例》《国家突发公共卫生事应急预案》《突发环境事件应急管理办法》《中华人民共和国传染病防治法实施办法》等。

三、基于传统文化视域下的心理救援

我国传统文化中对人的内心生活的探索与思考是极有价值的，并带着一种反身内求的学问。尽管传统文化中没有特定的心理学部分，心理健康的思想及修身养性的方式却强有力地渗透在我国社会心理中，形成我国文化背景中所特有的心理生活方式。

中医强调“天人一体”“形神一体”，即人的精神与形体是一个不可分割的整体。若这种平衡被破坏，造成阴阳平衡失调，就会导致现代医学所称的心身疾病。中医称之为“治神”“医心”等，即现代医学心理治疗的理念，是传统中医的一个重要治病手段，并认为“若善用之，奏效甚奇”。

以下一些方法是我国防灾减灾中常用的方法：

1. 说理开导疗法 即《黄帝内经·灵枢·师传》中的“告之、语之、导之、开之”。医生通过语言对患者“祝说病由”，解除患者的思想负担、转移注意力、调动精气神，从而治疗各种心理因素所引起的疾病，是古代中医以语言的方式说理开导为主的一种心理疗法。

2. 意象对话心理疗法 意象对话心理疗法由我国心理学家朱建军先生创立，也是一种吸收了我国传统文化精华的本土化心理治疗理论。象征性的

意象交流，通过特定方法改变来访者人格深层的意象活动，从而加强其自知、消除其情结、改善其心理状态。

3. 习以为常疗法 习以为常疗法是医生通过反复操作以使患者习惯的方式，消除患者因受惊所致心理障碍的一种行为疗法，其基本原则即在引发由于外界刺激而引起的情绪紧张和焦虑的刺激物出现的同时，让患者做出抑制焦虑的反应，采用放松的方式，鼓励患者逐渐接近所恐惧的事物，交互抑制，直到消除对该刺激的恐惧感，减弱这种反应。

4. 气功疗法 气功是我国古老的行为疗法，是根据一定的固定程式经过长期反复的锻炼，达到自我入静的放松。气功以自身为对象，有意识地放松机体，意守丹田，宁静心神，达到自我调控心理生理活动的目的，如八段锦、太极拳等。

5. 物证释疑疗法 物证释疑疗法是对于因疑而生病者，可借用一些物件，同时配合语言诱导，消除致病的心理因素，暗示其确信的病因一旦解除，其心病自愈，将致病的心理因素巧妙地通过暗示得以解除而治其病，实际上是一种暗示治疗。

6. 道家认知疗法 这是一种认知疗法，旨在通过用顺其自然的道家思想改变患者不适宜的认知观念，改变个体的认知观念和应对方式来达到调节负性情绪、矫正不适行为和防病治病的目的。中国道家认知疗法主要分为五步：评估当前精神压力→调查价值系→分析心理冲突和应对方式→道家哲学思想的导入与实践→评估与强化疗效。

四、中国精神助力防灾减灾

习近平总书记指出：“精神是一个民族赖以长久生存的灵魂，唯有精神上达到一定的高度，这个民族才能在历史的洪流中屹立不倒、奋勇向前。”在百年的奋斗历程中，一代代共产党人舍生忘死、顽强拼搏，涌现了一大批忘我奉献的英雄人物、先进模范，形成了长征精神、延安精神、抗震救灾精神、抗洪精神、抗疫精神等伟大精神，构筑起中国人的精神谱系。

第二章 《突发事件应急心理救援工作指南（2022）》解读与应用指导

第一节 《突发事件应急心理救援工作指南（2022）》解读

随着时代的变迁、经济的发展、科学的进步，人们在物质生活水平稳步提升的基础上，对精神、心理健康的需求也逐步提高。但与此同时，时代的变迁也带来了日益加快的生活节奏，日益加重的来自工作、学习、生活等各方面的压力，尤其是在看似风平浪静的生活中还夹杂着各种难以预料的如地震、泥石流、公共卫生事件、社会治安事件等突发公共事件，这些突发事件很可能拨动当代人本就紧绷的心弦，若不能得到及时有效的应对，很可能对受害者的身心产生持久的影响，我们可以看到，在新冠肺炎疫情的威胁、工作学习的巨大压力下，各种负面情绪的发生都明显增加。在这种情况下，在党中央的领导下，在国家卫健委的指导下，线上、线下心理救援第一时间展开，对患者的健康、家庭的圆满以及社会的和谐稳定产生了积极的维护作用。

纵观中国心理救援的发展史，心理救援最早出现在1994年克拉玛依大火事件后，到汶川地震后得到了快速发展，再到本次的新冠肺炎疫情，中国应急心理救援工作飞速发展，并展现出了较高的水平。

如何更好地区分和界定应急心理救援和心理干预？如何在心理救援工作中，提升整体层面的水平，保证心理救援工作的同质性？能否形成一个具有指导性意义，具有可实践性的应急心理救援流程？这些成为困扰我国应急心理救援的主要问题。

一、《突发事件应急心理救援工作指南》编写目的

《突发事件应急心理救援工作指南（2022）》简称《指南》，该指南明确

应急心理救援的定义、角色和工作内容及范围。为从事应急心理救援的专业和非专业工作人员，提供结构化的具有可操作性的心理救援操作规范，提高我国整体应急心理救援的水平，更好地为突发事件下人们的心理健康提供支持与保障。

二、《突发事件应急心理救援工作指南》概览

国家卫生健康委卫生应急办公室委托中国医学救援协会心理救援分会组织，邀请包括肖涛教授、张桂青教授、刘铁榜教授、郭万军教授等在内的国内顶尖心理救援工作专家学者共同讨论编制《指南》。《指南》分为总论，《指南》解读与应用指导，应急心理救援组织保障，原则与常用技术及实施步骤，现场心理救援、转介和寻求社会心理资源支持，不同突发公共事件后的应急心理救援，少数民族地区的应急心理救援，救援人员的自我评估与心理建设八个部分，附录还对应急心理救援的相关国家政策法规进行了解读。

总论部分从宏观的角度，就突发公共事件后可能引起的心理和社会影响进行介绍，首次提出应急心理救援，并对应急心理救援的定义、服务对象、工作内容和适用范围进行阐述，阐明应急心理救援与应急医疗救援及心理危机干预的联系与区别，针对《指南》的使用方法和使用中常见的问题做出解答，使读者了解应急心理救援是什么人、在什么情况下、对什么样的被救援者进行施救，如何进行有效的心理干预。

各论部分是在总论的基础上，让读者清晰地了解在突发事件下应该怎么做，如何执行应急心理救援。按照应急心理救援工作开展的过程，从基础保障、组织构架、计划策略制定、心理救援评估，到心理应急救援技术方法和技巧运用，并设特定章节针对地震、公共卫生事件、矿难、爆炸、山体泥石流、社会安全性灾难事件、跨国救援等不同突发事件，分别就灾难事件及受灾者心理和躯体反应的特点，选择经典案例，针对事件下的应急心理救援介入时间、组织构架、角色定位、工作部署、救援的具体实施过程以及注意事项进行介绍。《指南》尽可能采用通俗易懂的语言，介绍各类事件中的应急心理救援共性和个性特点，涉及应急心理救援的具体实施过程和技术运用，力求包括应急救援工作的领导者、应急救援队员、应急心理救援工作者、精

神科医生、心理工作者理解和接受，运用到突发事件后应急救援更广的范围。

附录相关政策部分，汇总了近年来国内针对被救援人员、救援人员以及心理救援的最新政策和法规。通过政策梳理，掌握国家应急心理救援发展的大方针，在国家政策的引领下做出有中国特色的应急心理救援。

三、如何使用《突发事件应急心理救援工作指南（2022）》

《指南》编写和制定的初衷，是希望更多的救援工作者能够了解和掌握应急心理救援的相关知识和技术，降低应急心理救援的准入门槛，让更多包括精神专科医生、心理工作者、应急救援队员在内的人员加入中国应急心理救援工作，提升中国整体的应急心理救援水平，提高应急心理救援的同质性，使得在面对突发事件发生时更多的人能够享受到具有同质性的高水平心理救援服务。

（一）适用对象

《指南》语言内容通俗易懂，结构脉络清晰，案例丰富翔实，且注重介绍操作简单的适合在救援第一现场使用的心理救援技术，可实践性较强。《指南》适合包括救援工作者在内的所有应急救援队员使用，也适合精神专科医生、社会心理工作者以及对心理救援感兴趣的公众学习使用。

（二）使用场景

在日常生活中，《指南》可被应急救援人员、社会心理工作者、志愿者乃至普通公众翻阅学习使用。在突发公共事件发生后的早期，《指南》可在第一时间作为专家对当地心理救援人员（精神专科人员、心理咨询人员、应急救援人员和志愿者）的培训教材，也可作为当地组织建立应急心理救援队伍的参考。在应急救援过程中，无论医疗救援队员还是应急心理救援队员都可以将本《指南》视为一线指导手册，在遇到具体沟通交流困难和心理救援困难时翻阅使用。

（三）使用方式

《指南》可以作为应急心理救援培训教材，在应急心理救援队伍、红十字会、卫健委甚至大学应急心理救援的系列课程中使用，提高我国应急心理救援水平，充实应急心理救援人才储备。《指南》言语通俗易懂，内容具有很大实践性，相关人员也可以自行学习，在日常生活中积累应急心理救援方面的知识和技能。普通公众和学生也可以学习，提高自身在突发公共事件下的心理稳定性。本《指南》不仅适合应急心理救援人员使用，也可以帮助所有应急救援人员协调自己和被救援者之间的关系，推进应急救援工作的开展和实施。

第二节 《突发事件应急心理救援工作指南（2022）》核心原则

心理救援人员在使用《指南》的过程中，总结了使用《指南》开展应急心理救援时必须注意的事项和要遵循的核心原则。

一、人权和平等原则

应急心理救援工作者应当尊重受紧急情况影响的个体人权，促进平等和非歧视。这意味着应急心理救援工作者要实现精神卫生和社会心理支持可获得性和可及性方面的最大公平，使所有受影响的人群，无论性别、年龄、语言群体、种族和地域，根据识别出的需求，平等地获得应急心理救援支持。

二、服从原则

虽然《指南》提供了不同场景和对象的救援策略、技术和注意事项，但在实际工作开展中，应急心理救援工作必须服从整体医疗救援；个体心理救援服从整体心理救援的安排；指南具体技术的使用服从整体核心原则的要求。应急救援工作的开展，首先要明确自身定位，在工作开展和指南使用过程中要有全局观，不能只顾眼前和当下。

三、不伤害（安全性）原则

应急心理救援属于医疗救援下的心理救援，所有工作和技术的开展都在遵守安全性原则的前提下进行，被救援者躯体安全的救援优先于心理救援。应急心理救援是在紧急情况下，帮助受影响群体的重要方式，但应急心理救援处理的问题通常较为敏感，援助中有时也可能带来无意伤害。救援工作要注意采取措施减少救助过程中的伤害。例如：参与协调小组的工作应向他人学习，尽可能避免应对措施中的重复和漏洞；在获得充分信息的基础上制定干预措施、开展评估工作，对监督检查和外部评价持开放的态度；建立对干预地区的文化敏感性和能力评估；了解最新干预措施有效性的证据基础等。

四、兼容协调原则

应急心理救援活动应该是开放的，帮助被救援者调动当地的、外在的、社区的、家庭的一切救援资源和力量。应急心理救援工作者除了成为一个救助者，很大程度上还应该成为各部门间以及各部门和被救援者之间的纽带和联系。所有受紧急情况影响的群体都拥有支持精神卫生和社会心理健康的资源。在突发事件发生的早期阶段，利用当地力量支持自助以及充分利用现有资源具有重大意义。

五、个性、协同原则

应急心理救援有步骤、有原则、有技术规范，但在实践的过程中都是灵活多变的，根据救援现场的实际情况以及被救对象的实际情况，灵活、合理地使用指南中的策略和技术，为被救援者制定个性化的救援方案，构建与被救援者间的协助关系，让被救援者也成为自己的救助者，调动被救援者本身的积极性。

第三节 应急心理救援及《指南》使用中的常见问题解答

一、应急心理救援和心理咨询以及心理危机干预是一样的吗

应急心理救援和心理咨询及心理危机干预虽然都是针对被救助者出现或者可能出现的情绪和心理问题进行疏导、提供帮助的过程，但本质是不一样的。

1. 应急心理救援的场所往往是灾难发生的第一现场，工作环境和影响因素更为复杂，具有更多的不确定性。

2. 应急心理救援的目的是处理患者在经历突发事件后的情绪波动，降

低进一步出现心理问题的可能性，更多的要求是追求一种稳定性，帮助被救援者处于身体、心理以及和周围环境的稳定状态。

3. 应急心理救援是短程的，在完成对所有被救援者的心理评估和应急处理后，对存在问题的被救援者进行转介处理，不会像心理咨询以及心理危机干预一样建立长程的救助关系。心理咨询是指运用心理学的方法，对心理适应方面出现问题并企求解决问题的求助者提供心理援助的过程。来访者就自身存在的心理不适或心理障碍，通过语言文字等交流媒介，向咨询者进行述说、询问与商讨，在其支持和帮助下，通过共同的讨论找出引起心理问题的原因，分析问题的症结，进而寻求摆脱困境解决问题的条件和对策，以便恢复心理平衡、提高对环境的适应能力、增进身心健康的过程。心理咨询大多发生在安全的环境下。心理危机干预是指针对处在危机状态下的人，提供心理救援工作，对在灾难后处于心理危机状态的个人及时给予适当的心理救助，使之尽快摆脱困难，更强调危机干预对象所处的心理危机状态。

二、普通的社会群众能否投身到应急心理救援工作中

应急心理救援要求队员听从指挥，服从安排。队员必须经过医疗和心理的基本培训，经过系统和规范的培训，被纳入应急心理救援体系的民间力量才可能参与应急心理救援。普通的群众只能通过红十字会和其他社会公益组织，参与一些救灾中的支援服务工作。

三、受紧急情况影响的个人、团体或社区在执行《指南》的过程中能够发挥什么作用

《指南》不只是针对救助者、心理救援工作以及应急心理救援工作者所编写的。个人、团体和社区在学习相关知识后也能有所收益，并在对受灾者的基本社会支持和心理支持方面发挥很好的作用，能帮助了解和评估创伤后人群的心理群体健康状况，识别高危人群，帮助应急救援工作的开展。

四、应急心理救援能为被救援者提供哪些服务

1. 帮助被救援者联络协调各种资源和支持。

2. 帮助记录和掌握被救援者的基本需求和困难。

3. 对受灾者的心理状态进行评估，掌握被救援者的心理状况，识别可能出现的危险。

4. 理解、共情和稳定被救援者的情绪，为被救援者提供心理支持。

5. 及时发现应急救援活动过程中出现的隐患，及时和救援队伍沟通，消除隐患，确保救援活动有效开展。

五、如果心理救援遇到棘手情况，无从下手，怎么办

应急心理救援通常开始于受灾者遭受灾难事件后的第一时间，在此时间段内受灾者因为各种丧失，情绪处于剧烈波动状态，此时被救援者需要的不是道理，而是简单的理解和支持，心理救援人员要能接受被救援者的痛苦、难过、落泪甚至是歇斯底里，这正是他们对情绪的一种宣泄，是一种有效的自我保护。此时需要给予更多的理解、共情、陪伴和聆听，在确保被救援者身体安全的情况下，静静地陪伴并倾听诉说，适时地给予恰当的回应。理解和共情是一种很有效的心理救援。

六、如果被救援者对给予的帮助不理解、不主动，怎么办

经历突发公共事件后的人，因为灾难带来的损失，处于悲伤、紧张和不安的情绪中。在这种状态下，一方面，他们对周围的一切具有较高的警觉性，难以相信周围的人，不相信别人能够真正理解和感受自己的痛苦和伤痛，不愿将内心的伤痛再次展现在救助者面前。另一方面，他们的注意力主要集中在损失和躯体伤痛上，很难意识到情绪出现的波动，不会对外寻求此类协助，所以有时会对心理救援表示得不冷不热。在这种情况下，应急心理救援队员需要充分发挥自己的爱心、耐心、细心和责任心，以主动的姿态勤观察、常陪伴、多慰问，取得被救助者的信任。

七、如何避免给被救援者带来二次心理伤害

心理救援的二次伤害是指因施救者经验或理论知识不足，在救助过程中使得被救援者再次遭受到心理伤害。在应急心理救援过程中，救援人员一定

要清楚应急心理救援的工作核心是给患者提供基本的生理和心理支持，帮助被救援者建立包括心理、社会以及躯体在内的全面的稳定化。

在应急心理救援过程中要特别注意以下问题：

1. 救援者应避免使用使被救援者感觉自己有心理疾病的暗示性词语，避免对被救援者标签化。

2. 应急心理救援谈话应注意渐进性，避免在第一时间谈论患者家人的生死以及灾害事件本身。

3. 不要以拯救者的身份自居，使用一些指令性、空洞的词语。如：你应该坚强、你不要伤心、哭泣之类。

4. 不要反复对同一人进行各方面的问卷调查和心理访谈。

5. 要学会接受被救援者哭泣或以其他方式释放自己的情绪，耐心陪伴，不要阻止这种情绪的抒发。

八、应急救援人员会出现心理创伤吗

应急救援者是在灾难发生后进入救援现场，应急救援过程中救援环境相对安全，虽然他们可能不会在第一时间受到灾害带来的直接伤害，但在高强度、高紧张度的工作状态下，加之目睹大量损毁的建筑物，血肉模糊、肢体残缺的躯体等可能出现的惨烈场面，聆听受灾者讲述的悲惨故事，容易成为“替代性创伤”的受害者。他们在聆听受灾群众哭诉时可能会流更多的眼泪，甚至在夜晚失眠，或一次又一次梦见那些触目惊心的场面。

突发事件心理干预分级处置中，应急救援人员被列为需要得到心理援助的第二级人群，受创伤程度仅次于直接卷入灾难事件的人员、死难者家属及伤员，他们很有可能受到替代性创伤，也是应急心理救援的重要对象。特别要提出的是，突发公共卫生事件的应急救援人员，往往面临被传染的巨大风险，承受更多更大的心理压力，需要更多的关心与帮助。

九、是否所有的应急救援人员都适合学习《指南》

《指南》以应急心理救援的基本原则及实施技术为核心，涉及应急心理救援的定位、应急心理救援与应急医学救援的关系、应急心理救援实施组织构架、常用技术、应急心理救援人员的自我关爱，列举了不同灾难场景下的应急心理救援组织构架、应急响应、开展实施、结束撤离、注意事项等众多内容，语言通俗易懂、内容具有很强的实用性和指导性，不仅是应急心理救援人员必须掌握的工作指南，也适合所有应急救援工作组织领导者以及在前线开展应急救援工作的一线工作者学习和掌握，《指南》具有以下深刻意义和作用：

1. 帮助灾区一线救援工作者更好地了解和掌握灾后群众心理、情绪状况，了解灾后群众常见的情绪问题，有利于制定更为合理有效的救援方案，促进应急救援工作更好地开展，维护受灾区域灾后的稳定。

2. 有利于一线救援者更好地理解受灾群众在被救治过程中出现的情绪、认知和行为变化，促进医患之间的相互理解，构建协同共治的良好和谐医患关系，减少不良救援事件的发生，提高应急救援效果。

3. 帮助一线救援工作者和组织领导者更好地了解应急心理救援的定位和组织构架，了解应急心理救援能做什么、什么时候、由谁来做、该怎么做等相关内容，使得应急心理救援在应急医疗救援的引导和指挥下最大限度发挥作用，使得一线救援人员保持和谐互补的工作状态，为灾区人民提供更优质的服务。

4. 帮助一线救援人员提高心理弹性和适应性，提高应对救援过程中可能出现的心理情绪问题的能力，为一线救援人员培养评估、识别自身情绪心理问题的能力，发现问题及时自我调整或寻求帮助，减少可能出现的“替代性创伤”以及不良事件，为灾后应急救援队员提供心理保护。

十、为什么《指南》设置了很多关于组织构架和层级安排的内容

1. 很多灾害，如大型地震、泥石流包括传染性疫情灾后，救援现场环境往往多变复杂，延续性灾害、次生灾害频发，救援者依然处在非常危险的环境中，有组织、听指挥、守纪律地开展救援，确保救援者的安全是救援工作的重中之重。

2. 灾难后的受灾群众心理往往呈现群体性，容易受各种消息的引导和

暗示，应急心理救援者需要在有序的组织安排下，掌握最新的灾难相关信息，并对灾难的相关信息以统一的口径进行传达，保证信息的准确透明。

3. 灾后的应急心理救援工作很多时候并非简单的心理咨询和治疗，而是帮助受灾群众解决很多现实社会、家庭、物资等多方面的问题，拥有清晰的组织构架，无异于建立了受灾群众与救援决策者之间联系的纽带，服务于应急救援。

4. 灾后应急心理救援需要赴灾区一线开展工作，应急心理救援是不可或缺的，但也必须服从政府指挥和整体应急救援工作的要求和安排。应急心理救援无论在安全，还是后勤、物资供应、与当地医疗卫生系统的交涉、与应急医疗救援队之间的协调，都需要有一套清晰的自上而下的组织系统来完成。

第三章 应急心理救援的准备工作

凡事预则立，不预则废，应急心理救援要保证迅速、有序、有效地开展应急与救援行动、降低事故损失，需要提前做好准备工作。应急心理救援的准备工作主要是两个环节，一是应急心理救援的组织保障，二是应急心理救援人员的能力建设。

第一节 应急心理救援的组织保障

应急救援体系是一个复杂的协同系统，是在统一的指挥体系下采用有效的方式组织相应技术、物资、人员等，按照科学的程序、明确的要求，进行及时有效的应急救援。应急心理救援是应急救援工作的组成部分，脱离了整体应急救援工作的心理救援往往事倍功半，灾难心理问题总是与具体困难和问题伴随在一起，使心理救援变得复杂。因此，心理救援要与整体救援工作相结合，与解决实际问题相结合，与思想工作相结合，与医疗救助相结合，与日常生活的常态化恢复相结合，这样才能提高心理救援的有效性。本节主要阐述应急心理救援的组织保障工作，包括救援队伍的组成、救援信息的收集与评估、组织协调和救援物质保障等内容。

一、应急心理救援队伍的构成与职责

一支优秀的专业心理救援队伍是救援成败的关键因素，是心理救援最重要的参与者，这支队伍的质量直接决定着救援的质量。

应急心理救援分为三种不同形式，第一种是作为整体救援队伍的组成部分参与救援工作，第二种是作为独立的心理救援队伍开展心理救援工作，第三种是缺乏心理专业人员的救援队伍开展心理救援工作。

应急救援的对象一般都涉及多个学科的疾病，需要相关学科的医学专家和训练有素的医疗救护人员，因此心理救援更多的是以整体救援队伍的形式开展工作。

（一）整体救援队伍的组成部分

专业救援队伍以医疗救援人员为主，包括相关学科一流的医学专家、训练有素的医疗救护人员，还应包括数量巨大的紧急救护人员储备。医疗救援人员必须具备过硬的医学专科知识和技能，能够熟练进行现场急救和专科处理。紧急救护人员储备应该尽可能多，并定期培训演练。根据不同的救援任务，需要配套不同专业的医生。而且医学救援往往也是整体救援系统的一部分，救援队伍还包括非医学专业的专家，如地震专家、消防专家、化学品专家、核专家、毒物专家、计算机信息管理专家、心理学专家、疾病预防控制专家和卫生监督专家等，这些专家是某些灾害事故救援中必需的“特种兵”。“特种兵”不在多而在精，他们的作用是在具体的救援方案制定或实施过程中遇到重大技术问题时能够给出最佳解决方案，以保证整个灾害救援过程科学有序开展。除了医学专业人员和专家顾问组以外，军人、武警、消防人员在整个救援行动中起着非常重要的作用，是非医学救援的主力军，也是医学救援的有力帮手。

突发公共事件后的救援行动由政府组织，整个救援指挥系统的专家组中需要有 1 ~ 2 名具有丰富心理救援经验的专家。心理救援在多数情况下是整个救援队伍的组成部分，要服从整个救援队伍的指挥，通常不允许独立行动。需要注意的是，对于大型的救援行动，一支应急救援队的心理工作者最好配备两人以上，性别上建议男女搭配，两人以上的心理工作者要设置队长 1 名，因为单个心理工作者在大型救援行动中容易出现职业耗竭（occupational burnout），而且很多时候需要开展团体干预项目。例如，2008 年汶川地震、2010 年玉树地震、2010 年舟曲泥石流救援行动中，国家派出的医疗救助队伍大多配备了数名心理医生和护士，为受灾群众及时提供良好的灾难后心理咨询，给予安慰与疏导；同时也为救援队伍提供及时有效的心理疏导，为队伍带来坚强的精神支柱和心理支持。

（二）独立的心理救援队伍

1. 独立心理救援队伍的构成 在某些大型应急救援行动中，可以成立独立心理救援队伍。救援大队应设置领队、副领队、专业技术队长、沟通协调专员、信息管理专员、后勤保障专员。救援大队的领队需要副高以上职称、10年以上心理救援工作经验、接受过灾难医学救援培训、身体素质好、心理素质好。独立的心理救援队伍一般采用小队工作模式，小队人数控制在2～6人。每个小队要设队长一名，队长建议由具有心理救援经验的精神科医生或心理治疗师担任，需要能独立完成救援的全部工作，具有熟练的应急心理处理技术和丰富的应急工作经验，有精神药物的处方权。另外，在后方还可以建立心理支援团队，采用热线电话、应用软件或微信平台等方式提供远程心理援助服务。对于特殊的救援场景，应根据实际情况设立其他相应的专员。

2. 独立心理救援队伍的岗位职责

（1）领队职责：负责指挥调动应急心理救援组织，调配应急心理救援所需资源，按应急程序组织实施应急心理救援，负责向上级指挥部门进行报告和协调，每天进行工作总结并向上级部门汇报当天的工作。

（2）副领队职责：负责各部门之间的协调及信息传递；保障物资供应、交通运输、医疗救助、通信、信息管理等各项措施的落实；在领队不在的情况下负责全队的指挥工作。

（3）专家技术队长职责：为具体心理救援方案提供理论指导和技术支持，组织疑难案例的讨论。

（4）沟通协调专员职责：负责应急心理救援过程中的通信联络，保证通信畅通，负责传达消息，收集队员的反馈，负责各小队之间的协调以及与外部机构的联系、协调。

（5）信息管理专员职责：负责汇总整理各小队收集的信息、整理工作记录、工作会议纪要、宣传文稿、科普文章以及与媒体的沟通、协调和信息管理。

（6）后勤保障专员职责：负责应急心理救援后勤物资的供应保障，如生活物资、防护用品、交通保障等。

（7）救援小队队长职责：在领队的领导下，带领小队成员完成应急心理救援工作；及时把小队的工作开展情况向沟通协调专员汇报；注意小队工作人员的人身安全。

（8）救援小队成员职责：在小队长带领下开展心理救援工作，服从命令、听从指挥，不得随意行动，在救援行动期间尽量保持通信畅通。

（三）缺乏心理专业人员的心理救援队伍

虽然救援工作中越来越强调心理救援的重要性，但目前我国专业的心理救援人员仍然较少，而且人力资源分布不均衡，多集中在大中城市和经济发达地区。很多突发事件发生地找不到专业的心理救援人员，而且突发事件的救援需要在很短的时间内组建队伍，没有足够时间等待其他地区心理专业人员的援助。在这些情况下，首先要加强整个救援队伍的心理危机干预知识培训，做到人人都具备基本的心理救援能力。其次是挑选接受危机干预培训较多的医生，或有较丰富急诊科工作经验的高年资医生承担紧急心理救援工作。最后要建立心理干预的专家联系热线，在心理专家无法亲自参与救援情况下通过热线的方式为一线救援人员提供技术支持。

二、应急心理救援资源的配置和运用

2006年国务院发布的《国家突发公共事件总体应急预案》规定，突发公共事件可以分为四大类。

第一类为自然灾害，主要包括水旱灾害、气象灾害、地震灾害、地质灾害、海洋灾害、生物灾害和森林草原火灾等。

第二类为事故灾难，主要包括工矿商贸等企业的各类安全事故、交通运输事故、公共设施和设备事故、环境污染和生态破坏事件等。

第三类为公共卫生事件，主要包括传染病疫情（如“非典”、禽流感）、群体性不明原因疾病、食品安全和职业危害、动物疫情，以及其他严重影响公众健康和生命安全的事件。

第四类为社会安全事件，主要包括恐怖袭击事件、经济安全事件和涉外突发事件等。

应急救援资源通常指在应对四大类突发公共事件的过程中，为了减少人员伤亡和经济损失所带来的危害，用于处理突发公共事件而贯穿事件发生到后期结束的全过程需要的一切相关资源。既包括自然灾害、事故灾难、公共卫生实践和社会安全事件应对中所必需的保障性物资，也包括突发公共事件应急救援的技术和人才等资源。相比于普通物资配置，应急救援的资源配置具有突发性、时效性、时变性、弱经济性和合作性等特征。在心理救援过程中需要的咨询主要涉及人力资源和保障物资资源。保障物资资源一般由当地指挥部统一进行调配，应急心理救援队主要做好对接工作和队内的物资配置工作。由于应急心理救援队人数一般较少，队内的物资配置由后勤保障专员负责即可。

在人力资源方面，应急心理救援一般要求 2 人以上，其中一人能独立完成救援的全部工作，具有熟练的应急心理处理技术和丰富的应急工作经验，有精神药物的处方权，到达救援现场后能在缺乏其他人员帮助的情况下，24 小时内开展工作。缺乏精神科医生的情况下也尽量由有处方权的高年资医生担任心理救援工作的负责人。因为应急救援对象可能出现冲动行为，救援现场可能还存在一定风险，因此要避免单兵作战防止意外情况出现，同时多人参与心理救援也能起到互相支持、防止职业耗竭的作用。

在应急救援过程中，要坚持政府主导、相关部门配合、全社会力量参与，心理卫生专业机构具体组织实施应急心理救援的干预模式。心理卫生灾后重建工作对缓解灾区群众心理压力，防范心理危机，恢复灾区正常生产生活秩序，维护社会稳定起到了重要作用。因此，必须明确并强化政府主导作用，充分发挥行政职能优势，积极协调卫生、民政、信访、公安、教育、团委和妇联等相关部门，广泛争取社会力量共同参与，共同建立心理卫生重建工作管理及运行模式，切实保障该项工作的领导组织基础。积极整合心理卫生资源，摸清需求，合理分配，科学救助。根据需求情况合理分配救助团队，采用一个小队负责一个片区人群的工作模式，要避免某个局部（特别是重灾区）在某个时间段专家“堆积”，多个团队轮流工作，反复多次让同一受灾者接受多个心理救援组织的“治疗”，反复填写各种问卷、回忆受灾的感受等，造成二次伤害。根据灾区群众不同心理状况因地制宜开展心理救援及重建工作，逐步扩大覆盖范围至灾区各类不同人群。努力加强政府各相关部门与心理干预及重建组织的协作联系，切实制定符合灾区群众实际心理需求的方式方法，在救灾指挥部要有心理方面的专家参与指挥。预计前往灾区的团队和个人，需将团队基本情况、人员组成、联系方式等信息报送救灾指挥部备案，并确定一名沟通协调专员，定期与当地指挥部进行沟通联系，建立并逐步完善与当地政府的协作联系机制。同时，根据心理救助的开展情况，制定当地群众心理问题及心理需求的总体情况，提出可行的解决方案及实施步骤，最大限度消除或缓解灾区群众心理问题，切实维护灾区生产生活秩序的稳步恢复。

三、应急心理救援团队的组成和定位

心理救援需要不同专业（精神科医生、心理咨询师、社会工作者、志愿者等）的人员参与，这些人员各有所长，可以应对心理救援工作中不同的工作重点。心理救援作为应急救援的一部分，其重要性不言而喻，但在不同的应急救援行动中，心理救援的定位有所差别。

第一类和第二类事件中，主要救援力量要用于伤员救治、死难者遗体挖掘清理等工作，心理救援应定位为配合医疗救援，主要工作对象是死难者的亲友、生命体征平稳的伤员、参与救援的一线人员。

第三类和第四类事件中，除了有大量伤员需要救助外，心理救援工作应发挥更积极主动的作用。在救援过程中，精神科医生一方面可以更方便地与伤员进行接触；另一方面，精神科医生所具备的医学知识也有利于与处理伤员躯体损伤的医生进行沟通，共同商讨伤员的治疗方案，一些急性应激状态需要精神科药物进行处理。因此一般在心理应急救援中，精神科医生更适合承担团队领导的角色。在突发公共事件中，会伴有很多丧亲问题、继发的抑郁和焦虑问题甚至导致家庭矛盾问题，在这些领域心理咨询师能发挥更大的作用。事故经常会造成重大的财产损失、导致患者丧失劳动能力等问题，患者常会因这些问题出现继发的情绪问题和陷入生活困境，这些更需要社工来进行帮助。在救援过程中还经常需要购买生活或医疗物资、维护现场秩序、运送伤病员家属、照料家属、陪护伤病员等，志愿者能够发挥一定的作用。

四、心理救援人员需具备的素养和能力

应急心理医学救援人员不同于普通的医疗人员，这是由其工作内容决定的，经常要面临时间紧迫、任务繁重、问题复杂、环境多变、涉及面广的救援工作。要处理的问题也常常是日常工作中较少遇到的特殊情况，所以心理救援人员身心都承受着巨大的压力，这必然对其各方面素养和能力都有一定的要求。

1. 过硬的政治素质 救援工作往往任务重，条件较为艰苦。需要参与人员思想政治合格，具有较强的爱国精神、奉献精神、使命感和责任心。

2. 强健的身体素质 突发事件的医疗救援行动对医务人员身体的考验尤为突出。接到救灾任务后，应急医疗救援队伍在抵达救援现场之后便马上投入救援任务当中，面对批量的患者，一连工作十几个小时是家常便饭，有时忙得连口水都喝不上。而且，有些灾区的后勤保障不充足，生活条件艰苦，对救援人员的身体素质是巨大的考验。因此，作为应急医疗救援队员，必须要具备强健的身体素质，才能在救援一线顶住长时间的劳动强度，救治更多的患者。

3. 良好的心理素质 救援工作者需要具备健全的人格，遇到各种突发事件或危险情境，不可避免地会存在情绪波动，但一个好的心理救援工作者应能控制自己的情绪和言行，良好的自我控制是正常开展工作的重要基础，冲动性的思想和行为易导致心理救援失败甚至造成更为严重的后果。李丽娜等研究表明，受培训和经历影响，情绪稳定性高的人更适合参加灾难救助工作。

危机灾难事件往往都是突然发生的，需要快速反应和冷静处置。一名合格的心理救援工作者必须具有敏锐的洞察力，能在短时间内发现潜在的问题，创造性地提出解决问题的方法；能根据对象、情境的不同和快速的变化，灵活地做好心理救援工作。例如，在传染病疫情期间，传统的面对面心理干预方式大多无法实施，只能转向网络平台；还可利用广播、音乐冥想等方式宣传心理科普和心理干预。2008 年汶川地震期间，心理咨询需要保密独立的空间，而现实环境无法满足，很多心理工作者利用现有的环境，临时改造出相对安全的空间，进行个体或团体心理干预。

应急心理救援工作本身的特殊性，使得救援者可能深入到条件艰苦、危

险、复杂的工作现场，并需要长时间的工作，得不到及时休息。如果想一直保持工作的顺利进行，就必须具有良好的身体素质和抗压能力。

通常救援对象在应激后，心理与行为易受各种内外环境因素的影响，情绪不稳定、易反复，心理干预效果不尽相同，有的效果缓慢。面对长期性、艰巨性的工作任务，心理救援人员应具有理解、包容的态度，允许救助对象的退行表现、情绪起伏，保持开放的心态，时刻觉察和反思心理干预过程中的言行是为了帮助救援对象，还是出于满足自己的成就感等。

4. 过硬的专业素质 心理救援人员的专业素质主要体现在对心理救援知识、技术的掌握和应用层面上。平时工作中常常有充足的时间进行案例讨论与研究，以制定最佳的救治方案。但在应急救援工作中有很大的不同，突发公共事件往往在较短的时间内影响大量的人群，并且心理问题复杂多变，救援人员要在较短的时间内干预大量的患者，可谓争分夺秒，往往没有过多的时间供医疗救援人员讨论研究。因此，参与救援的人员必须具备扎实的专业知识和实际操作能力，在短时间内干预尽可能多的患者，并使他们得到合理的治疗。

心理救援是一种特殊形式的心理咨询和心理治疗，专业心理救援者不仅要具备心理咨询与治疗的基本技能，还需要敏锐地根据救援对象人群特点、个体差异、救援情境，综合应用心理健康教育、心理评估、心理危机干预、支持性心理治疗、认知行为治疗、哀伤辅导、紧急事件应激晤谈、个别咨询、团体辅导等专业技术，帮助救援对象解除心理危机，维护救援对象的心理健康。因此，救援人员必须掌握灾难心理救援相关理论知识，包括灾难后的社会心理反应、急性应激反应、创伤后应激障碍的识别、诊断标准、精神病学知识等。专业能力方面，所有心理救援人员都需要掌握一定基本核心能力，而专业心理救援人员还须熟练掌握各种心理危机干预技术和心理咨询与治疗理论和技能。

5. 基本核心技术和能力 以下相关能力对专业和非专业心理救援人员都非常重要，这些技术是建立良好关系的基础，一个好的关系也是开展心理救援工作的前提。

（1）提供信息的能力：帮助救援对象了解灾难后的情况并安慰他们，提供的信息包括当下有哪些部门、人员正在采取什么行动来帮助他们；救援对象可获得的服务有哪些；救援人员当下所了解的事件的真实状况；灾难后常见的应激反应以及自助、照顾家人等应对方法。

（2）提供支持的能力：应用倾听、肯定、保证、鼓励、情感反应等方法给予救援对象情感支持，运用语言及行为上的支持、陪伴，帮助释放负性情绪，增强安全感。但支持不等同于盲目地赞同救援对象的错误观点或行为。例如，地震发生后，有的人因为严重的应激反应带来睡眠问题等一系列身心问题，一般心理干预短时间内难以改善，但因为有的受灾人员过度害怕药物副作用不愿借助药物，可以予以心理健康教育和解释使用药物辅助的原因，帮助其减轻用药焦虑，再让救援对象作决定。

（3）沟通能力：心理救援工作的顺利开展与良好的人际关系分不开，良好的沟通可以帮助救援人员拉近和救援对象的距离，增强信任感。救援人员通常需要掌握共情、积极倾听、提问技术、澄清、具体化、接纳与尊重等，利用语言和非语言的方式表达对救援对象的理解、包容，让对方感到安全，我们是可以信任的。

（4）正常化和赋予积极资源的能力：灾难发生后，群众往往对自身的情绪、认知等变化感到陌生，觉得不像平常的自己，心理救援人员需要掌握正常化技术，帮助群众了解灾难后的心理反应及对自己的影响程度；引导受灾群众说出在灾难中的感受、恐惧或经验，帮助他们明白这些身心反应都是正常的。此外，帮助救援对象寻找积极资源，一方面是外部的物质支持、社会心理资源；另一方面是救援对象的内在资源（internal resource），每个人的心理复原力。心理救援人员需要帮助救援对象发现自身的力量和智慧，增强个体控制感和应对问题的信心。

（5）心理评估与测量的能力："没有评估就没有治疗"，在实施心理干预前，充分的评估是非常必要的，而在应急灾难事件发生后，快速准确的评估对有效的心理救援也十分关键。作为专业心理救援人员需要掌握包括心理诊断［如《精神障碍诊断与统计手册（第五版）》（*The Diagnostic and Statistical Manual of Metal Disorders-5th Edition*, DSM-V）、国际疾病分类标准第十版（International Classification of Diseases-10th Edition, ICD-10）等诊断标准，尤其是精神科医生］心理测量、心理评估（会谈与观察法）、心理发展评估（不同年龄阶段）、自伤 / 自杀风险评估、心理健康筛查等。

专业心理救援人员除了运用临床会谈收集资料，了解救援对象的睡眠、情绪、认知等身心状况外，运用心理测量在心理评估过程中也扮演着非常重要的角色。当面对大量待评估的救援对象时，标准化的心理测量提供了一个相对客观、准确、快速的方式收集救援对象的心理资料。因此救援人员需要掌握灾后心理救援中常用的心理评估量表的测评和结果解释，如创伤后应激障碍检查表（the PTSD checklist，PCL）、90 项症状清单（self-reporting inventory，SCL-90）、汉密尔顿焦虑量表（Hamilton anxiety scale，HAMA）、汉密尔顿抑郁量表（Hamilton depression scale，HAMD）、PHQ-9 抑郁症筛查量表（patient health questionnaire，PHQ-9）、广泛性焦虑障碍量表（generalized anxiety disorder 7-item，GAD-7）等。

（6）心理危机识别与干预的能力：突然遭受严重灾难、重大生活事件或精神压力，使生活环境发生显著的变化，以致救援对象深陷悲伤、恐惧、不安状态（restless）或绝望（desperation or hopelessness）、麻木等身心失衡状态且难以自行调节。应急心理救援人员需要有扎实的心理危机基本理论，识别、评估救援对象心理危机的表现，及时给予适当的心理援助。

（7）心理健康教育的能力：专业心理救援人员需要有能力举办心理健康讲座，组织心理健康宣教活动，编辑发放心理健康手册等，提供灾难后常见心理问题的识别与自我调节的保健知识。帮助救援对象认识危机的发展过程，理解目前的境遇、理解自己和他人的应激后反应，选择积极的应对方式，恢复正常生活。

五、应急心理救援人员应遵守的伦理道德要求

1. 有利（行善） 心理救援的工作是使被救援者从其专业服务中获益。心理救援应保障寻求专业服务者的权利，努力使其得到适当的服务并避免伤害。

2. 责任 心理工作者在工作中应保持其服务的专业水准，认清专业、伦理及法律责任，维护专业信誉，并承担相应的社会责任。

3. 诚信 心理工作者在工作中应做到诚实守信，在临床实践、研究及

发表、教学工作以及各类媒体的宣传推广中保持真实性。

4. 公正 心理工作者应公平、公正地对待与自己专业相关的工作及人员，采取谨慎的态度防止自己潜在的偏见、能力局限、技术限制等导致的不适当行为。灾难一旦发生，各种资源，包括物资、医疗、社会和心理支持资源都会处于相对不足的状态。资源分配的原则因具体情况而异，比如有时考虑优先分配给最需要的人（严重程度原则），有时可能需要将资源尽量分配给更多的人（普惠原则），有时考虑分配给弱小者，还有时候简单根据先来后到原则进行分配。

5. 尊重被救援者 心理工作者应尊重每位救援对象，尊重其隐私权、保密性和自我决定的权利。但需要注意的是，要在保护救援对象的秘密和隐私与公众知情权之间达到平衡，保护干预对象的隐私是基本要求，但有些事件（如传染病暴发、安全生产事件、恐怖袭击）如果一味保守秘密可能会引起社会的恐慌或对公众利益造成较大的影响，可能要牺牲个人的隐私权等权益。但无论如何，应该在遵守救灾指挥部统一命令的前提下，平衡取舍。此外，干预工作中经常会遇到不合作的对象，如有的人防御性强、抵触情绪较高，有的是陷入绝望的强烈自杀意念者。这些情况无疑增加了履行保护救援对象自我决定权利的难度。临床实践中尊重救援对象的自我决定权利不仅要求心理工作者的医疗行为应当经过救援对象的同意，而且要求临床实践活动应当遵循“行善”原则，最大限度地保护救援对象的生命健康权利。换言之，在临床实践操作中心理工作者要优先考虑救援对象的生命健康权利，当患者的选择对其自身不利，特别是涉及患者生命安危时，心理工作者要勇于承担风险，充分发挥特殊干涉权利，应超越被救援者的自我决定权而全力捍卫救援对象的生命健康权利，此即为“行善”原则的基本要求。

6. 在实施心理救援时，应充分考虑不同地区不同民族的文化、风俗与信仰问题。不同地区或民族，有其独特的丧葬习俗及对逝者的哀思方式，心理工作者应尊重基本差异，适时调整干预技术。

六、如何培训救援人员心理救援的能力

灾难现场的心理救援不同于平时的心理卫生服务方式，国内外研究和实

践表明，所有参与灾难救援的心理卫生专业人员、消防、警察、军人、志愿者、管理者等都应该接受系统规范的灾难心理卫生工作课程和培训，掌握心理急救（psychological first aid，PFA）知识和技能。在地震、重大疫情等危机事件发生后，人们往往更愿意向直接帮助他们的志愿者倾诉和宣泄情绪，而不愿意到专门的心理医生或精神科医生的援助点寻求心理帮助。在对日本阪神大地震心理救援经验与教训的总结过程中，有学者指出，心理卫生工作者对参与救援的志愿者进行心理服务培训，让他们学习倾听技巧，学会鼓励他人保持信心，使得志愿者在帮助受难人员抢救财产、筹集分发生活必需品、医疗护理的时候能够为救援对象进行哀伤辅导、情绪疏导等心理重建工作，可以帮助提高救援效率。

由于历史原因，我国心理学学科发展比欧美国家晚了几十年；心理卫生服务的社会认知较为不足。自 2008 年“5・12”汶川大地震后，心理服务和心理救援得到人们的广泛关注，但临床心理咨询与治疗、心理救援相关的培训还较薄弱。心理救援缺乏专业性与长期性，因而容易给救援对象带来“二次创伤”。因此，建立系统的灾难心理救援培训体系，提升灾难心理救援人员素质势在必行。多项研究证实，接受过灾害相关心理知识培训与未接受培训的医务人员比较，心理健康状况更好。接受过培训的救援人员在认知反应、生活信念各维度及替代性创伤总分上均优于未受过培训的救助者。专业培训会使救援人员更快速便捷地获取科学的心理救援知识、技巧、态度和经验，提高心理救援工作的专业程度和效率，同时，也能使救援人员理解灾难对于个人、家庭、社会人群的冲击，增强救援人员的问题应对能力和心理承受能力，减少替代性创伤发生的概率。

长期的、系统规范化的心理救援理论和技能培训可以为灾难救援作更充分的准备，保证心理救援队伍召之即来、来之能战。同时，应对复杂、严峻的应急灾难事件现场，心理救援方式和方法也需要进行灵活调整，故因地制宜的短期培训也必不可少。

1. 培训方式

（1）培训课程：从长远的角度看，医学生、警校学生、军人等在校学生都可能是未来的救援队伍接班人，但目前我国大学教育中缺乏对灾难现场及灾后重建的常见心理应激反应与疏导等方面的培训内容。一项研究结果显示，仅有 38.60% 的护理专业的本科学生参加过灾害知识培训，这部分护理专业的本科学生灾害护理能力明显优于未参加过培训的护理专业的本科学生。有学者对军校医学专业学员的调查显示，未参加培训学员对“灾后心理援助技巧”的正确率仅 39.6%，整体认知程度较差，已修完灾难医学相关知识课程的学员认知正确率（59.0%）高于未修相关课程的学员，因此需要设置专业的心理救援学习与指导，还应增加定期的实习和实践操作，提高未来参加灾难心理救援的综合能力。医护人员灾难救援心理知识储备不足，受过专业灾难救护心理培训的比例仅为 25.5%，大多通过自学、实践积累获得相关知识。我国灾害医学起步较晚，因此可以在本科教育、研究生教育、医院规范化培训和继续教育中，增加应急心理救援培训的课程，促进我国心理救援人员能力的提升。

（2）培训时间：国内外研究均表明，进入灾难现场之前对救援人员进行培训是必要的。培训时间的长短取决于灾难具体情况、地点、工作人员先前救援经验以及培训者的经验。国内外均有研究表明，医护人员认为最合适的培训时间是平时工作中，希望每年组织 1 ~ 2 次心理救援相关培训。例如，新加坡医护救援人员每年均接受为期 2 周的灾害救援培训，以提升救援人员的灾害救援知识，做好救援人员的技术和心理储备。

（3）培训讲座或培训班：心理救援技能需要长期系统的培训，同时也可以邀请救援经验丰富的心理学专家和灾难救援专家，定期举办短程的学术活动、培训班等，借助国内科研单位在教学培训方面的优势，开展应急心理救援研究和技能培训。面对复杂、多变的灾难事件，灾难发生后也需要对救援人员进行现场培训，帮助他们更好地应对危机灾难事件中的任务。例如，2008 年汶川地震发生后，原卫生部组织疾控中心力量，迅速开展心理卫生服务培训。除 2008 年 5 月 18 日的初次培训外，于 7 月 10—13 日在成都举办中澳心理危机干预医疗队长与志愿者骨干培训班，培训由澳大利亚墨尔本大学亚澳精神卫生中心、北京大学临床心理中心、上海交通大学附属精神卫生中心、中国疾病预防控制中心精神卫生中心主办，培训班围绕灾后心理危机干预这一核心，根据实际需求，将精神病学、临床心理学、急诊医学、公共卫生学、应急管理、人类文化学、媒体应用等学科的相关知识进行整合，培训学员258人。

应对传染病暴发时，国家卫生健康委组织安排院感专家对参与心理救援的人员进行院感防控和个人防护的培训，既有理论知识，也有防护服穿脱演练及考核，帮助心理救援人员减轻恐惧情绪，增强参与救援任务的信心。心理救援的培训应涵盖理论、实践和督导。救援人员通过参加专家讲座、自学心理救援培训资料、观摩视频资料以及参加研讨会等方式获得理论培训。另外，心理救援培训必须理论联系实践，通过互动性的教学和模拟救灾现场情境，运用角色扮演、个案讨论和督导等方式，帮助救援人员体验心理救援工作中的常见问题和处理方式、技巧。盛月红等调查表明，50%以上的医护人员认同救灾人员经验分享、分析现场救护相关资料、观看灾区现场视频资料、情境模拟演练等综合培训模式。在国外，德国将灾难医学的内容办成“假期学校”。“假期学校”提供灾难医学强化培训，在两周强化课程中包括50%的理论课、50%的实践应用模拟和操作。

（4）发放自助培训资料：在没有专家面对面指导的情况下，发放心理救援自助培训资料也是常用的方式。如美国请专家编写了《大型灾难工作人员灾区应变手册》（*Field Guide for Human Service Workers in Major Disasters*）发放给所有参与心理救援的工作人员。汶川地震救援期间，救援人员收到的如中澳系列危机干预医疗队长和志愿者骨干培训系列资料——《灾难后心理危机干预医疗队手册》《心理急救——现场操作指南（第二版）》等，对心理救援工作具有重要的指导作用。新型冠状病毒肺炎疫情暴发后，由于感染防控的需要，心理救援培训无法面对面开展，国家卫生健康委防控组驻武汉市心理救援专家工作队编写了针对定点医院、方舱医院的心理健康服务方案，分享给全国各地支援武汉的心理医疗队。

2. 培训内容 国内学者调查发现，灾难救援培训内容较为局限，主要以救援对象的心理问题识别、救援对象的心理危机干预（psychological crisis intervention）为主，涉及灾难情境避险及遇险应对、灾难自救技能、野外生存能力及救援人员心理自我调节、心理评估（psychological assessment）等方面的知识偏少。参考国内外灾难心理救援能力培训需求和内容，建议包含以下几方面内容：

（1）灾后心理救援队伍的组建和管理：应急心理救援是医疗救援工作的组成部分，通常由卫生部门负责组织。作为参与心理救援任务的人员，需要通过培训了解重大灾难公告程序、地方及中央指挥及权力架构、地方及中央的心理卫生干预计划、心理救援的目标及对象、政府及志愿者单位的资源及对救援对象可提供的服务。此外，还要了解心理救援队伍的组建、组员分工和职责、救援队伍内的管理等内容。救援队员应明确自己在心理救援队伍中的角色，熟悉心理救援工作的制度和机制。

（2）灾难心理救援知识：了解灾难的定义、心理救援的重要概念及原则。掌握心理急救的内容包括：

1）接触和参与；

2）安全确认；

3）稳定情绪；

4）释疑解惑；

5）实际协助；

6）联系支持；

7）提供信息。

熟悉救援对象需求评估、社区的需求范围、环境及时间等。心理救援与传统心理咨询与治疗介入方式、方法和目标的差异，灾难心理援助所需心理卫生服务的范畴及设计，以及提供心理卫生服务的合适地点。

了解灾难对个人和社会的影响。灾后心理评估包括个体生理、心理、认知、行为和情感的正常反应和问题行为的识别，灾难后的高危人群的识别和心理危机干预。

（3）灾后心理评估：了解心理评估与测量的理论、方法及原则。了解常用心理卫生量表的测验目的、测验内容、测验方式（他评 / 自评量表）和施测注意事项。例如，健康问卷抑郁量表（PHQ-9）可用于抑郁症状的严重程度评估；广泛焦虑量表（GAD-7）评估焦虑症状的严重程度；创伤后应激障碍检查表（PCL）筛查是否有创伤后应激障碍的症状，以此采取相应的心理干预或推荐治疗方案；12 项一般健康问卷（12-item general health questionnaire,

GHQ-12）筛查是否合适继续做救援工作。其他评估还可以包括躯体反应、睡眠状况、应对方式等方面的筛查。

（4）心理危机干预：专业心理救援人员需要掌握心理危机干预的准备、目的、原则、流程和具有循证医学支持的心理危机干预技术。了解灾区的道路、天气和受灾情况，确定干预地点、干预对象及其分布和数量，制定危机干预实施方案，编制、印刷心理危机干预评估工具和心理科普等宣传资料。联络、了解所要干预的救援对象的分布和安置情况，制定具体的干预流程和路线。具有循证医学支持的心理危机干预技术包括：心理急救（psychological first aid，PFA）、紧急事件应激晤谈（critical incident stress debriefing，CISD）、眼动脱敏信息再加工技术（eye movement desensitization and reprocessing，EMDR）、聚焦创伤的认知行为疗法（trauma-focused cognitive-behavioral therapy，TF-CBT）、哀伤辅导（bereavement care）等。

（5）对特殊人群的心理危机干预：特殊人群主要指儿童、青少年、老年人、残障人士等。了解不同人群的心理特点、灾后常见心理问题及表现，有针对性地进行个体或团体心理干预，并且熟悉干预过程中需要注意的问题。

（6）救援人员心理保健：心理救援中不能忽视的人群就是救援人员。因此要培训他们识别救援工作的压力反应及替代性创伤概念和表现，教授自我心理保健的知识和方法。除了自我保健，通过培训也可帮助救援人员了解更多可利用的心理健康服务资源和方式，避免因偏见和未知导致救援人员讳疾忌医。

（7）突发事件的遇险应对：在培训中，还应强化对救援人员进行灾区野外生存训练、急救知识以及突发事件的避险及遇险应对等培训，以此树立救援人员的风险意识和危机处理意识，增强救援人员的应急自救和救人能力，减少救援工作的损伤，提升突发事件中心理救援的效率。四川大学华西临床医学院灾后重建与管理学院的灾害护理研究生课程中，徒步野外生存训练是必修培训课程。

（8）与媒体的沟通和应对：灾难事件发生后，大量纸质传媒、电视台、网络平台等媒体会参与灾难救援的报道中，对救援人员进行采访或跟踪报道。心理救援人员接受媒体采访可以帮助公众了解心理卫生知识和心理卫生工作的作用；同时，也存在一些心理救援工作者没有做好心理准备，不知道如何面对媒体，产生焦虑或过度兴奋，发表错误的言论或违背伦理，泄露救助对象的信息。因此，教会救援人员面对媒体什么该为，什么不该为，提供什么样的信息对公众有帮助等也很重要。

（9）一般医学救援知识：地震、垮塌、车祸等有大量伤亡的事件，心理救援人员也可能要参与部分其他救援工作。面对传染病暴发等公共卫生事件，心理救援人员存在自身被感染的可能。因此要掌握基本的医学防范常识，避免因抢救或搬运不当等造成患者的二次伤害，降低因自身防护不当造成感染风险，也是非常有必要的。

3. 对志愿者的培训 心理救援不同于一般志愿者服务工作，并非所有人都适合做心理救援志愿者。因此，如何筛选适合的、合格的志愿者非常重要，结合一些研究者的观点，可从以下几个方面来考虑：

（1）对希望成为志愿者的人进行筛查和建立心理档案：可以发现那些无法承担或由于心理素质、专业能力不足，既往心理创伤未愈等不适合参与救援任务的志愿者。同时，通过心理档案的建立，将对志愿者的筛查结果以及后续心理状态监测、随访及实施心理援助的情况记入档案，促进心理救援工作的系统化。例如美国、加拿大等国家会对参与心理服务的人员进行资格申请的审核，只有通过审核后完成灾难心理救援的指定课程、培训，并获得认证资格后，才能实施心理救援相关服务。

（2）灾区民众需求调研：培训前可综合既往文献研究或到灾区调研当地受难人员的需求，有针对性地开展适合当地人员心理需求的心理危机干预的学习。

（3）心理援助基本知识的培训：采取团体辅导形式的情景教学模式，结合前期灾区民众的需求调查结果设计教学内容，对志愿者进行心理学基本理论和心理保健知识的培训。

（4）为了加深志愿者对所学知识的理解，志愿者需要在培训后深入灾区，开展相应的实践活动，反复在实践中学习和反思，真实地了解灾区民众的需求和身心反应，加深对心理救援的理解。

（5）心理救援基本技能的培训：包括一般心理干预技术，共情、积极倾听和其他沟通技术，稳定化的技术，放松训练、哀伤辅导、自杀自伤等危机干预技术等。

（6）通过小组同辈督导（peer supervision）与上下级督导（supervision）对志愿者进行个案分析和探讨。一方面帮助志愿者理解救援工作中可能存在的问题，提高心理干预技能；另一方面，促进志愿者的自我觉察，减轻志愿者工作中的压力，一定程度上维护志愿者的心理健康。督导可在每日工作结束后，进行工作小结，问题解答；同时也可安排定期的个体督导或团体督导。

（7）通过考核志愿者心理知识和技能的掌握情况以及志愿者心理健康方面的变化情况，评估培训模式的有效性，进一步筛选出优秀的心理救援人员。

心理救援是一项专业性很强的工作。一名合格的心理救援志愿者，首先应有良好的心理素质，具有爱心和奉献精神，同时还必须掌握心理救援的专业知识和技能。如果缺乏对救援对象的理解和接纳，志愿服务容易变成居高临下的恩赐和怜悯；如果仅凭爱心，有可能出现过度的热情和被救助对象不需要的帮助行为，引起被救助者的反感，也可能因过度的情感卷入，导致自身的伤害。缺乏心理救援的专业技能，救援会变得无效，甚至造成二次伤害。多数志愿者有激情，也有爱心，但缺乏心理救援相关的知识和技能，也缺少救援的经历，只有通过系统培训，才能推动心理救援志愿服务向专业化方向发展，建立一支有爱心、有热情、心理素质和专业技能都过硬的专业化志愿者队伍。

第二节 应急心理救援人员的督导

心理督导是心理咨询和心理治疗过程中必不可少的一个环节，对保证心理咨询和心理治疗顺利进行起重要作用。但是，应急心理救援并不完全等同于常见的其他心理咨询及治疗过程，它除了需要完成心理危机干预的常规过程外，还需强调现场应急处置的及时性和紧迫性，强调应急心理救援人员与其他应急救援部门之间的协调能力，而且应急心理救援人员在实施心理危机干预的过程中也更容易出现心理耗竭，所处置的对象也不同于日常心理咨询或治疗过程中所面对的对象，甚至可能需要短时间内处置大量的干预对象。所以，基于这些特殊性，应急心理救援的督导同样也不完全等同于日常的心理咨询和治疗的督导过程。

由于目前国内针对应急心理救援督导的表述较少，将参照中国心理学会临床与咨询心理学分会相关标准，以及北大精神卫生研究所公共卫生事业部编写的灾后心理危机干预培训教材的心理督导及心理督导师相关标准，结合中国应急心理救援的特殊性进行介绍。

一、应急心理救援督导的定义及目的

（一）心理督导

1. “督导”是从英文“supervision”翻译而来。就词义而言，督导是指在控制情形下去观察、监督并提供指导的活动。心理咨询员培训过程中的督导制度是指学习者在有经验的督导者的指导帮助下，实践咨询技巧，改进咨询工作，提高自身专业水平的过程。

2. 督导是心理治疗师在督导者的帮助下，使自己的治疗方法和技术不断完善的过程，也是治疗师提高自我认识和完善自我构建的过程。目的是促进督导者的专业发展和确保来访者的健康利益。

3. 督导是由一个高资历的专业人员向同专业内下级或初级人员提供的一种干预。其目的是提高专业人员的专业能力，监控被督导者向来访者提供的专业服务的质量，并对即将进入本专业的人员进行评价和严格把关。

（二）应急心理救援督导

由于应急心理救援的特殊性，应急心理救援督导除了需要对在应急心理救援过程中实施心理危机干预的下级或初级人员提供观察、监督、指导外，还需要能对整个应急心理救援过程开展相应的组织管理工作或提供建议。目的是保证应急心理救援人员顺利进行心理危机干预工作，解决被督导者工作中的实际难题，稳步提升其技能，提高心理危机干预质量，减少和预防出现心理耗竭，维护其心理健康，并促进应急心理救援整体过程的顺利推进，保障应急心理救援队伍和参与救援的其他部门之间的协调联动。

二、应急心理救援督导师的标准及其所需具备的能力要求

1. 应急心理救援督导师的标准

（1）中国心理学会临床与咨询心理学分会申请注册心理督导师的申请标准

1）遵守《中国心理学会临床与咨询心理学工作伦理守则》，未因专业伦理问题陷入纠纷，无违法记录。

2）申请者是注册心理师，并由2名注册督导师推荐，可申请注册督导师。

3）临床经验：心理师注册登记后，从事临床心理治疗或咨询实践累计至少1 500小时。

4）督导经验：从事督导实习工作至少120小时，且在注册督导师督导下从事督导实习至少60小时。

5）提出督导师注册申请前5年内，曾全程参加以培养督导师为目标的继续教育或再培训项目至少60学时，并在申请前3年内参加临床与咨询心理专业伦理培训累计至少24学时。

6）曾参加《中国心理学会临床心理学与咨询心理学专业机构和专业人员注册标准》认可的高级专业继续教育或再培训项目累计至少200小时。

7）注册心理师申请督导师的专家评审要求。

8）在其他国家和地区相关人员申请要求。

9）继续教育要求。

（2）目前国内对于心理督导师的标准要求，中国心理学会临床与咨询心理学分会所提出的最为完整且细化，因此应急心理救援督导师的标准要求可借鉴以上标准规范。但由于中国应急心理救援体系和人才的建设、应急心理救援督导正在逐渐摸索、发展和完善过程中，而应急心理救援的开展又面临刻不容缓的状态，因此在上述条件不许可的情况下也可以从实际需要和解决问题的角度出发，由具有应急心理救援督导基本能力的高年资的精神科医师、心理治疗师、心理咨询师或心理学教师担任，并在未来逐步结合应急心理救援的实际需要和特殊性进一步明确和规范标准及要求，形成督导专家库。另外，我国的灾后应急心理救援是由政府部门为主导实施开展，所以应

急心理救援督导也需符合政府部门对灾后救援整体的需要。

2. 应急心理救援督导师所需具备的基本能力

（1）心理督导能力：参考中国心理学会临床与咨询心理学分会心理督导师的注册申请标准。包含基本的专业督导能力，并符合伦理要求，但由于应急心理救援督导师为紧缺人才，且心理督导能力只是衡量其能力的一个维度，应急心理救援有其特殊性，因此这部分条件可以相对注册标准适当放宽。

（2）心理危机干预能力：具备至少 1 次灾后或突发公共事件后的现场心理应急救援工作经验；长期从事灾难后群体心理危机干预的科研、教学和应用实施工作，或个体心理危机干预等方面工作。接受过权威机构举办的、系统的群体及个体心理危机干预专业培训。

（3）应急心理救援的组织管理能力：包含日常应急救援队伍的组织管理能力、组织队员专业助人能力及自我保障能力、训练能力、现场应急处置的组织管理及安全保障能力。参加过 1 次以上省级以上权威机构举办的应急救援队伍组织管理、多部门协调、自我保障能力的培训。

（4）与其他现场应急救援单位的协调沟通能力。

（5）与媒体等其他部门的协调沟通能力。

三、应急心理救援督导的方式

1. 按督导者与被督导者的关系划分

（1）上级督导：由具有应急心理督导资格的上级督导师或高资历的专业人员组织开展，在不具备条件的情况下由应急指挥部（中心）指定或出派出单位（机构）指定的具备应急心理救援督导基本能力的高年资的精神科医师、心理治疗师、心理咨询师或心理学教师担任。

（2）同辈督导：在不具备上级督导师或需督导问题较简单的情况下，开展的一种同辈之间的督导，属于团体督导的一种。通常由相同知识、能力水平和阶段的同专业从业人员组成，是上级督导的一种有益补充形式，也可和上级督导交互进行。

2. 按督导对象人数划分

（1）个体督导：通常由高资历的督导师针对低资历的应急心理救援人

员，通过一对一的方式开展。

（2）团体督导：采用小组形式开展。小组人员由二三个人至七八个人不等组成，原则上人数不宜过多，否则不方便讨论。

3. 按地域及通信方式划分

（1）现场督导：在应急处置现场开展，此形式较常采用，具有及时性、便捷性、针对性。

（2）远程督导：通过视频或音频方式远程开展督导。随着通信技术的发展，远程督导逐渐被应用于应急救援督导中，特别是在交通受限或一些特殊情况下（如疫情期间）采用。

四、应急心理救援督导的过程及要求

1. 督导的时间

（1）团体督导：到达应急心理救援处置现场，当天开展工作结束后进行1次；实施应急心理救援期间根据现场处置工作进展情况及队员需要以“定期＋临时安排”的方式开展；接到上级指令结束应急心理救援处置工作，离开处置现场之前须进行1次；回到原工作生活场所后1周内至少进行1次。有时团队经历了一件比较悲惨的事件或比较残酷的灾难画面，团队中的成员有濒临情绪崩溃的情况下，需要紧急安排团体督导。团体督导时间相对较长，为1.5～2.0小时。

（2）个体督导：到达应急心理救援处置现场的当天首次团体督导之后，依据队员的具体情况，对有明确需求的队员进行个体督导；在实施心理危机干预的过程中，随时依据队员的需求，安排个体督导；在可能的心理评估之后，依据评估结果进行个体督导。个体督导时间相对较短，为0.5～1.0小时。

2. 被督导对象 应急心理救援队所有成员，包含精神卫生工作者、护理人员、心理咨询和心理治疗人员、志愿者、行政后勤人员及领导者。每一位队员都必须处于督导范围之内。

3. 督导的过程 应急心理救援的督导过程可参照日常心理督导的准备、倾诉、讨论、成长、总结等过程进行。

4. 督导的原则及注意事项 由于应急心理救援的特殊性，督导过程符合一般心理咨询及治疗原则（善行、责任、诚信、公正、尊重、保密等）外，还要特别注意：

（1）给予充分接纳和正常化：特别是在重大灾难或突发事件后，应急心理救援人员面临着巨大的价值观和心灵的冲击，会出现各种情绪、行为反应和认知上的冲突变化，这都是人在异常极端情况下的正常心理反应。只要没有出现严重的自我伤害或对外攻击，以及严重躯体症状的情况下，应予以充分的理解、接纳和正常化，并争取通过心理督导有效帮助和解决问题，同时需要密切关注、持续评估和陪伴，预防其发展。

（2）保持建立在需要基础上的持续关注和支持：在应急心理救援工作现场，队员通常异常忙碌，时间紧迫，会有很多临时性和突发性的任务。队员和组织者常常被迫处于两难境地。但由于心理督导的重要性，还是要尽量坚持计划好的督导，或根据现场情况灵活调整督导计划。

（3）专业督导和组织管理督导兼顾：应急心理救援的过程不是单纯的心理咨询、治疗过程，也不是单纯的心理危机干预过程。应急心理救援包含了给被救援者心理危机干预和社会支持，还包含了队伍的整体组织协调等部分。因此督导过程要兼顾单纯心理危机干预技术层面之外，队员可能遇到的组织协调上的困难的解决，也应通过督导所获得的信息为整个应急心理救援的实施提供组织管理意见。

（4）督导过程尽量保证被督导者的安全感：重大灾难和突发事件后的现场情况会极大地对人造成冲击和心理的失衡，队员会处在助人情结和无力感的巨大冲突之中，可能会出现应激反应和愧疚感，和其参加救援的初衷，甚至和其日常工作中的身份角色有巨大反差。因此建议不接纳非队伍成员，因为会破坏督导的同质性，增加队员的不安全感。在督导过程中，应避免对被督导者产生情感伤害。被督导者也须提醒自己不可有意伤害他人。督导过程中要反复强调保密原则。

（5）督导问题的设置：督导问题均应限于应急心理救援相关，而非队员的成长经历或其他未完成事件，或早期的创伤性事件，不涉及人格层面的探讨。这些问题需要在应急心理救援任务结束后另外找时间进行。

（6）尊重理解特殊情况下应急心理救援队员任务的终止：在一些重大灾

难现场，由于心灵受到巨大的冲击，应急心理救援队员可能出现心理耗竭或情绪崩溃的状况。经过心理督导，以上状况如果仍不能在短时间内得到缓解，经过慎重讨论和评估，可以考虑终止其应急心理救援任务。对于这部分队员应给予充分的尊重和理解。但在下次参与应急救援任务前需要充分评估，判断是否适合参与任务。

（7）兼顾多学科联合会诊（multiple disciplinary team，MDT）的需要：由于灾难现场受灾对象可能会同时面对心理上的冲击和躯体上的创伤，部分人员甚至可能出现精神症状和既往精神疾病的复发或自伤自杀等风险。所以在督导的过程中需要关注以上情况，并且进行相应的评估和精神科、临床紧急医学等多学科会诊和转介，避免伤害的出现。

应急心理救援督导是一个较新的专业学科，在灾后应急心理救援过程中发挥着重要的作用，是必不可少的一个环节，它保证着应急心理救援行动的顺利有效进行，不完全等同于一般的心理督导过程。随着我国对灾后应急心理救援的重视，应急心理救援督导也得到了更多的实践和完善，国内也积累了许多经验。但是，目前对于应急心理救援督导的培养和认证体系尚未建立和规范，是下一步值得关注和完善的重要内容。

第四章 应急心理救援的原则与常用技术

遭遇突发公共事件，面对突如其来的创伤事件，被救援者往往表现出恐慌、悲伤、愤怒、丧失感，对过去和现在产生不恰当的认识，甚至对前途也不抱希望，这种绝望感和无助往往使其情绪自控能力降到最低，加之突发事件后的高警觉性，有的时候甚至会表现出一定的敌意和攻击性，对应急心理救援提出了更高的要求，救援人员需要具有充分的爱心、热心、同理心和共情能力，积极勇敢地用自己的真心和热情去疗愈被救援者。但在实际的应急心理救援中，绝非只要抱有一腔热情和勇往直前的精神就能有好的结果，面对被救援者的脆弱、敏感多疑以及极不稳定的心理和情绪状态，如果一味蛮干、发力过猛，往往事与愿违甚至适得其反。成为一个合格的应急心理救援人员，在热情和爱心之外，还必须明确应急心理救援的相关原则，熟练掌握各项常用心理救援技术。在确保安全、避免伤害、充分信任、有效沟通的基础上，以原则为准绳，根据患者的实际情况灵活、合理地运用各项心理救援的相关技术开展心理救援工作。

第一节 应急心理救援的原则

开展应急心理救援，首先应该注意遵循心理救援的安全性（safety）、正常化（normalization）、协同化（collaboration）、个性化（personalization）原则，在安全的前提下，在正常化的基础上建立有效沟通，收集必要信息，根据被救助者的具体情况，制定个性化的心理救援方案，调动被救援者内源动力（inner dynamism），共同应对被救援者的心理和情绪问题。

一、安全性原则

应急心理救援过程中，保证安全是首要目标。对于有自伤、自杀风险的，因躯体受伤威胁生命安全的，基本生理需求无法满足的患者，救援者需要及时联合医疗人员、警察、社区工作者等，帮助被救援对象解决现实生活、躯体创伤和疾病的救治等燃眉之急，帮助建立灾后社会支持网络，保证生命安全。

在心理救援过程中尽量避免让患者身心受到二次创伤（re-traumatisation）。进行心理危机干预时，除了知道能做什么外，还要知道不能做什么，避免心理救援工作带给他人伤害。心理救援的目标是减轻情感痛苦，提供帮助，增强安全感，促进适应性行为的发展，而不是询问和探讨被救援对象的既往悲惨经历。例如面对灾难中丧失亲人的个体，要避免强迫对方讲述不愿谈及的内容，否则会引发更强烈痛苦细节和内容的回忆。

二、正常化原则

正常化原则强调在应急干预活动中，建立一个心理创伤后调整的一般模式，涵盖在这个模式中的任何想法和情绪反应都是正常的，尽管有时这些情绪体验是痛苦的。干预者必须建立“合理即正常”的理念。只有“正常”，才意味着一切应急反应都在干预者的掌握中，当干预者向当事人解释为什么这些反应是正常的同时，被干预者已经主动参与到自己的情绪调整过程中。

三、协同化原则

心理救援活动双方的关系必须是协作式的，最好建立一个联盟或俱乐部，对于那些自尊感和安全感降低的人要给予适当的授权，让其恢复自我意识。这条原则对于目睹了亲朋好友遇难的创伤场景的人尤为重要，一些极端残酷的创伤场景使其自我意识和生存价值感下降，严重的会导致精神病样状态出现。

四、个性化原则

个体受到急性事件应激后康复的通道是独特的，Weybrew 等早在 1967

年就指出人类应激反应非常复杂，个体的反应如指纹一样与众不同。这条原则给予的启示在于当个体受到各种急性事件应激时，独特的通道应该被期待和重视，而不是被担心或轻视，干预者在意识到解决问题的一般指导原则的同时，也要估计到将遇到的困难，应和当事人共同面对问题，一起寻找适合他们的调整模式。

在实际的心理危机干预过程中，其实四个原则常常都是同时使用和遵循。正常化原则是和被救助者共情，调动被救助者协同对抗灾难的基础。而只有共同协同的参与，帮助被救助者打开心扉，取得被救助者的信任，真正了解被救助者，才可能为不同的救助者制定和采取针对性的个性化心理危机干预。一次结构完整、效果良好的心理危机干预一定遵循了以上四个基本原则。

第二节 应急心理救援常用技术及实施步骤

一、心理急救技术

心理急救技术（psychological first aid supportive method）是在紧急突发情况下最容易开展也最有效果的心理救援技术，旨在稳定患者情绪状态，建立救援者和被救者间基本的沟通和链接，心理急救技术是所有心理救援技术的基础，是心理救援的开始，应融会贯通于所有心理救援技术中，是所有心理救援技术得以良好开展实施的基础，帮助被救援者从突发灾难事件中紧张、不安、彷徨、愤怒、恐慌等不稳定的情绪状态中稳定下来，建立救援者与被救援者之间的沟通和信任、移情与反移情。本节特别介绍应急心理救援中非常具有实用意义的支持性心理干预技术和稳定化技术。

（一）支持性技术

重大灾难后的心理干预，支持性技术（supportive method）是不可缺少的，无论在灾后的早期还是晚期，也无论是个体干预还是团体干预，这项技术的应用价值都得到了广泛的肯定。

支持性技术包括认真地聆听、细心地陪伴、适当地疏导、无条件地接纳、由衷地尊重、深切地理解、充满爱意地同情。这些心理学专业训练的最基本的技能对帮助灾后人们的心理康复很重要。

（二）稳定化技术

重大灾难性事故之后，经常破坏人五个方面的需要，即安全、信任、控制、自尊和人际关系。人们会随时感觉将受到环境和他人的伤害，失去对自己及周围人的基本信任，失去对世界的安全感和对自己生活的掌控感。有些人很难接受自己，也很难亲近他人。所以，在创伤治疗的最初阶段，稳定化技术（stabilization）是必不可少的，而且在后续的治疗当中，这种技术也很常用。稳定就是要在一个人的内心创伤和积极体验之间找到一个平衡点。

稳定化内容包括躯体的稳定化、社会方面的稳定化、心理的稳定化和治疗计划、心理教育等。

1. 躯体的稳定化 主要包括识别和处理躯体症状、药物治疗、照顾自己的身体。常用技术包括蝴蝶抱技术、自我安抚技术、现实感练习等。

蝴蝶抱技术是一种双重注意刺激（dual attention stimulation，DAS），由Lucy Artigas 开创，也被称为爱自己的拥抱。蝴蝶抱技术可用于帮助人们放松并妥善地处理自己的创伤感受，帮助人们注意力转移，可以将被救援者引入“安全地带”；运用“引导想象”的方法给被救援者积极的感官体验，可以带来积极的情感及认知；可以用来减轻被救援者对初期创伤事件的回忆。被救援者如果在治疗中学习了蝴蝶疗法，可以在烦恼发生时指导自己运用，让自己感觉好过一些，睡觉更容易一些。蝴蝶抱技术的操作如下：

（1）双手交叉放在胸前，中指指尖放在对侧锁骨下方。可以选择闭上眼睛，或者睁开看着自己的鼻尖。

（2）将双手想象成蝴蝶的翅膀，像蝴蝶扇动翅膀一样，缓慢地、有节奏地交替摆动自己的双手，可以先左手后右手。

（3）缓慢地深呼吸，留意思绪和身体的感受。在这一刻，你在想什么？脑海中有什么？听到了什么？

（4）观察你的想法、感受，不去评判它们，只把这些想法看作天空飘过的云彩。一朵云彩来了又去，我们只需要看着它们飘远，不去评价它们的样子、好坏、对错。

2. 社会方面的稳定化 主要包括安全保障，严防患者自杀、自伤、伤人、杀人，远离伤人者；恢复日常生活的正常运转；增加社会联系，如与家人、朋友、同事之间的联系；与干预者保持治疗关系。常用技术包括日常生活测试、不自杀 / 不自伤协议、具体生活计划、细节设计、写日记等。

3. 心理的稳定化 主要包括自我照顾、自我安抚、提高情绪耐受性、增进情绪调控能力、暂时与创伤刺激隔离。常用的技术包括自我安抚技术，如合上书、安全屋、内心花园等。

合上书也叫关上书，是一种用于帮助被救援者处理及掌控自身创伤性经历的方法，有助于当事人掌控自己的创伤性经历，或有意识地对其进行挤压、排挤、隔离，从而使自己至少是在短时间内从压抑的念头中解放出来。在合上书技术中，要求当事人自行将创伤性材料的内容及所有细节写在笔记本上，然后将笔记本合上，将书收藏到一个只有被救援者自己知道的地方，被救援者和创伤性的材料做一个仪式性的告别，被救援者自己掌管书本收藏的位置，自行决定是否或何时拿出并打开书，来探讨及处理储存起来的创伤性材料。其实合上书某种程度上可以看成保险箱技术的具体化、行为化的一种操作和延伸。操作如下：

（1）在一个安全舒适的环境下，拿出自己喜欢的一个笔记本及笔。

（2）深呼吸让自己平稳下来，回想创伤事件的内容及细节，用笔将内容记录在笔记本上，尝试想象将自己脑海中的事件也全部附注在一个个字符中写入笔记本里。

（3）平静，并收拾自己的内心，慢慢地合上笔记本，体验创伤性记忆被抽离的感觉。

（4）把笔记本安置到一个自己感觉安全、隐蔽的地方，做一个仪式化的告别，离开收藏笔记本的地方。

二、眼动脱敏治疗技术

（一）背景及概念

1987 年，得了癌症的夏皮罗（Francine Shapiro）开始周游美国去寻找、探索不同的治疗方法来缓解自己的心身压力。有一天，她正在公园散步时，偶然发现当自己的双眼球快速向左右运动时，自己的烦恼、压力及一些负性思想与情绪在这短暂的时间内竟烟消云散。为了弄清出现这种情况的原因，她开始到圣地亚哥大学学习并成为一名心理医生。她招募了将近 70 名志愿者与她一同参加试验。通过试验发现：当专业人员在患者眼前移动手指，同时用提问来引导他们回忆时，可以重新激活大脑修复伤痛的自然机制，把那些沉重打击变成以往经历中的一件平常事，从而减少负面情绪、消极思想和记忆的干扰。心理学家 Francine Shapiro 将这种疗法称为眼动脱敏治疗技术（eye movement desensitization and reprocessing，EMDR），也称二指疗法。

EMDR 是一种整合的心理治疗方式，能够帮助人们从困扰的生活事件中获得疗愈，减轻症状和情绪的干扰。它整合了生理学、催眠学、心理动力学、行为学和认知行为学等多学科的观点，构建了适应性信息加工模型的理论基础，通过眼动、脱敏和再加工，帮助恢复大脑信息加工系统的平衡。

（二）EMDR 的原理机制

当遇到某应激事件时，人脑都有一套适应性信息处理系统调控负性情绪及思维，使人体恢复平静，缓解不良情绪和思维。当经历重大创伤事件，产生强烈的负性情绪时，该系统不能有效地处理信息，使那些未被处理的病态应对模式“停留”和“凝固”在发生创伤性事件的时刻（形成如创伤后应激障碍、恐惧症，惊恐障碍等）。一段时间以后，当再次遇到或回想起创伤时，通过感知觉或情绪上的再体验，仍然具有与当时经历创伤时所产生的负性情绪及思维。例如：一个学龄期儿童被成年人欺负伤害，他感到害怕、感觉自身安全受到威胁，当他成年后遇到相似的情境时还会感到和小时候一样的害怕和无助，说明当年经历的创伤事件产生的负性影响信息没有得到充分的处理。

Shapiro 认为，EMDR 的治疗目标不仅在于帮助患者减低焦虑，也包括引出正向情绪、唤起自觉、改变不合理认知和行为。它可以激发大脑的自然机制，有学者认为在 EMDR 疗法中使用的双侧刺激可以引发类似快速眼动的大脑状态，进而促进对创伤记忆的重组来减轻负性情绪、思维及不良认知。在治疗过程中，患者需要根据治疗者的指示回想自己所经历的创伤画面、影像、痛苦记忆及不适的心身反应。然后睁开双眼，双眼球跟随治疗师移动的手快速向双侧移动 15 ~ 20 秒。完成后，患者说明此时脑中呈现的画面及心身感受，医生鼓励患者将创伤相关的认知和情感语言化。重复上述操作，直至患者的创伤性体验感、负向情绪、情感、不良认知及不适生理反应等逐渐减少。如此反复后可以帮助患者大脑接近和加工创伤记忆，并获得适应性的问题解决。

（三）EMDR 的实施阶段

EMDR 的操作分为八个步骤，病史采集及制定个案计划、准备阶段、评估阶段、眼动脱敏、输入正向认知、身体扫描、结束、再评估。

1. 病史采集及制定个案治疗计划 此阶段，治疗师基于来访者的心理及生理不适，了解应激源、主要不适症状、目前需解决的关键问题，向患者介绍 EDMR 的原理、治疗目标。若来访者适用此疗法，再与来访者共同制定双方均能接受的治疗计划。

2. 准备阶段 为达到最佳治疗效果，此阶段起始治疗师应与来访者建立同盟关系并向其解释 EDMR 治疗过程和疗效。向来访者说明治疗过程中可能会因回想创伤画面而引起不良情绪及不适内心体验。解答来访者的疑惑及顾虑，提供及指导来访者使用放松技术缓解压力（如保险箱技术、安全岛技术等）完成想象训练，直到来访者掌握该技能稳定情绪，减轻治疗中产生的压力。

3. 评估阶段 治疗师引导来访者回忆并描绘出应激事件或创伤事件中最痛苦的画面、不适体验、不良情绪、躯体反应、不良认知和正向认知，再用有效认知量表（validity of cognition scale，VOC）评估积极认知的可信度，用主观干扰程度量表（subjective unit of disturbance scale，SUDS）评估图像和消极的自我认知带来的负性情绪干扰。SUDS 指创伤事件后患者体验的心理痛苦或困扰程度，分为 0 ~ 10 分（没有困扰为 0 分，最大困扰为 10 分）；VOC 是指创伤事件后患者对正性认知的评价，分为 1 ~ 7 分（完全不真实为 1 分，完全真实为 7 分）。

4. 眼动脱敏 在此阶段，治疗师首先将来访者引入创伤事件本身并保持这种“状态”，再使来访者的双眼球跟随治疗师的手做双侧快速运动以重复双侧注意力刺激。治疗过程中，治疗师应让来访者在这特定“状态”下进行重复自我认知评价，再根据来访者的自我评价及反应变化调整治疗进度。最后评估 SUDS 值，当 SUDS 值为 0 分或 1 分，表明这一阶段的不良信息被清除，再进入下一阶段。

5. 输入正向认知 此阶段中，治疗师应着重找出来访者的不良认知及正向认知（positive cognition），通过几组双侧刺激，削弱来访者的负性认知及消极思维、观念等，逐渐强化正向、积极的认知和情绪，使大脑对这一正面信息的记忆储存更加清晰化。最后评估 VOC 参数，VOC 为 7 分或达到“生态性适宜状态”。

6. 身体扫描 此阶段，来访者被要求再次进入创伤画面，但此次将新植入的正向认知和思维带入创伤体验中，在脑海中形成整体，用新的积极认知取代旧的不良认知把全身“扫描”一遍。若来访者扫描后感觉轻松、紧张感消除，说明治疗有效，若来访者仍存在不适，则针对该症状或认知再次进行眼动刺激治疗，直至正向认知能取代负性认知。

7. 结束 结束时，治疗者需再次询问来访者是否有未处理完全不适症状、情绪等，并使用放松技术使来访者缓解压力的干扰，确保来访者离开时处于平静状态。治疗者解答来访者的疑问并预约下一次治疗时间，鼓励来访者记录治疗前后感受及反应。

8. 再评估 在下次治疗开始时，再次评估来访者的状态，评估来访者的正向认知及积极情绪、思维是否仍保持稳定，是否存在负向信息未被处理或出现新的信息。再用 VOC 量表和 SUD 量表评估，进而调整治疗计划。

三、紧急事件应激晤谈技术

（一）紧急事件应激晤谈概述

紧急事件应激晤谈（critical incident stress debriefing，CISD）是 Mitchell 于 20 世纪 70 年代提出的一种最基本的心理危机干预技术，是一种系统的通过交谈来减轻压力的团体心理治疗方法。

CISD 指灾难发生后，通过干预技术帮助干预对象尽快脱离应激源，在认知和感情上消除创伤体验，最大限度减轻危机事件所造成的心理创伤。CISD 通常由具有资历和经验的精神卫生专业人员主持实施，指导者必须对应激反应综合征和团体辅导工作有相当的了解。

CISD 技术首选应用于缓解参与危机事件急救的消防队员、警察、急诊医务工作者和其他处于危机事件中的人员的应激反应。事实上，除了遭受灾难者有严重的应激反应外，参与救助的人员也会间接地经历应激，高强度的令人精疲力竭的救助行为本身就构成了一种特殊的应激源。之后 CISD 也被推广应用于直接暴露于创伤事件中的各种一级受害者，如灾害幸存者、急性应激障碍者等。

（二）紧急晤谈的目标、任务与时限

1. 目标 公开讨论内心感受；支持和安慰；资源动员；帮助当事人在认知上和感情上消化创伤体验。

2. 任务 最大限度减轻危机事件后的心理创伤，恢复当事人的心理健康。

3. 时限 一般认为，灾难发生后 24～48 小时是理想的干预时间，太早不好，6 周后效果甚微。

（三）紧急晤谈的过程

1. 介绍阶段（introductory phase） 干预者进行自我介绍，介绍 CISD 的规则，仔细解释保密原则。与心理救援对象建立相互信任关系，回答可能的相关问题，强调 CISD 不是正式的心理治疗，而是一种减轻创伤事件所致应激反应的服务。同时，小组成员进行自我介绍。

2. 事实阶段（fact phase） 请被救援者描述危机事件发生过程中自己及事件本身的一些实际情况，询问参加者在这些严重事件发生过程中的所闻、所见和所为。干预者要打消参加者的顾虑，参加者如果觉得在小组内讲话不舒服，也可以保持沉默。选择沉默也适用于其他阶段。

3. 感受阶段（feeling phase） 询问有关感受的问题：事件发生时您有何感受？您目前有何感受？以前您有过类似感受吗？鼓励每个参加者依次描述其对事件的认知反应，表达自己对有关事件最初和最痛苦的想法，让情绪宣泄和表露出来。

4. 症状阶段（symptom phase） 请参加者描述自己的应激反应综合征症状，如失眠、食欲缺乏、脑子不停地闪出事件的影子、注意力不集中、记忆力下降、决策和解决问题的能力减退、易发脾气、易受惊吓等。询问危机事件过程中参加者有何不寻常的体验，目前有何不寻常的体验，事件发生后生活有何改变，请参加者讨论其体验对家庭、工作和生活造成什么影响和改变。目的是帮助当事人识别和分享自己的应激反应，开始将情感领域引导转向认知领域，以便对事件产生更深刻的认识。

5. **辅导阶段（teaching phase）** 介绍正常的反应；提供准确的信息，讲解事件、应激反应模式、应激反应的常态化；强调适应能力；讨论积极的适应与应对方式；提供有关进一步的服务信息；提醒可能的并存问题（如饮酒）；给出减轻应激的策略；自我识别症状。鼓励当事人坚强起来，并努力调动当事人利用现有社会资源和自己康复的潜能参与心理重建，同时应教授和提供必要的应激管理技巧和积极应对技巧，以及促进整体健康的知识和技能。

6. **恢复阶段（recovery phase）** 澄清；总结晤谈过程；回答问题；提供保证，讨论行动计划；重申共同反应；强调小组成员的相互支持；提供可利用的资源；干预者总结。

四、认知行为治疗技术

（一）基本概念与认知模型

认知行为疗法（cognitive behavior therapy，CBT）是一组通过改变思维或信念和行为的方法来改变不良认知，达到消除不良情绪和行为的短程心理治疗方法。目前有证据表明，CBT 对治疗焦虑症、抑郁症、失眠症、精神分裂症康复期等有一定疗效。

认知疗法的基础是蒂姆·贝克（Tim Beck）提出的认知模型，该模型认为不是事件本身影响了行为，而是人对事件本身的想法和解释影响了行为。该模型中存在三个信念及思维，分别为：核心信念、中间信念、自动化思维。①核心信念：是指关于某人自己或其他人，以及从小因家庭、教育等因素影响建立起来的对世界的看法，具有整体、牢固、绝对的特点。②中间信念：处于自动化思维和核心信念之中，是一种比自动化思维更深刻，更不容易被觉察，影响力更大的思维，可表现为规则、态度、假设。③自动化思维：是指遇到某事件时，脑中自然而然产生的想法及思维。

（二）CBT 基本原理及特点

1. CBT 基本原理 通过改变思维和行为的方法来改变不良认知，达到消除负性情绪和行为。治疗目的在于修正消极的自动化思维和潜在意识或信念的紊乱，从而改变患者对特定问题的行为模式。

2. CBT 一般特点

（1）求助者与咨询师之间是协作的关系。

（2）认知行为治疗的一个前提是求助者心理上的痛苦主要由认知过程的紊乱、不合理造成。

（3）咨询师旨在通过改变求助者的认知，改变其情感与行为。

（4）治疗基本上都有明确的、结构化的目标问题，并且是一种有时限的、以教育为导向的治疗过程。

（三）CBT 一般步骤

1. 建立治疗关系及同盟关系。

2. 确定咨询目的及介绍 CBT 相关理论知识。

3. 进行评估，确定需治疗的关键问题（找出核心信念、自动化思维和支持证据）。

4. 针对核心信念（正性还是负性）进行诊断验证。

5. 制定治疗计划。

6. 实施治疗计划

（1）初期：收集个案自动化思维和中介信念，提供问题的解决方案。

（2）中期：纠正中间信念，收集核心信念。

（3）后期：修正核心信念、巩固学习内容，预防复发。

7. 在合适的时候结束治疗。

（四）贝克的五种认知治疗技术

1. 识别自动思维 帮助咨询者学会发掘和识别自动化思维过程。

2. 识别认知性错误 指咨询者在概念和抽象性上常犯的错误，比自动化思维更难识别。

3. 真实性验证 这是认知治疗的核心。将咨询者的自动化思维和错误观念视为一种假设，鼓励求助者在严格设计的行为模式或情境中对这一假设进行验证。让咨询者认识到其观念是不合实际的，并能自觉加以改变。

4. 去中心化 让咨询者改变行为，然后记录对方不良反应的次数，结果咨询者发现很少有人注意其变化。

5. 忧郁或焦虑水平的监控 让求助者认识到自己情绪的波动特点，从而增强治疗信心。

应急心理救援的原则和技术是本书的核心内容之一，熟练掌握和运用基本原则及常用技术是心理救援人员必备的基本素质，是开展心理救援的硬件基础。无论在何种突发公共事件中，无论面对怎样的被救援者，一定要遵循应急心理救援的基本原则，科学灵活使用相关技术，帮助被救援者减少负面情绪，维护其心理健康。

第五章 现场心理救援、转介和寻求社会心理资源支持

任何一种突发灾难事件发生后，灾难现场往往是混乱的，影响人数规模大、情况复杂，被救援人员不仅面临躯体救治，还面临不同程度的心理恐惧。通过心理救援，能够为被救援人员提供专业服务，帮助他们获得充分的社会、心理支持资源，以达到有效预防和缓解各种灾后的应激和心理创伤，帮助恢复各项适应功能和心理平衡状态，应对灾难后的重建或恢复正常生活秩序，使得被救援人员转“危”为“机”。

第一节 现场心理救援

一、灾难事件的影响

灾难事件发生后，通常会造成个人、家庭、社区和社会层面的广泛问题。在各个层面，灾难事件往往会削弱保护支持体系，如果不能得到很快控制和及时缓解，就会造成心理创伤，导致人们在认知、情感和行为上出现功能失调以及社会功能的混乱，甚至会出现创伤后应激障碍（PTSD），造成终身的困扰，增加各种问题的风险，而且可能会加剧先前存在的社会不公平和不平等问题。例如，洪水等自然灾害会让贫困人群遭受更大的灾难，因为他们可能生活在相对更为危险的地区。

突发事件后出现的精神卫生和社会心理影响，概括起来有社会范畴的问题和心理范畴的问题。

（一）社会范畴的问题

1. 先前存在的问题　紧急灾难情况前已经存在的问题，如贫困、属于受歧视或被边缘化的社会群体等。

2. 突发灾难事件引发的问题　如家庭成员分离，社会网络破坏，社区

结构、资源和人们之间的信任遭到破坏，基于性别的暴力增加。

3. 救援引起的问题 如破坏社区结构或传统的支持机制。

（二）心理范畴的问题

1. 先前存在的问题 如严重的精神障碍（mental disorder）、酒精滥用（alcohol abuse）。

2. 突发灾难事件所引发的问题 如悲伤、非病理性的应激、抑郁和焦虑障碍、PTSD。

3. 救援引起的问题 如由于缺乏食品分配信息而导致的焦虑。

二、灾难事件发生后心理反应阶段

灾难事件发生后，随着时间的进展，人们的反应也会有相应的变化。根据邓明昱博士主编的《灾害危机干预与心理急救手册》，将灾难后心理应激反应过程总结为以下四个阶段。

（一）第一阶段

灾难的第一阶段发生于危机冲击当时和一周内，人们的情绪是强烈的，包括害怕、麻木、惊吓、困惑。人们发现自己被要求表现出英勇的行为，以解救自己或其他人的生命与财产。人们表现出明显的利他行为，合作无间以协助他人存活和复原。在这个阶段中，最重要的资源是家人、邻居和各种紧急助人工作者。

（二）第二阶段

灾难的第二阶段通常在灾难事件之后的一周到数月不等。出现的症状主要包括食欲改变、消化问题、头痛、愤怒、怀疑、急躁等；也可能出现淡漠和抑郁，从家人和朋友当中退缩，对于未来的焦虑升高。此外，灾难幸存者（失去所爱之人和财物的人们）会发展出一种强烈想要与他人分享危险经验的感受。

（三）第三阶段

灾难事件发生后的第三阶段通常会延长到一年，特点是如果政府的协助没有兑现或延后，人们就会产生强烈的失望、怨恨、痛苦感受。随着救援机构的撤出，本身的社区组织也可能会被削弱或消失。在这个阶段，灾难幸存者专心于解决自己的个人问题，会渐渐失去以前和社区分享的那种感受。

（四）第四阶段

即使灾难幸存者已经没有残存的问题了，第四阶段（重建阶段）还是可能会持续许多年。此时，大规模灾难事件的幸存者了解到，他们将要渐渐地解决许多问题，大部分要靠自己重建家园、事业和生活，自己要渐渐担负起这项责任。新建筑取代了旧建筑，新的计划与方案发展出来了，再度肯定了灾难幸存者对社区和自己能力的信任。但当这样正面的事情并未发生时，可能会出现严重和强烈的情绪问题。

三、心理救援对象

对于灾难事件发生后所有阶段的心理救援来说，救援对象都可能面临心理救援和转介的需要。心理救援对象一般分为五级人群。

1. 第一级人群 直接卷入突发事件的个体，如伤员、幸存者、死难者家属等。

2. 第二级人群 与第一级人群密切相关的人，如现场的目击者、幸存者家属和现场救援者（消防、警察、医疗救护人员等）。

3. 第三级人群 从事救援或搜寻的非现场工作人员、帮助重建或干预的工作人员及志愿者；

4. 第四级人群 突发事件的后方救援人员、突发事件后开展服务的人员或志愿者、可能负有责任的组织等；

5. 第五级人群 通过媒体宣传突发事件的人，包括邻近事件场景的心理失控的个体。

心理救援的干预重点从第一级人群开展，逐步扩展。一般性宣传教育要覆盖全部五级人群。在灾难事件的发生现场，心理救援最先接触和关注的就是第一类人群。

四、现场心理救援

灾难事件发生后，受突发事件影响的被救援人员将根据不同躯体损害状况进行分流处置。因此，心理救援人员就需要参与不同场所开展心理救援活动。受突发事件影响所致躯体伤害的被救援人员会安置在医院进行紧急医疗救助，同时无躯体伤害的被救援人员会根据突发事件的类型进行集中安置。

针对在医院接受紧急医疗救助的被救援人员，心理救援者通过线索调查和跟随各科医生查房的方式对其进行心理状态评估，及时发现存在心理应激或心理创伤者，在配合躯体疾病治疗的同时，将心理救援工作融入整体医学救治中。心理评估及心理救助后，及时将被救援人员的情况进行登记和记录。在集中安置点的被救援人员，通过线索调查和逐个巡查的方式进行心理评估，同时在人群中发放心理救援宣传资料。对存在心理应激或心理创伤者，及时予以心理干预，并做好登记和记录工作。在心理评估和心理干预过程中遇到可疑有精神异常的个体，应及时请精神科医师进行联合评估或会诊，同时做好登记和记录，方便后续进行随访和管理。

开展心理救援工作时应及时做好心理干预的登记和记录。记录内容包括被救援人员躯体状况、心理状态、心理干预的方法和内容等，以便后续属地化管理时进行跟踪随访。同时，依据属地化管理的要求，事发地的心理救援人员应在救援开始时即加入心理救援队伍中，以便与被救援人员建立较稳固的干预关系，为后续属地化管理的转介和交接打好基础。

（一）心理救援的人群分类

心理救援者依据心理评估结果对被救援人员进行分类干预。在心理救援过程中，通常根据评估情况将被救援人员分为普通人群和重点人群两类。对普通人群开展心理危机管理，对重点人群开展心理危机干预。

1. 普通人群 普通人群受到突发事件的影响，常常出现一定的负性情绪，如沮丧、紧张、担心等，但行为、生理、心理症状的表现仍处于正常范围内，泛化不明显，日常社会功能水平未受到明显影响。面对普通人群，心理救援应该按照干预方案计划进行定期的巡回访视及动态评估，并提供恰当的心理干预和支持。随心理干预的进行，还要关注部分人群的情绪状态及日常生活功能是否改善，如果出现新的症状和更加严重的症状，要及时列入重点人群进行重新评估和干预。

2. 重点人群 对重点人群的心理救援是在详细了解情况及评估后立即展开，除了根据干预方案进行定期的巡回访视和动态评估外，还要提供心理健康教育和具体的心理和社会支持（social support），增强其安全感，进行适当的情绪释放，帮助其寻找可以减轻危机、弱化矛盾的即时短期替代方案，重建支持系统。用现实高效的方式检查其目前可获得的可选方案，寻找环境支持、提供应对策略、采取积极态度考虑问题，找到侧重于实现短期目标的解决方案。制定积极的、可以实现的短期目标，并转化成实践性强、可理解和执行的具体步骤，并获得口头或书面承诺可以实施，保持随访。如果在随访中出现了明显变化，要注意及时寻求督导和转介，甚至接受精神科治疗。

（二）现场心理救援时需要考虑的具体问题

1. 与被救援人员交流时，对其健康状况和卫生部门内外的相关服务给出清晰、准确的信息。有关交流的技能包括如何以支持性方式传递坏消息，如何处理愤怒、焦虑、自杀、精神障碍和孤僻人员，以及如何应对分享极其私人和情感事件方面的基本知识。

2. 通过帮助被救援人员澄清自己的问题，集思广益寻找处理方法，选择并确定有价值、有帮助性的解决问题的办法。

3. 为被救援人员提供一些他们需要的具有特殊性的社会支持需求，甚至可能涉及一些有关法律支持的相关资源和服务。

4. 重点关注被救援人员中的儿童群体，提供适宜的帮助和救援，从而减少儿童发育障碍的风险，促进儿童发育。

5. 对被救援人员中出现医学上无法解释的躯体病痛时，要考虑到非药物的方法处理。

6. 采取心理急救（psychological first aid，PFA）时，需要一些基本的、非侵入式的实用心理支持来进行帮助，并注意到重点在倾听而不强迫谈话；评估需求并确保基本需求得到满足；鼓励但不强迫重要人物陪伴；保护免受进一步伤害。心理急救的主要目的是在灾难事件发生之后为正在承受痛苦的被救援人员提供非临床的、人性化的、支持性应对。所有救援人员，特别是卫生工作者都应该能够提供最基本的心理急救。

7. 在少数案例中，灾难事件紧急情况发生后，引起被救援人员严重、极度悲痛，限制被救援人员基本功能发挥或无法忍受时，很可能需要临床治疗。

8. 有关极度悲痛的临床治疗，大多数紧急情况下医生会开出过量的苯二氮䓬类药物。在很短的时间内就某些临床问题开出这类药物可能是适当的，然而，要注意苯二氮䓬类的使用可迅速导致对该类药物的依赖性。

9. 少数情况下，被救援人员将出现持续性心理障碍（persistent mood disorders）或焦虑性障碍（包括严重的 PTSD）。如果情况严重，则应接受精神专科医生的治疗，作为应对措施的一部分。如果情况不严重（如人体机能能够调节并且能够忍受痛苦），则应接受基本心理支持和治疗作为综合性应对措施的一部分。在适当的情况下，可由属地医疗卫生服务机构中有心理咨询或心理治疗经验的，并能够持续接受督导的工作人员提供支持。

（三）心理救援中需要特别关注的人群

并非所有人在紧急情况下都会发生严重的心理问题，很多人表现出自愈的能力。人们遭遇不幸时是出现心理问题还是显示出自愈能力，有很多相互作用的社会、心理和生物学因素。根据突发事件的具体情况，一些特殊群体更有可能出现社会和 / 或心理问题。

1. 灾难事件发生后儿童群体 儿童阶段是人的一生中身体、认知、情感和社会能力发展最重要的阶段，这一阶段大脑发育非常迅速，发育程度取决于是否得到了足够的保护、刺激和有效照料。早丧（父亲和 / 或母亲去世）、亲眼看到暴力等突发事件会破坏联结，影响社会与情感的长期健康发育。当儿童得到适当照料与支持的时候，大多数都能从紧急情况的经历中恢复。

灾难事件发生后，应当关注儿童并提供适当的评估数据，重视并支持家庭和其他照料者关爱儿童。主要行动包括满足儿童基本营养获取，保证食物、营养；确保儿童得到保护，增加儿童与照料者之间的感情，让儿童始终与父母或其他熟悉的照料者在一起；创造安全空间，为儿童玩耍、养育和社会支持提供便利，提供尽情玩耍、激励和社交计划，最终满足儿童的核心需求，在安全的、受到保护的和有组织的环境中，减少紧急情况导致的困扰。

对儿童照料者的指导和干预中，注意不要当着孩子的面讨论突发事件，帮助父母和照料者理解危机事件之后孩子身上的变化，并向他们解释孩子对他人的恐惧增加、情绪不稳、激惹、社会退缩甚至冲动行为等可能都是对压力的正常反应。对出现的攻击行为进行规范的控制、管理和改变；指出一些如殴打等有害的应对措施。要注意有严重的精神卫生问题而无法照看儿童的父母或照料者，应该及时转介到精神专科卫生机构。同样，被评估为存在较为明显精神心理问题的儿童也需要转介至专科机构进行干预。

2. 灾难事件发生后丧亲人群 在灾难事件的紧急情况下，有一部分人会失去亲人，他们不但面临突发事件所引起的危机，还要承担失去亲人、丢失家庭的精神痛苦，同时来自家庭的社会支持体系也受到损害，需要面对严重的个人、情感、经济、职业、家庭及社区问题。丧失包括父母的死亡、孩子的死亡、配偶的死亡和重要他人的死亡等。面对丧亲，他们不仅仅表现出哀伤反应，还会对灾难事件相关的人或事表现出愤怒、难以理解，甚至出现攻击、自伤、自杀倾向等激烈的情绪反应。此时，心理救援人员的理解和尊重非常重要。

面对丧亲人群，心理救援人员需要主动行动，提供帮助。“陪在哀伤者身边”是对这类人群的首要干预任务。在与哀伤者交流过程中，应该注意共情的使用、温和的谈话、提供可利用的空间并引发信任。询问他（她）需要什么，然后尽力做好；若有明显的情绪流露如哭泣，不要阻止；若他（她）愿意说话，耐心而专注地倾听，尽量不要打断；他（她）愿意的话，一起谈谈去世者生前的故事；心理救援人员将自己的联系方式写在显眼的地方，并告诉他（她）如果需要帮助可以拨打电话；如果没有时间去看望，可以定期打电话或发信息问候；符合丧亲者当地文化习俗等情况下，帮助他（她）表达哀悼和进行丧葬；帮助他（她）寻找到与逝者保持持续性联结的寄托物。

在整个心理救援过程中，心理救援者要协助丧亲者接纳自己的哀伤反应，鼓励丧亲者接纳死亡发生的事实，促进丧亲者接纳新的角色改变，适应亲人不再存在的现实生活，增进丧亲者在哀伤过程中重构生命。需要注意的是，如果在心理救援过程中，被救援人员有自伤想法、悲伤的情绪，并且已经持续了很久，明显影响到日常生活、学习和工作，就要帮助他（她）去寻求精神科专科医生的帮助和治疗。

3. 灾难事件发生后躯体残疾的人群 在灾难事件的紧急情况下，受灾人群会因灾难事件发生身体残疾，丧失正常的躯体功能。他们不仅亲身经历了灾难，还要适应从正常人到残疾人的转变。在灾难事件引起的恐慌之下，他们还要面对身体残疾所引起的后续问题，如日常生活及功能能力的丧失、被他人歧视、家人抛弃等。因此，这类人群将面对身体和心理的双重危机。

面对这类人群时，心理救援人员要主动行动，提供心理支持。初次接触时要尽量用正常的目光看待伤者，避免显示出奇怪或好奇的样子，避免将注意力过多关注残疾部位，避免同情的语气和态度。交流时要注意回避与其生理缺陷有关的词语，交流内容应该宽泛，不要仅涉及残疾的事情。在其活动不便时，经过询问后再提供帮助。帮助伤者做好相关治疗及术前的心理准备，安排心理救援人员及家属陪伴，关注并接纳其心理反应；帮助伤者接受关爱自己的人的情感支持，建立与医疗人员的合作，避免因被动而抵制的行为；鼓励积极应对方式，帮助伤者接受自己的身体与他人不同的同时，也能够认识到自己有更多的地方与他人相同；面对伤者出现的否定、抑郁等症状，给予倾听及理解；对伤者给予关心和尊重，对痛苦和困难给予同情；根据性别、年龄、生活背景及残疾程度等情况为其树立合适的榜样；重视应激反应和可能的抑郁症状，评估自伤、自杀等风险，尽可能给陪伴者发放相关的健康教育宣传资料，并留下求助联系方式，以确保他们能够及时得到专业人员的帮助。

帮助建立支持系统。在干预过程中，尽可能让伤者的整个家庭成员参与进来，为家庭提供适当的康复信息，实施康复训练计划；尽可能提供无障碍的生活和学习环境；鼓励伤者尽早回到原来的学习和工作环境，开展一些同质小组，展开互助和团体辅导。

4. 精神障碍患者　据估计，患严重精神障碍（如精神病、心境障碍和焦虑障碍）患者人数在突发事件中平均增加 1% 以上，超过预测基准线 2%～3%。此外，根据 2005 年世界卫生组织数据，轻、中度精神障碍患者群，包括大多数心境障碍和焦虑障碍患者（如 PTSD）可能增加 5%～10%，超过 10% 的预测基准线。多数情况下，许多（但并非全部）轻、中度精神障碍患者随着时间的推移能自然康复（即不需要外界干预而痊愈）。

这里所涉及的严重精神障碍患者可能是在突发事件发生前患病的，也可能是由突发事件引起的，包括各种精神病、具有严重致残而表现出心境障碍和焦虑障碍（包括急性应激障碍、PTSD）、因饮酒和服用其他精神活性物质所致的严重精神障碍、青少年严重的行为和情绪障碍、先前已存在的严重发育性疾病、神经精神疾病（癫痫、谵妄、痴呆等）和任何严重的其他心理健康问题。

突发灾难事件发生后，精神障碍患者可能因为被孤立、病耻感、恐惧、自我忽视、残疾等原因无法及时获得医疗救助。因为其自身所患的严重疾病，在紧急情况下可能会剥夺他们此前赖以生存的社会支持，让其更加脆弱。出现居住环境改变的紧急情况加大了患者可能被抛弃的风险。因此，在面对这类人群时，心理救援人员要主动行动，与当地社区组织合作，发现、拜访并帮助严重精神障碍患者；在评估中关注并标记重点个体；了解当地专业的精神卫生机构或设置附加精神卫生保健点；心理救援团队中至少配备一名专业的精神科医生，提供一线精神卫生医疗服务；确保所有应急药箱配备充足的治疗精神病的必备药品；尽量避免针对特定症状（创伤后应激障碍）或少数人群的重复心理健康服务；明确告知人们可以向精神卫生保健机构寻求帮助及方法。

此外，生活在收容机构或精神专科医院中的精神障碍患者、神经精神残疾的人群也是重点关注人群。他们在紧急情况中尤其容易受到伤害，混乱的环境会加重其脆弱性。在收容机构或医院阻隔了患者获得家庭保护及支持。在心理救援中，要确保至少一家卫生机构承担持续照料和保护精神病院患者的职责；如果精神专科医院受到突发灾难事件的影响不能正常运转，要动员社区和卫生系统人力资源提供照料服务，确保基本的健康和精神卫生照料，保护住院精神病患者的生命和尊严。

（四）心理救援评估

心理评估（psychological assessment）是一种贯穿整个心理救援过程的普遍策略，根据评估的情况调整心理救援的方向和内容。通过对被救援人员心理状况的评估，心理救援者可以了解突发事件的现状、被救援对象的心理状态、威胁精神卫生和社会心理健康的因素以及现有的能力和相关资源等，为分层制定心理干预方案提供依据。评估也是持续性信息收集与信息分析的组成部分。同时，心理评估需要满足方便使用、易理解等特征，避免重复性评估，造成被救援人员的心理压力和不良情绪。评估要注意包容性，评估的方式和内容能适用于不同年龄阶段、不同职业特点的人群，同时要重视评估资料的保密性（confidentiality）及被救援人员的利益最大化。

评估内容主要包括围绕突发事件后被救援人员的心理困难和社会困扰的表现，包括行为和情绪问题、可能的心理异常症状（如攻击行为、自杀风险、离群索居、睡眠问题、饮食等）、社会团结和支持体系的完整性、危机的严重程度等内容，了解心理困扰的各种表现、相关风险因素、保护性因素、服务利用率、求助行为和潜在的自杀/攻击风险等内容。

评估方式通常包括面对面的心理访谈和采用成熟的心理评估工具两种方式。面对面的心理访谈通过观察、交流和询问等途径，能够有效地收集被评估对象多方面的资料，形成对评估对象的综合认识，对特殊的问题能够深入，同时有助于建立良好的干预关系。面对面的心理访谈最好是在独立的空间进行，环境要足够安全，也能够确保隐私。评估过程中可以对评估对象的问题进行深入、细致地了解，做到及时干预。需要注意的是，评估过程中要始终关注评估对象的安全和基本需要，始终注意真诚、尊重、保护和不伤害原则，根据评估对象的反应调整评估的内容和方向，切记避免为了收集信息而带来创伤事件的再体验或新的创伤。

心理测验是较为成熟的评估手段，能够在短时间内有效地收集信息，在群体层面了解突发事件下群体成员的心理状态，但缺乏针对性和深入性。在使用心理评估工具时切记不要过于依赖评估工具的结果，需要将评估的结果与评估对象结合起来，也不要过度解释评估结果。使用时也要注意评估对象的心理状态和合理选择评估工具，禁止“地毯式”的评估给被评估对象带来额外负担。常用评估工具包含成人和儿童的筛查工具，所选量表都经过实践应用，具有良好的信度和效度。

1. 成人自评筛查问卷

（1）心理健康自评问卷（self-reporting questionnaire-20，SRQ-20）。

（2）12项一般健康问卷（12-item general health questionnaire，GHQ-12）。

（3）创伤后应激障碍简单初筛表（post-traumatic stress disorder-7，PTSD-7）。

（4）焦虑自评量表（self-rating anxiety scale，SAS）。

（5）抑郁自评量表（self-rating depression scale，SDS）。

（6）事件影响量表（impact of event scale-revised，IES-R）。

2. 他评问卷

（1）汉密尔顿抑郁量表（Hamilton depression scale，HAMD）

（2）汉密尔顿焦虑量表（Hamilton anxiety scale，HAMA）。

还可以采用可视化认知情绪行为三维度评估模型。

3. 儿童筛查问卷

（1）儿童创伤经验身心症状评估（家长用）。

（2）儿童事件影响量表（修订版）。

（3）儿童抑郁障碍自评量表（depression self-rating scale for children，DSRSC）。

（4）儿童焦虑性情绪障碍筛查量表等。

评估精神卫生和社会心理问题时，需要记录被救援人员在突发事件中的经历，如何应对以及这些行动如何影响其精神卫生和社会心理健康，评估要包括个人、社区和组织如何应对紧急情况。同时，还需要对资源、需求和存在的问题进行评估。资源包括个人所具备的应对技巧 / 生活技能、社会支持情况、社区行为、政府和非政府性的行动及能力。

（五）提供后续心理干预的注意事项

对被救援人员进行妥善安置时，避免过于集中，实施分组管理，最好由相互熟悉的人群组成小组，并选派组长作为心理救援管理的联络人，以便尽快建立社区心理社会互助网络，建立社会支持，及时发现可能出现情况严重或恶化的人员。充分依靠各方力量参与，建立与当地民政、学习、社区工作者或志愿者组织等负责安置与联络的服务部门和组织。注意适当引导和充分利用新闻媒体向被救援人员宣传心理应激及心理健康知识，宣传寻求心理救助的途径。设立固定的心理救援工作点，以便被援救人员需要帮助时能够找到。

第二节 心理救援中的转介

转介（referral）是心理咨询与心理治疗中常见的情况，是心理咨询师（治疗师）根据来访者的需要及其所需要的服务和咨询师（治疗师）自身或胜任力等因素，协助来访者获得所需服务的过程。同样，转介在心理救援中也普遍存在，并且非常必要。

一、转介标准

心理救援过程中每次心理评估后都要充分研究评估结果和危机个体的状态。如果有个体在上述评估内容中达到了中、重度反应程度，或存在精神状态无法评估需要经随队的精神科医师专科检查是否存在精神病性症状的人群，包括幻觉（hallucination）、妄想（delusion）、显著的兴奋和行为增多、社会性退缩（social withdrawal）、显著的精神运动性迟滞（psychomotor retardation）、紧张行为（stressful behavior）等精神症状，需要非常谨慎并考虑转介的情况。因为这些人群可能处在较高的暴力、攻击或自伤、自杀的风险，需要及时转介到精神科医生或精神卫生医疗机构接受帮助和治疗。在普通人群和重点人群的随访干预中，如果被救援人员出现新的躯体问题，需要转介到医院接受医学治疗。如果有潜在自杀或潜在伤害他人与危害社会行为的个体，需要转介到专业的精神卫生医疗机构接受治疗或住院。

二、心理救援转介时需要重点关注的因素

（1）流露出消极、悲观情绪，表达过自杀、自伤和/或伤害他人的想法。尤其在自杀风险的评估中，表达出绝望甚至有自杀计划或自杀未遂行为的个体。

（2）近期遭受了难以弥补的严重丧失性事件。

（3）近期有过自伤、自杀未遂的行为。

（4）突发事件发生后人格出现明显的偏离（personality deviation）或改变（personality changes）。

（5）有自杀家族史。

（6）情绪严重低落，突然不接受心理干预，或出现“反常性”情绪好转。

（7）向亲友交代家庭今后的安排和打算。

（8）精神障碍患者，主要包括：具有严重表现的心境障碍和焦虑障碍（包括具有严重致残表现的PTSD）；因饮酒和服用其他精神活性物质所致的严重精神障碍；青少年严重的行为和情绪障碍；先前已经存在的严重发育障碍；神经精神疾病，包括癫痫、谵妄、痴呆以及有脑外伤，或有毒物质、感染、代谢性疾病、肿瘤和变性疾病；任何严重的其他心理健康问题，包括并不适合既定的国际分类系统的严重障碍以及通常与精神障碍相联系的危险行为（如自杀情绪和自伤行为）。

三、转介时的注意事项

转介时需要注意被转介人员的生命安全和信息安全，遵守保密原则。转介前要与被救援人员进行充分沟通和知情同意，告知转介的原因和转介后可以获得的帮助，避免未经任何沟通进行突然转介。要充分表明转介并非心理救援人员停止帮助，而是为了更好地提供帮助。

第三节 寻求社会心理支持资源

一、精神卫生和社会心理支持资源及类型

精神卫生和社会心理支持是一个复合术语，旨在保护和促进社会心理健康，预防或治疗精神障碍的所有形式的本土或外部支持。两个术语紧密联系，相互补充，两者的目的是一致的，就是在紧急情况下，控制死亡率和改善目标人群的社会心理健康。在人道主义救援中，所有行动都负有促进精神卫生和社会心理健康的责任。

受突发灾难事件影响的人会遭受巨大的困扰，突发事件所带来的心理和社会影响不仅在短期内可能非常严重，还长期危害受影响人群的精神卫生和社会心理健康。在紧急状况发生期间及之后，人道主义救援行动在保护和改善人们的精神卫生和社会心理健康方面，越来越多地发挥出积极作用。因此紧急情况下一项首要任务就是保护并增强受影响人群的精神卫生和社会心理

健康。社会支持对保护和促进受影响人群的精神卫生和社会心理健康发挥着关键作用。

受突发灾难事件影响的群体拥有支持精神卫生和社会心理健康的资源，这些可获得的资源，其性质和范围随年龄、性别、社会文化背景和紧急情况环境而有所不同。精神卫生和社会心理健康工作中常见的问题是忽视了这些群体所拥有的资源，而仅强调受影响群体的脆弱、困扰和病症。但实际上，受影响的个体拥有自身的资源，如解决问题、沟通和商讨的技巧、谋生的技能等，识别、动员并加强个人、家庭、社区和社会的相关技能和能力。潜在的有利的社会资源包括家庭、社区组织、政府官员、卫生服务点和卫生医疗人员等。

二、建立多层级相互补充的支持体系

组织精神卫生和社会心理支持的关键在于建立多层级且相互补充的支持体系，从而满足不同群体的需求。WHO《机构间常设委员会紧急情况下精神卫生和社会心理支持指南》中提出了干预金字塔（intervention pyramid model），并认为金字塔的各层都非常重要，各层的支持活动最好能同时展开（图 5-3-1）。

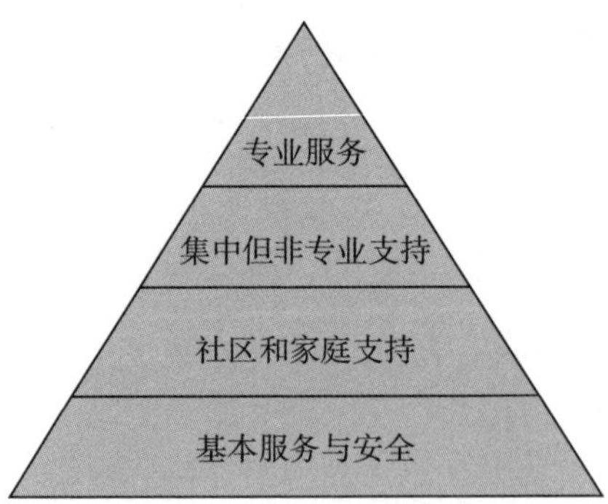

图 5-3-1　多层级支持系统

资料来源：WHO《机构间常设委员会紧急情况下精神卫生和社会心理支持指南》。

1. 基本服务与安全　该层支持通过建立安全且充分的管理以及提供基

本的服务（食物、住所、水、基本医疗保健、传染性疾病控制等）来保护被救援人员，满足人们对基本服务和安全的需求。精神卫生和社会心理支持方面的干预措施可能包括：向公众宣传这些服务已由相应机构提供；关注并记录这些服务对精神卫生和社会心理支持的影响；对提供上述基本服务的人员或组织者施加影响，使其以促进精神卫生和社会心理支持的方式来提供上述服务。应通过参与式、安全且适当的方式提供基本服务，以保护当地人的尊严（dignity），加强当地的社会支持，并动员社区网络。

2. 社区和家庭支持 突发灾难事件发生后，部分人在获得帮助，知道如何获取主要的社区和家庭支持后，就能够维持自身的精神卫生和社会心理健康。金字塔第二层代表的是针对这一特定群体的应对措施。其中有效的应对措施包括寻找失踪的家庭和帮助重聚、协助哀悼（mourning）和集体治疗（group therapy）仪式、向大众宣传建设性的应对方法、正式和非正式的教育活动、生计活动，以及激活社会网络的措施。

3. 集中但非专业支持 该层代表更少一部分人所必需的额外支持，是由经过培训并在督导下的工作人员进行的重点个人、家庭或团体干预。金字塔的这一层还包括主要基层卫生保健工作者提供的心理急救和基本精神卫生服务。

4. 专业服务 在灾难事件中，仍然有一小部分人即使获得上面所有支持，但仍然觉得无法承受困扰，或难以应对基本日常生活。金字塔的顶层就是指针对这一小部分人群需要采取额外的措施，包括患有严重精神障碍的个体需求超出现有的初级或普通卫生服务时，向他们提供心理方面和精神科的支持。

三、提供有关资源信息

协调精神卫生和社会心理支持方面的工作，需要卫生、教育和社会服务等部门参与，包括食品、安全、住所以及水、环境卫生等方面。因此，提供有关资源前要了解、汇总资源，除了上述组织部门外，还应适当包括人文、地理特征、可额外利用的组织和个人，评估当地和目前可用的精神卫生需求、持续性心理救援需求、药品需求等。尽可能建立一个可持续性协调沟通的架构，将政府和民间社会组织都纳入在内，制定不同组织和部门间的协作计划，促进精神卫生和社会心理支持资源合理使用和调配。招募并确定工作人员，注意吸纳了解当地文化的志愿者，组织精神卫生和社会心理支持的培训，尽可能预防和处理在工作中遇到的问题。

1. 饮食、水、住所及环境卫生等基本需要 进行社会资源救援时要评估当地人群的饮食、居住要求及环境状况，依据具体需要计划，制定基于平等原则的救援和支持方案。提供食品和营养支持时要考虑具体的社会和心理因素（安全、有尊严、文化上和社会上适合的援助），在协商的基础上进行住所安置，满足水和环境卫生需要，使得所有人都能以安全和符合文化习惯的方式有尊严地获取。

2. 社区动员和社区支持 所有社区内在都蕴含着有效的、自然产生的社会心理支持和应对危机的能力和自愈能力（self-healing or self-cure）。了解突发灾难事件发生后社区的状况、机构、服务和既往社区已经存在的帮扶措施，识别当地社区的人力资源，动员内部的精神卫生和社会心理支持资源，同时整合外部资源。对现有社区工作人员进行恰当的紧急情况下精神卫生和社会心理支持培训和督导，鼓励继续开展社区拥有、社区自主管理的社会支持活动。稳定群众的生活，支持社区发展和经济发展，尽可能促使被救援人员主动提出救助方案付诸实施，帮助他们拥有对生活的部分控制权（control）、获得集体满足的需要。协助社区在既往社区动员经验中提高社会支持及自助行动。为社区开展适宜的集体文化、精神和宗教活动实践（religious activities）提供条件，并向死难者的亲友提供支持。积极强调能力建设，为年幼儿童及其照顾者提供高质量照护。帮助社区公众在“社区过去有什么、社区成员现在处在什么位置、他们想要发展到什么程度、实现这一目标所需要的方法和途径”之间建立关联。

3. 卫生资源 了解现有的正式及非正式的医院和医疗措施及相关机构，为卫生工作人员介绍心理救援，加强与当地的、本土的和传统的卫生体系建立合作。制定相关的准则，减少针对心理疾病患者和 / 或精神残疾人群的歧视和羞辱。预防和重视与酒精和其他物质滥用相关的伤害。提供普通卫生服务时要考虑特定的心理和社会因素，为严重精神障碍患者提供照料及精神卫生服务、为机构中严重精神障碍患者及其他精神和躯体残疾的人群提供保护和照料及恰当的替代性居住安排。心理救援中如果需要使用药物，应在专业医生的指导下进行，或使用简单的基本药品清单中的常见药，防止药物使用引起的不良反应。

4. 教育资源 紧急状态下，教育是社会心理干预的一个关键手段，加强安全教育及支持性教育的可获得性。了解当地现有的正式和非正式的教育资源，帮助已失去教育机会的成人及儿童重新获得教育。通过参与式方法，采取以学校为基础的精神卫生和社会心理支持措施，提供学习基本需要及其他必要支持，确保其接受教育，防治辍学。在正规和非正规的教育场所，拓展社会心理支持的能力，加强预防和应对校园暴力及其他虐待、欺凌事件。此外，在安全条件允许的情况下，组织对危机发生的社会、政治、环境、经济背景及原因进行讨论，提供目的感和意义感。帮助社区群体成员拓展才能和能力，挖掘集体复原的潜在资源。

5. 信息传播资源 突发事件发生后，除了生命和健康受到威胁外，真实性和公正性也面临挑战，如传染病暴发初期，正规、合法的信息公布渠道缺少，在网络和人群中流传各种各样虚假的信息，增加了公众的焦虑、恐慌情绪。进行信息传播的目的是让个体、家庭和社区更好地了解绝大多数人在极端压力下倾向于表现出的反应，并能有效地注意到自身及其他人的社会心理需求。通过印制宣传材料或广播等方式传播积极应对方式的信息是紧急情况干预中最常用的方法，并且这些方法能够将信息传递给绝大多数受灾人群。成立信息工作组，充分了解现有相关的资源及资源中存在的不足，公开公众获得信息的渠道，定期、公开发布信息，指导如何在紧急情况下预防和/或寻找家庭失散成员、寻求帮助途径、获得救援方式等内容；定期进行情况评估，找出主要的缺失信息和需要传播的信息，使得不同的目标群体都能获得对称信息；了解救援物资、医疗卫生等资源的可获得性和安全性，了解安全场所的地点和可以获得其他相关资源的服务地点和内容；提供获取有关积极应对措施的信息渠道；提供持续获取援助信息的机会；组织宣传，让人们更多了解如何对患有精神卫生和社会心理问题的个体进行支持和救助。同时，传播与文化相适应的教育信息也是一种鼓励积极应对灾难的有效方法。

四、匹配合适的社会资源

WHO《机构间常设委员会紧急情况下精神卫生和社会心理支持指南》认为，建立精神卫生和社会心理支持部门间协调小组，协调与组织各方面的社会资源，是确保综合解决精神卫生和社会心理支持各个方面问题（从以社区为本的社会支持到对严重精神障碍的临床治疗）的最有效方式。当地政府部门主要提供直接宣传和支持，帮助公众认识到事件发生后可能出现的问题及应对措施，让公众自己认识到可能出现的心理问题或症状，进行自我调节。为被救援人员匹配合适的社会资源，提供切实的帮助本身就是危机干预的措施和内容，除了为所有被救援人员提供满足基本需求的食物、水和住所外，还要考虑人群的特殊性来匹配合适的社会资源。

1. 伤员群体 为伤员群体（wounds and injuries）提供关于医疗救助的相关信息和资源，帮助其接受医学治疗，保障其生命及躯体安全。建立当地社区卫生服务中心、综合性医疗机构和联合会诊机制，提供联系或求助途径。帮助残疾人群获得康复的机会。联系当地帮扶和志愿者组织为需要帮助的个体提供及时的照料或联系相关组织和机构等。有些存在躯体损害的个体还可能面临与家人失去联系的问题，要积极帮助他们获得家人的信息，掌握家人的安全及健康状况等。在“3·21”盐城响水县天嘉宜化工厂特别重大爆炸事故、“9·28”宜兴长深高速公路特别重大道路交通事故中，心理干预工作者帮助在医院接受治疗的被救援人员积极联系家属、寻找家人，甚至帮助将不同医院接受治疗的被救援人员转至同一家医院接受治疗，对他们起到了较好的心理和社会干预。

2. 儿童及学生群体 为当地正在接受教育的儿童和学生提供入学和继续接受教育，帮助联系当地可利用的学校或教育机构，提供入学途径和实际帮助，如课本、学习资料、桌椅等。落实一些对儿童及学生的照料等具体问题。能够预料到在校园内可能出现的校园暴力情况，并提供预案和干预方法。在地震灾难中积极帮助儿童和学生进入幼儿园及学校进行学习，与同学在一起，为他们提供学习需要的教室、课本、笔等，也是心理救援的一部分。

3. 老年人群体 关注老年人的健康和照料情况，通过当地社区卫生服务中心、综合性医疗机构为老年人提供基本医疗服务和措施，让他们有病可医，知道如何获得医疗帮助。为慢性病患者提供可获得的药品途径。联系当地帮扶和志愿者组织为无人照料的老年人提供及时的照料或联系后续养老机构等。在“6·23 盐城阜宁龙卷风”自然灾害中，心理救援人员为当地受灾的老年人提供监测血压、血糖服务，提供长期服用的降压、降糖药物，搭建帐篷，集中安置老年人群，提供照料等。

4. 成年人群体 鼓励成年人群体（adults）尽快恢复正常的生活和工作秩序，基于当地的救援方案联系获得工作的途径，提供学习和提升技能的机会；帮助其积极加入恢复灾难的重建工作中，加强与其他成员之间的交流合作，参与影响他们自身及未来的所有讨论、决策与行动，进行全社区的动员。在“2017 年 6 月徐州丰县幼儿园外爆炸事件”后，心理救援人员与当地政府一起组织社区人员打扫事故现场，进行社区人员管理和组织，尽快恢复和鼓励社区人员正常生活。

5. 女性群体 要关注到女性群体（females）的特殊性，提供具有私密性的场所。帮助购买或提供必要的生活用品；注意防止出现性侵害等情况。在“6·23 盐城阜宁龙卷风”自然灾害中，为女性搭建厕所，提供女性内衣和卫生巾、洗漱用品等。

6. 精神疾病患者群体 为精神疾病患者（patients with mental illness）群体提供持续治疗的药品，联系当地精神科医疗机构，帮助获得持续治疗的途径。提供精神疾病患者所需的生活用品，联系生活照料者或专门的精神疾病患者收容机构。在“3·21 盐城响水县天嘉宜化工厂特别重大爆炸事故”中，为数名精神疾病患者提供精神药品，帮助病情波动的患者及时联系当地的精神专科医院，并协助送患者至医院进行住院治疗。

五、提供社会资源时需考虑的心理社会因素

热情与充满关爱的照顾有助于保护幸存者的社会心理健康，而不尊重的治疗方式或沟通不足会对幸存者的尊严构成威胁，导致其不敢寻求更多的帮助，从而破坏干预机制，影响复原。因此，在进行精神卫生和社会心理支持时，应依据具体需要计划，制定基于平等原则的方案，强调心理救援的平等

性、公平性，坚持“不伤害”原则。以尊重的态度治疗幸存者、维护其尊严；以一种全盘接纳、不做评论的方式主动、耐心倾听、包容负性情绪；以支持的方式通知坏消息。明确基本需求并确保满足这些需求，尽力帮助幸存者解决其面临的问题，告知幸存者其有权拒绝与援助者或记者讨论事件过程，鼓励参与正常的日常活动和积极的处理方式，不鼓励负面的处理方式；鼓励但不强迫一个或多个家庭成员或朋友的陪同。有需要时，转介至当地支持机构或接受过培训的临床医生。谨慎使用药物，避免在使用药物期间幸存者出现被遗弃或被区别对待感。

提供食品和营养支持时要考虑具体的社会和心理因素（安全、有尊严、文化上和社会上适合的援助），防止将特定人群边缘化（marginalize），降低其获取资源的机会，应关注饮食信仰和习惯等，在计划、分配和跟进食品救援时保障参与的最大化，让高危群体、被边缘化的群体和不被关注的群体尽量参与进来。

以协调、协商的方式提供住所，满足水和环境卫生需要，使得所有人都能够以安全和符合文化习惯的方式有尊严地获取，有尊严地生活。挑选安全的场所并确保与常住居民的冲突降至最低；在场所设计和实施中纳入公共安全空间；以非歧视的方式分配住所和土地，在避难所和场所安排上把握灵活性和保护之间的平衡。

注重当地的文化和习俗。了解和认知当地的文化和行为模式。关注救援时的言语使用，尤其在涉及当地方言时，使用当地方言能让人感觉安全且具有支持性的态度。

注意性别差异。在精神卫生和社会心理支持时，男性与女性通常由与之性别相同的工作者分别进行访谈，并尊重隐私。如果涉及少数民族群体，还需要纳入少数民族的人员参加救援。

总之，灾难危机事件发生后，心理救援已经成为整体救援中不可缺少的内容。心理救援更是一个科学、系统但又复杂的工作，内涵丰富，层面广、深度深、时间久。心理救援、精神卫生和社会心理支持始终贯彻整个救援过程，相互补充、相互支持，始终以保护被救援人员为主旨，切实维护被救援人员的全面健康。

第六章 不同自然灾害与突发公共事件后的应急心理救援

第一节 突发公共卫生事件后的应急心理救援

从中世纪肆虐欧洲的麻风病，公元 14 世纪流行于欧洲的黑死病，1911 年在中国东北暴发的肺鼠疫，到 2003 年的 SARS，突发公共卫生事件无疑是人类难以抹去的痛苦回忆。虽然突发公共卫生事件不同于地震、泥石流、火灾等其他突发事件，不会在瞬间带来巨大的人员伤亡、财产损失和惨烈的灾难场面，但突发公共卫生事件往往具有更持久而长期的伤害；波及更加广泛的地域和人群；充满众多的神秘与未知，在给人们的身体带来病痛和持久损伤的同时，扰乱人们的生活、工作和学习节奏；给社会秩序带来巨大的冲击和干扰，给事件影响下的所有人带来情绪、认知、行为上的一系列改变。突发公共卫生事件后的应急心理救援不可或缺，而面对公共卫生事件的传染性、持续性和广泛波及人群，应急心理救援工作具有巨大的特殊性和复杂性，需要特别关注和研究。

一、突发公共卫生事件概念及其特点

（一）突发公共卫生事件的概念

突发公共卫生事件是指突然发生，造成或者可能造成社会公众健康严重损害的重大传染病疫情、群体性不明原因疾病、重大食物和职业中毒以及其他严重影响公众健康的事件。

在人类发展历史上，根据突发公共卫生事件性质、危害程度、涉及范围，突发公共卫生事件可划分为特别重大（Ⅰ级）、重大（Ⅱ级）、较大（Ⅲ级）和一般（Ⅳ级）四级。

（二）突发公共卫生事件的特点

突发公共卫生事件在具有突然发生、危害重大的同时还有很多其他自身特点。

1. 成因多样 突发公共卫生事件的发生原因多样，可以是自然原因造成，比如各种烈性传染病；也可能继发于地震、水灾、火灾、环境的破坏等灾难事件；也可能由人为原因导致，如环境污染、生态破坏、生物恐怖、动物疫情、致病微生物、药品危险、食物中毒、职业危害等。成因的多样往往更易导致各种未知，公众在事件后的心理变化也相对更加复杂。

2. 分布差异 突发公共卫生事件尤其是传染病疫情事件，在时间分布以及空间分布上存在显著差异，不同的季节传染病的发病率也不同，比如呼吸道疾病往往发生在冬、春季节，肠道传染病则多发生在夏季；不同的区域，如我国南方和北方的传染病不一样，此外在人群分布上也存在差异。

3. 传播广泛 当前我们正处在全球化的时代，随着科技和经济的迅猛发展，人群流动加剧，而传染性疾病一旦具备传染源、传播途径以及易感人群，就可能在跨国界情况下广泛传播，影响人数远超其他突发公共事件，因此事件往往也会给更广泛人群带来更持久的情绪影响。

4. 事件频发 从中世纪肆虐欧洲的麻风病，公元 14 世纪流行于欧洲的黑死病，1911 年在中国东北暴发的肺鼠疫，2003 年的 SARS，到 2009 年 4 月的甲型 H1N1 流感，2014 年 2 月西非的埃博拉病毒疫情，不难发现随着科技的发展、交通的便利，传染性疾病的发生频率、传染性及流行的范围、广度都有很大程度的增长，在给人们身体、经济、生活方式带来影响的同时也给心理带来巨大冲击。

5. 危害性复杂 重大公共卫生事件不但对人体健康有影响，而且对环境、经济乃至政治都有很大的影响。比如 2003 年的 SARS 疫情，尽管患病人数不是最多，但对我们国家造成的经济损失却很大。公共卫生事件不但影响健康，还从社会稳定、经济环境、工作学习等各方面影响人们的生活，从而影响人们的心理和情绪。

二、突发公共卫生事件后常见应激反应及目标人群分类与评估

（一）突发公共卫生事件后人群常见应激反应表现及特点

1. 生理方面（躯体表现） 胸闷、气短、食欲下降、腹胀、腹部不适、腹泻、尿频、出汗、肌肉紧张、发抖、全身乏力，甚至出现头疼、心慌、心悸等，睡眠变差，表现为入睡困难，睡觉浅、早醒、多梦且为噩梦，出现心率加快、血压和体温升高的情况，特别要关注患者可能出现与公共卫生事件相关联的躯体不适。

2. 心理、行为方面

（1）情绪方面：有对疾病和个人安全的过度紧张、焦虑、恐惧、恐慌、不知所措；对遭遇和环境的烦躁、抱怨、愤怒、易激惹；对丧失的悲伤、忧郁、压抑、挫败感、无力感、自责、无助。突发公共卫生事件后的恐惧较为突出，要特别注意对歪曲和不实的负面消息加以管控，增强官方消息的透明度。

（2）认知方面

1）突发公共卫生事件往往伴有很强的不可预测性，被救援者在不安全的环境下，往往处于恐惧、恐慌的情绪，担心家人健康，对自身躯体的各种变化变得格外敏感和关注，甚至把身体的各种不适与所经历的公共卫生事件相联系，加剧原有的担心害怕和恐惧、恐慌情绪。

2）传染病暴发初期，人们往往对疫情中政府的医疗资源、物资是否充分，自己是否能够得到足够的防疫物资，如果不幸罹患是否能够得到及时有效的治疗存在担心和顾虑，此时透明准确的官方信息显得尤为重要。

3）很多人在受到疫情影响后，往往会抱怨为什么被感染的是自己，认为疾病是上天的不公，甚至认为周围的工作人员也都在针对自己，变得格外敏感多疑。

4）疫情期间，虽然从国家政府到当地政府、社区工作人员、普通群众都付出了艰辛的努力应对疫情，但还是不断有人不幸罹患疾病，部分受灾群众会产生无力感，甚至产生过分的自责情绪，认为是自己的行为导致了生病和隔离。

5）由于公共卫生的特殊性，传染病疫情在持续时间、影响范围、波及

人群上都具有前所未有的长期和广泛性，人们面临巨大的生活、工作和学习压力，加之一些媒体的片面甚至失实报道，往往可能产生灾难化意识和情绪，对管理产生消极和对抗情绪。

6）由于突发公共卫生事件的不确定性，很多群众往往存在侥幸心理，认为疫情的感染者必定是少数，自己不会成为少数中的一员，甚至认为国家制定的防疫政策是过度的，心态失衡、抱怨不断，不理解、不遵守相关政策，成为防疫和心理问题潜在的风险因素。

7）随着时间和疫情的发展，当疫情得到一定控制时，人们开始对隔离的相关政策、复工复产、经济、工作学习等产生担心和不安，有时甚至可能产生无力和消极的情绪。

（3）行为方面：过于回避一些信息或场景，反复查看疫情进展的消息，反复测量体温、洗手、消毒家中的物品，相互支持性的活动或其他社交活动明显减少。手机刷屏行为明显增加，生活懒散，做事变得冲动、莽撞、手足无措或坐立不安。

（二）目标人群分级

传染病疫情影响人群可以分为五级，干预重点应当从第一级人群开始，逐步扩展，一般宣传教育应覆盖五级人群。

1. 一级受害者　确诊患者（住院治疗的重症及以上患者）、不幸丧亲者。

2. 二级受害者　不幸罹患的轻症患者（密切接触者、疑似患者）、疫情防控一线的医护人员、疾控人员和管理人员以及与一级人员有密切关系的个人和家属。

3. 三级受害者　参加疫情应对的后方救援者，如指挥人员、组织管理人员、非现场的医务工作者。

4. 四级受害者　疫情区域的其他人员，如易感人群、普通民众、记者和二级受害者的家属等。

5. 五级受害者　全国各地受到疫情防控措施影响的广大人群。

在对以上五级人群关注的同时，还需要特别关注一些特殊人群，因为自身年龄、能力、心理结构等特点，包括可能在灾难中遭受到隔离等相关事宜，需要给予更多的关注，这些人群成为突发公共卫生事件的重点关注人群：①儿童、老年人；②伴有以下情况者：遭遇长期隔离事件者；既往有心理创伤史者；既往或目前患有精神或躯体障碍者；缺乏社会支持者。

三、突发公共卫生事件后应急心理救援的实施

以突发公共卫生事件Ⅰ级响应为例进行介绍，在突发公共卫生事件Ⅰ级响应下，各省设指挥部根据国务院的决策部署和统一指挥组织协调本行政区域内应急处置工作。

（一）组织构建

在处理具有传染性公共卫生事件时，社会心理咨询工作者以及志愿者无法参与到一线应急心理救援中，需要具有专业医疗背景的精神科医务人员以及心理科医生在整体医学救援确保安全的框架下开展一线应急心理救援工作，而心理咨询师、志愿者群体只能经过规范的培训后，在统一有序的组织下，在社区或通过电话、视频等线上咨询的方式开展心理救助。

1. 领导构架　每支国家应急救援队设领导小组，成立包括书记、院长、医务部在内的领导工作组织构架，做好工作统筹协调、人员支持、后勤保障及信息收集报送，协调解决工作中出现的问题和困难，每日向国家卫健委汇报工作内容。

2. 防控组　心理救援专家工作队成立“防控组心理救援专家工作队”（简称心理专家工作队），主要承担对定点医院的巡查走访；医护人员、心理救援人员的培训以及心理督导；疫情期间心理救援工作计划、流程、制度的制定，同时通过电视、网络等媒体对大众层面的心理知识进行科普宣传、心理安慰和疏导。

3. 心理救援工作小组　具有心理救援条件的，成立心理救援工作小组，主要为患者进行心理危机干预，也会对一小部分医护人员进行心理干预工作。条件暂不允许的，初期主要在心理专家工作队的协调、指导、帮助下开展心理救援工作。心理救援工作小组办公室设在队员所在医院或紧急医疗救援队内部，在医学救援队的统一指挥和领导下开展工作，一般由 2 ~ 4 人组成，工作组内设组长一名，负责与整个医疗救援队保持沟通和工作协调；

制定并贯彻落实心理救援和干预的各项工作；统筹规划患者及医疗工作人员的访谈评估、心理支持及危机干预工作；做好患者与家属及社会的联络和支持工作；完成每日心理工作总结，工作汇报报表等。

4. 社会心理救援力量 红十字会、心理咨询师协会是社会心理救援力量最大的领导者，红十字会还组织领导了一批志愿者和心理咨询师；心理咨询师协会也组织领导了一些高校的心理咨询师力量，同专家工作队保持联系沟通和协调。在一些传染病疫情中，心理咨询师队伍无法前往各级医院一线开展心理救援工作，采取心理咨询热线、线上推送心理健康科普宣传文章及视频的方式来参与相关工作。在传染病疫情得到一定控制后，该部分力量也承担了部分康复驿站、社区的心理干预工作，虽然没有进驻到定点医院等一线，但也是社会心理救援工作中的重要力量。

（二）应急响应阶段

1. 召开动员暨工作任务部署会，做好出征一线开展心理救援工作的准备，收集、整理既往公共卫生事件下应急心理救援的相关经验资料，制作发布科普视频向全国免费发行，为疫区的医务人员及民众提供专业与科普指导。

2. 心理专家共同组建心理救援工作群，在未能前往一线的情况下，群内专家梳理心理救援人力资源，建立专家组分工构架，收集救援经验资料、撰写心理科普文章，做好应急救援的相关准备工作。开发提供精神心理方面的量表、视频、音频、文章等，成立心理专家工作队，开展和协调组织应急心理救援工作。

3. 展开应急医疗救援，尚不具有心理救援力量的医疗队起初在专家工作队的帮助和协调下，开展心理救助工作。

4. 各心理救援热线在当地心理救援力量，如红十字会、心理咨询师协会的组织下，开展线上心理救助培训和督导，招募有资质的心理咨询师加入平台，提高线上平台的心理服务能力，为后续心理救援工作做准备。在后期的心理救援工作中，这些平台也对广大群众的心理救援工作起到重要作用。

（三）心理救援实施阶段

本节心理救援工作的实施部分，将分别从专家组的总体工作实施协调以及方舱医院内心理救援小分队的具体心理救援工作两个层面进行描述。

1. 工作方式

（1）定点救治医院由专业的具有医疗背景的精神科医生、心理救援人员在整体医疗救援指挥的框架下，对不幸罹患者进行评估、给予必要的心理支持和心理干预，甚至是药物干预。

（2）充分发挥心理咨询服务热线及12320卫生热线、各省级健康平台、现有心理危机干预热线和网络通信手段的作用，统筹组织心理咨询师、志愿者、心理工作者经培训后，提供7×24小时在线服务，及时为第三、四、五级人群提供实时心理支持，并为第一、二级人群提供补充的心理援助服务。

（3）通过红十字会、心理咨询师协会广泛动员包括志愿者在内的社会各方心理救援力量，安排在康复驿站、社区等相对低风险区域，对社区人员进行心理评估和服务，收集受影响的各类人群的需求和实际困难，提供心理和社会支持，发现问题及时转介反馈给专家组。

（4）加强社会宣传、心理知识科普宣教的力量，撰写精神心理知识科普宣教文章，制作相关影音制品，在正规、官方网络平台上发布，通过电视采访等方式，由专家将心理调适的相关知识传达给公众，保证在疫情影响下公众的心理健康和情绪稳定。

2. 心理专家工作队的工作实施

（1）每天固定时间采用线上会议的方式，全体工作队队员进行内部例会，对前一天发生的事件、传染病疫情的走向、上级卫生行政部门最新工作部署进行分析，对新一天的工作内容分工部署。

（2）每周固定时间，组织各医疗队心理专家组的组长、秘书开会，对医疗队出现的问题进行沟通、交流、讨论，并制定解决方案，安排工作任务。

（3）根据具体工作安排，每日巡查走访各定点医院，建立协同的心理工作机制、了解医院内部具体的工作需求和困难。

（4）在精神科心理医生还未到位时，对未配齐心理救援工作队的定点医院的医生、护士进行心理救援培训和指导，并进行心理督导。

（5）按计划做好公众层面的心理疏导，做好心理知识科普宣传，制作心理科普的音视频资料和文章，接受传统和新媒体的采访。

（6）按计划定期对心理咨询师、志愿者进行心理督导和心理救援与心理干预培训工作。

（7）在医务人员工作群，发放科普文章、线上带领做八段锦、团体心理治疗以及 CISD。

（8）为精神心理医生提供接待和衔接工作，完成医疗资源的分配和调度工作，将精神心理医生和具体的定点医院进行对接。

（9）部分医生组成小分队承担具体的心理救援和干预工作，负责在所对应的社区、康复驿站等地开展心理救援和干预工作。

3. 定点医院工作实施

（1）前一天 22 点之前心理工作组向定点医院主管心理干预的领导进行当天工作汇报与第二天的工作计划请示，汇报当日工作的完成情况，并提出存在的问题和解决的办法。

（2）每日 8 点心理组组长对当日工作进行计划部署后进入病区，按计划对重点人群开展工作，稳定其情绪，进行心理评估，并对问题人群进行心理干预。经医疗组允许的情况下，在适当的时候带领轻症患者进行八段锦、广播体操等简单的运动锻炼或团体活动。

（3）每日 20 点之前心理组所有组员在线上通过工作微信群，对当日工作进行汇总，对重点人员的干预过程和评估结果进行探讨，对下一步干预方式和计划进行协商确定。

（4）每日 22 点进行当日工作总结和交流，相互反馈，提出困惑和难点。心理组为医疗组反馈患者当前心理情绪状态、可能存在的风险、目前对治疗的感受。向领导组汇报患者当前对于家庭、社会、物质各方面的需求和困扰，并对患者的真实心理状况进行总结汇报，并形成会议记录。

（5）每日 24 点前，心理工作组组长针对当日工作内容和工作量撰写工作报告，当日上报国家卫健委疾病预防与控制局精神卫生处，及所在地区医疗队指挥部。

4. 具体干预流程

（1）确保被救援人员的身体健康和安全，帮助其与亲人建立联系，并协调联系各种资源。

（2）通过倾听、关怀和沟通与被救援者建立相互信任的稳定关系，稳定其情绪波动。

（3）心理工作组队员通过访谈，了解评估被救援者目前身体及情绪基本状况，对目标人群进行心理问题筛查。

（4）对筛查出的疑似病例进行评估，由精神科执业医师指导并参与。

（5）针对性干预治疗，对情绪波动过大或出现情绪问题严重人群，由心理危机干预工作者负责一对一心理干预；对确诊精神障碍患者，由精神科执业医师负责实施心理危机干预与诊疗。

（四）任务结束及撤收交接

应急心理救援只是心理救援工作中一个阶段性的过程，应急心理救援工作的结束，意味着新的工作的开始。如何做好交接工作，合理地撤出；如何做好疫情后人们家园、生活、心理的重建，都面临着巨大考验。

1. 有序分批撤出。

2. 交接与转介 救援人员在撤出时认真撰写评估报告和工作总结，向当地精神卫生工作人员做相关工作汇总报告，对存在心理问题的患者做好转介、交接工作。

3. 重建规划 走访了解社区居民的情绪情况，掌握当地心理干预资源的分布，对精神科医疗资源进行整合和片区规划，每个片区由专门的医院与之对应，为灾后心理重建和长期心理健康作出规划。

4. 心理重建 2020 年 4 月 24 日，国家卫健委等九部委联合发布《关于印发全国社会心理服务体系建设试点 2020 年重点工作任务及增设试点的通知》，提出加强组织管理、保障措施，分级分类培育人才，建立人才信息库；完善社会心理服务网络，搭建基层社区心理服务平台、达到社区心理咨询工作室达成率 50% 以上；加强社会心理服务开展，为确诊患者、家属等重点人群根据需求提供心理健康服务的工作要求。在重建工作中，社区、街道办事处、社区卫生服务中心成为群众心理健康保障的桥头堡，每周有心理咨询师在社区坐诊，红十字会也会派驻心理咨询师常驻一些社区，发现问题早期干预。对社区划片，每个片区设定对应的医院，在医院设定绿色通道，并安排副高级职称以上的心理专家，对片区出现的问题及时干预。

四、突发公共卫生事件下应急心理救援注意事项

（一）实地调查，谨慎分析，多方了解

不要仅通过对被救援者的直接询问来掌握被救援者的所有基本情况和情绪状况；不要妄自推断被救援者曾经或现在的经历，防止被救援者陷入对创伤事件的再次体验，病情出现恶化。

（二）营造舒适环境

不要假设每个人在疫情中都会受到心理创伤。努力营造包容、关怀、理解的氛围，给予被救援者自由的空间，使其从疫情的情感重压下解脱出来。

（三）不乱贴标签

不要做病理性归因。被救援者身处疫情之中时所表现出的绝大部分情绪反应都是可以预料和理解的，不要将这些反应贴上“症状”的标签或用“诊断”“病情”“病理”“障碍”之类的术语来描述。

（四）以需求为核心

不要假设每一个感染者或经历者都需要或愿意与心理危机干预工作者交谈。若被救援者暂时不想交谈，通常以支持性的方式和平静的态度陪伴，就能使他们感到更加安全、更有力量。

（五）谨言慎行

不要盘问疫情过程的过多细节。不要猜测或提供可能不准确的信息。如果心理危机干预工作者无法准确回答被救援者的问题，应尽力去了解事实。

（六）及时转介

当心理救援工作者能力有所不及时，要及时将被救援者转介，避免被救援者遭受二次创伤或贻误干预时机。

五、突发公共卫生事件后应急心理救援的经验与收获

（一）救援形式的发展

传染病疫情暴发相较于一般的突发公共事件，具有持续时间长、影响人群巨大等特点，且具有强大的传染性，传统的面对面、一对一的救援模式面临前所未有的挑战，如何能更多、更广、更安全地给受灾者提供帮助？救援人员必须根据每一次突发事件的特征做出相对应的改变，加大对科学技术的

利用度，充分发挥新媒体的巨大作用，把电话心理咨询、视频咨询提到新高度，并制作操作规范指南，制作互联网线上心理评估、心理咨询、心理培训、心理督导等众多应用，心理救援形式对心理救援工作起重要作用。

（二）医疗、心理联合救援

在突发公共卫生事件过程中，医疗救援是整个应急救援中的核心力量，而心理救援历来是医疗救援重要的组成部分，心理救援是医疗救援的大救援体系的下属内容，接受整体医学救援的统一领导和指挥，一方面更容易取得受灾者的信任，使沟通和共情更加容易；另一方面，统一高效的防感染培训，使应急心理救援的安全性能够得到更好的保障；再一方面应急心理救援能够更好地辅助医疗救援，帮助建立更和谐的救治关系，及时发现患者潜在的情绪问题，提高医疗救援质量，减少不良事件发生。

（三）资源分级利用

虽然公共卫生事件因为传染性的特点，很多时候社会心理救援力量很难参与到一线的心理救援工作里来。但新冠肺炎疫情中的应急心理救援对救助人群以及心理救援力量、资源进行分级、分层调控；专家组科学有效地组织协调、统筹调度；各层救助资源转介、转诊通道通畅，除对一级和二级人群的重点关注、巡查以外，对普通人群以及早期情绪波动的人群，给予电视、新媒体推送心理文章、音视频资料形式的科普宣教、心理辅导；对于出现情绪不稳定的人员，由社区工作人员，心理咨询师或心理援助热线工作者建议其到专门的心理咨询机构进行心理咨询；对于出现严重神症状的患者，建议到精神专科医院或综合性医院的精神科或临床心理科进行进一步诊治。

（四）充分发挥科普宣传作用

如何更大程度地发挥心理救援力量的作用，如何让心理救援能够服务最广大人群，心理知识的科普宣传起到了重要的心理疏导、心理干预作用，通过撰写相关文章，制作音频、视频科普资料，以及电视、网络、新媒体的大力传播，心理知识以及自我心理调整的小技巧成功推送到普通人群中。有组织、有计划的科普宣传确实在更广泛的层面上发挥了重要的心理救援作用。

面对突发公共事件时，救援人员往往面对数量巨大的救援对象、漫长的救援时间、未知的病因、传染的风险、复杂的救援环境，从准备预案、应急响应、组织构架，到救援实施再到转介撤离，任何一个环节都会对救援的成败起到重大影响。对于心理救援队员来说，需要更多的医疗以及感染防控知识背景；对于领导组织者来说，也需要更加合理周密的计划部署。爱心、耐心、责任心是心理救援队员必备的品德和素质，但仅此还远远不够，还需要学习掌握更多的应急心理救援知识；在具体的应急救援过程中，根据事件和环境的不同，灵活运用相关知识解决实际问题；积极总结、积累每一次心理救援的经验和教训，为处在灾难中的人们提供心理帮助。

第二节　地震灾害后的应急心理救援

地震是从人类出现以来一直威胁人类安全的重要自然灾害之一。大地震的危害甚至可以与核战争相比，成千上万的生命可能在瞬间被夺去，更给众多的幸存者带来了财产、躯体和心理的长期创伤。在我国，自新中国成立后，河北唐山地震、云南澜沧-耿马地震、四川汶川地震、青海玉树地震、四川雅安市芦山地震、四川九寨沟地震等发生在人口较稠密的地区，给灾区人群造成了重大的人员伤亡、财产损失和精神心理创伤。

一、地震的概念及危害

（一）地震的概念

地震，又称地动、地振动，是地壳快速释放能量过程中造成的振动，振动期间会产生地震波的一种自然现象。地球上板块与板块之间相互挤压碰撞，造成板块边沿及板块内部产生错动和破裂，是引起地震的主要原因。

（二）地震的危害

地震引起的强烈振动和地震造成的地质灾害（如山体崩塌、滑坡、泥石流、水灾等）可造成房屋、工程结构、物品等物质的破坏，如房屋坍塌带来的经济损失，更严重的是造成人员伤亡和室内财产破坏损失；还造成了人工建造的基础设施破坏，对工业设施、设备、装置的破坏也带来巨大的经济损失，影响正常工业生产和经济发展；对林地、农田和牲畜也带来破坏，造成农业的损失。

上述地震带来的灾害，直接或间接地对灾区群众造成了生命和健康威胁，地震后也将给受灾群众带来持久且无法估量的心理创伤。

二、地震事故中心理干预目标人群需求和评估

（一）地震中受灾人群常见应激反应表现及特点

1. 地震受灾人群生理反应 地震发生后，人类赖以生存的环境在极短时间内遭到破坏，家人和朋友可能受到了极大的伤害，自身也处于可能遭受余震的惊吓中，绝大多数受灾的幸存者都会有急性应激反应，在躯体上表现为呼吸增快、血压升高、血糖升高，部分幸存者惊吓过度，可能出现木僵、不断颤抖、无法进食、不能躲避危险、无法入睡。这些反应不仅存在于当地的居民中，第一时间到达的救援人员同样可能被受灾场景所震撼，出现类似的躯体反应，导致无法投入救援工作中。人们在经历应激后还可能胃酸分泌增多、免疫系统受抑制，极易促发胃溃疡、多种感染和自身免疫相关疾病的发生。

2. 地震受灾人群心理反应

（1）地震受灾人群的认知特点：地震后受灾人群受地震影响往往会出现一些常见的认知偏差，常见内疚感（guilt），认为亲友的遇难是由于自己没有对其进行足够的保护，甚至为此长期自责和自我惩罚，有的存在愤怒，认为命运对自己和亲友不公平。部分幸存者对自己的幸存感到羞耻，无法积极面对新生活。幸存者常出现对地震中重要事件的遗忘、近记忆力和工作记忆减退、注意力不集中、决策困难等认知功能下降。在受灾后短期内，灾区群众对直接进行心理评估和干预的接受度较低，大多关注安全、财产、健康等较紧迫的现实问题。

（2）地震受灾人群的情绪特点：地震后受灾人群常见的情绪主要有悲伤、恐惧、震惊、罪恶、羞耻、无能为力、无助、无望、空虚、麻木、快感缺失、丧失爱的能力等。这些情绪容易反复，在遇到特别的提示时更加明显，如周年纪念日、余震、地震演练等。

（3）地震受灾人群的意志行为特点：地震后受灾人群常见的意志行为问题主要有动力缺乏、退缩、自我隔离、易怒、药物及烟酒依赖，甚至有自伤

及自杀行为。儿童常见有各种行为障碍，如厌学、厌食、呕吐、遗尿等。

（二）地震干预目标人群的分级

受灾者的心理反应是心理干预工作的重点救援内容，幸存者除了在躯体上存在各个系统的生理反应，从受灾后数小时到数周里，绝大多数都会出现一些异常的心理活动，如麻木、茫然、烦躁、紧张不安、焦虑、抑郁、愤怒等。地震后受灾者的心理往往具有普遍性和共发性，共同的灾难经历和惨痛的环境非常容易产生共鸣，这在一定程度减弱了创伤的强度，但这种情绪具有较大的“传染性”，传播的广度大。

根据其反应的严重性，可将其大致分为以下五级进行不同的干预。

1. 一级人群 地震幸存者（earthquake survivor）。其中绝大部分幸存者经过数周时间的调整就会逐渐恢复正常，其心理反应更多具有适应性，并不会对生活有明显影响，在应激源消失后可以逐步改善，并不会长期影响其正常的生活和工作。由于救助人员的局限性，这部分人群并不是早期心理救援专业工作的重点。对于这部分人群，可以通过大众媒体和现场讲座等进行灾后心理卫生知识的科普宣教，并提供快捷方便的求助渠道。

部分幸存者在创伤初期可能出现比较严重的心理反应，地震相关的场景可反复出现在脑海里或梦里，任何与创伤相关的刺激和线索都可以引发，患者因此不断回避创伤相关的提示物和场所，还可以出现麻木、情感反应迟钝、意识清晰度下降、不真实感、分离性遗忘、人格解体或现实解体等症状，严重时可伴有强烈恐惧体验的精神运动性兴奋或精神运动性抑制甚至木僵，甚至出现自伤、自杀、幻觉、妄想等精神病性症状。这些人群可能达到了急性应激障碍的诊断标准，急需接受精神科专业人员和心理工作者的紧急医学评估和干预。

部分地震幸存者的心理应激反应持续时间长，达到一个月以上，或在前期通过积极参与救援工作，本身暂时没有处理个人的创伤，在救援工作结束后可能会出现延迟的创伤后应激反应。其对于创伤事件的再体验、对创伤提示物和场所持续回避、对环境警觉性持续增高，还伴有一些负性认知和负性情绪，比如将亲人和朋友的离世归咎于自己没有尽到责任，悔恨在死者生前没有尽到照顾，甚至觉得自己不应该被营救，失去了生活的兴趣和动力。

2. 二级人群 遇难者家属（family members of the victims）。地震遇难者人数多，牵涉到千千万万个家庭，遇难者家属也是地震后需要心理干预的重点人群，其中部分同时也是地震幸存者，可能自身也经历了地震的生命威胁。除了地震本身的威胁外，该类人群的主要心理创伤来源于亲人的意外去世。遇难者家属在没有思想准备的情况下，突然遭受了空前和突如其来的灾难，众多遇难者亲属陷入极度的痛苦之中，出现了心理危机。其可能出现创伤经历的不断侵入、再体验，伴随着各种复杂情感，如负罪感，感到自己应该为亲人的遇难承担责任，甚至希望自己能替代亲人死去；愤怒，为亲人的离去感到命运的不公。这些情绪和思维除了给遇难者亲属带来精神痛苦，动摇其生活的基本信念，也带来了大量的躯体症状。

3. 三级人群 幸存者家属（family members of the survivors）。相对于遇难者家属，广大的幸存者家属除了自身受到地震惊吓外，在营救被掩埋或暂时失联的幸存者时往往存在明显的担心、紧张、甚至绝望，幸存者成功获救后，其心理压力大多能得到较快解除。但是其心理健康水平往往受幸存者心理健康水平影响，特别是亲历幸存者被困和营救过程的家属往往容易短期内出现创伤事件的再体验、回避，也会存在警觉性增高、睡眠障碍、负性情绪和认知等创伤后应激反应。

4. 四级人群 地震救援人员（rescue team）。地震发生后，除了灾区生活的群众，大量救援人员在短时间内迅速涌入灾区，在营救生命、挽救财产方面发挥了巨大作用。救援人员身处抗震救灾第一线，还面对不断发生的余震和次生灾害（secondary disaster）的威胁，甚至在休息和物质不能完全保证的条件下长时间暴露于惊险和惨烈的情景中，救援人员承受了巨大的心理压力。其出现情绪反应、认知改变、行为变化、精神症状的可能性均高于一般人群。

5. 五级人群 心理救援干预者及其他相关工作人员。作为灾区的心理救援干预者本身，除了灾区条件的艰苦和次生灾害的威胁外，在心理救援过程中每日需要接触和处理大量的哀伤和应激，主动与灾区的创伤事件接触，长期且大量的各类心理创伤给心理救援工作者带来了巨大的压力，极易在救援过程中出现替代性创伤。因此并非掌握心理学知识的心理工作者就对应激事件的心理影响免疫，其本身同样是创伤后应激障碍的易感人群，需要接受正规的心理创伤或危机干预培训，定期获得专业的自我体验及督导，以协助保持心理健康以及良好的持续工作效能。

三、地震心理救援方向和侧重点

地震后的心理救援工作涉及面广，人群多，需要构建震后完整的心理救援体系，包含多种人员的参与和配合，这些专业人员迅速组建成地震灾后心理救援工作小组，工作小组包括总指挥、医疗组、心理组、心理咨询师、团队心理辅导等。

（一）总指挥

全面负责心理救援工作；负责组织和制定地震后心理救援规划；向有关主管部门提供技术支持和政策建议；对救援团队成员的职责进行分工和协调；对成员的工作进行检查和督导；组织对心理救援的效果和问题进行书面总结和反馈；负责为救援团队争取各类所需物资资源、场所；与媒体和政府主管部门沟通等。

（二）医疗救援队

医疗救援队应包括急诊科、神经外科、骨科、麻醉科等专科医生和护士。涉及伤员救治分类、组织转运、止血、包扎固定、搬运患者、心肺复苏（cardiopulmonary resuscitation，CPR）等急救处理，地震后伤者骨折和肌肉等软组织损伤最为常见，严重的复合伤、挤压伤和并发症等是造成伤员死亡的主要原因。一线救援人员应以急诊科为主；二线救援人员为侧重专科的应急救治队伍，以骨科、神经外科、普外科、胸外科为主；三线救援人员为各二、三级医院的救治力量，以重症监护、肾脏内科透析为主，同时充分考虑各医疗机构的特点、承受能力，进行统一协调的医学救助。

（三）精神科医生

负责对受灾群众进行基本医疗服务，心理救援中的精神科医生需要对高风险受灾群众的生命体征进行动态监测，掌握高风险人群的病历和家族史；及时做好躯体疾病的筛查和识别，必要时请求其他专科医疗队成员的协助和转介，对存在精神心理症状的个体通过面诊和会诊进行精神科专业评估和诊断，并开具相应药物处方，告知家属及相关医疗机构患者的风险和治疗计划，对诊疗情况做好病历记录；对接受其他医学处理的患者的精神心理状况进行联络会诊。

（四）心理工作人员

心理工作人员包括心理咨询师和心理治疗师。救援任务繁重，其主要职责包括对受到影响的群众进行心理筛查和评估，对存在明显心理反应的个体进行个别心理咨询和治疗，多渠道、多形式对广大受灾群众进行心理健康科普和教育，对重点人群进行团体心理辅导，对存在精神障碍以及自杀、自伤、伤人的患者进行转介；有条件时从个体到团队实施减压训练、放松治疗、呼吸训练、正念冥想、稳定情绪技术等专业指导。根据心理工作人员的背景和人力资源情况，可以做更细致的分工，比如可以专人分别负责心理评估和筛查、个体心理咨询和治疗、团体心理辅导、心理科普宣传、联络会诊、疑难病例和救援人员督导。

（五）志愿者

志愿者可能存在专业背景的差异，在专业性上尽管不能独立承担心理救援工作，但由于地震往往波及范围很广，受灾群众很多，精神心理专业人员严重匮乏，因此，广大的志愿者也将在接受短期培训后，在专业人员的指导下从事大量心理救援工作。志愿者的主要背景构成可能是教师、心理专业学生、医学生等。其主要可能参与的活动包括对重点人群的日常陪护和照料；协助受灾群众转移到安全环境，在力所能及的范围内帮受灾群众解决实际生活困难；收集资料，参与和协助专业人员的各类应急心理救援工作。

四、地震救援的实施

（一）事件经过

北京时间2013年4月20日8时02分四川省雅安市芦山县（北纬30.3°，东经103.0°）发生7.0级地震，震源深度13km。四川省成都市、雅安市、乐山市，陕西省宝鸡市、汉中市、安康市等地均有较强震感。据雅安市市政府应急办通报，震中芦山县龙门乡99%以上房屋垮塌，卫生院、住院部停止工作，停水停电。截至2013年4月24日10时，共发生余震4 045次，

3 级以上余震 103 次，最大余震 5.7 级。受灾人口 152 万，受灾面积 12 500 平方公里。据中国地震局网站消息，截至 24 日 14 时 30 分，地震共计造成 196 人死亡，21 人失踪，11 470 人受伤。

（二）救援经过

芦山地震发生后第一时间，原国家卫生计生委迅速成立自然灾害应急领导小组，组织开展灾区的应急救援工作，也成立了医疗救援专家组和卫生防疫专家组奔赴灾区。四川省卫生厅成立由卫生厅厅长任组长、相关厅领导任副组长的芦山县特大地震医疗卫生救援领导小组，在地震灾区设立了医疗救治前方指挥部，并紧急组织大量医用物资、药品、血液等支援灾区。四川大学华西医院、省人民医院等大型综合医疗机构按照要求，做好收治地震伤员的一切准备。省卫生厅印发了《关于组派心理卫生队伍赶赴地震灾区开展心理干预工作的通知》，并按照“早介入、多层次、全方位、广覆盖、分重点、高质量”的原则以及心理卫生服务工作全覆盖的目标要求，组建领导小组和专家指导小组。在地震灾区设立三级心理卫生服务工作网点：在雅安市设立地震灾区心理卫生服务一级工作站，负责统筹指导整个灾区心理卫生服务工作；在芦山县、宝兴县设置 2 个二级心理卫生服务工作分站，分别负责安排辖区各乡镇的心理卫生服务工作；在芦山县、宝兴县的 18 个乡镇设置 18 个三级心理卫生服务点，分别负责辖区心理卫生服务工作，及时公布芦山地震的心理援助热线电话号码。正因为政府及时主导，精神卫生专业机构和专业人员积极参与，此次灾后心理卫生服务从一开始就得以有序、科学、规范地开展。

（三）医疗救援

中国国家地震灾害紧急救援队医疗分队中 22 名队员均来自武警总医院，包含 2 名医疗管理人员，11 名来自急诊、脊柱、妇产、关节四肢、消化、心内、眼科、麻醉、救援医学、卫生防疫、检验 11 个专业的医生；另外还有 5 名护士、1 名超声技师、1 名药剂师、1 名内勤宣传人员、1 名医疗器械工程师。以上医疗救援队员中有 2 名为心理咨询师，兼任心理咨询工作。

离灾区最近的国家级医学救援中心四川大学华西医院，距地震发生不到两个小时，由急诊科、神经外科、骨科、手术室、心理卫生中心等科室 22 名医护人员组成第一批医疗救援队携带相关医疗救援物资设备集结完毕，出发前往灾区，作为首批医疗队空降宝兴县，是第一支到达芦山县双石镇和宝兴县的医疗队。四川大学华西医院在震后 2 周内先后派出了 12 支医疗队、88 名医护后勤人员、15 台次救护车奔赴灾区开展救援工作，包含外科、内科、康复科、精神心理科的多学科团队。一半的医疗队（6 支）包括了心理救援人员，含有 3 支专业心理干预医疗队。

震后华西医院救援队中的多学科医生到固定医疗机构进行了巡回诊治，并积极转运伤员到成都进行诊治。院内也成立了多学科联合救治小组，前移急诊、联合查房、重在危重。在灾后 9 ~ 11 天，康复专家分赴灾区筛查和评估伤员，并指导制定个性化康复档案。

（四）心理救援

四川大学华西医院受省卫生厅委托，负责组织全省心理危机干预。首批进入灾区的医疗团队中配有 3 名心理卫生专业人员，含 1 名精神科医师、2 名精神专科护士，并有 1 名当地医院的心理咨询师加入。4 名救援人员被分为两组，每组各一名精神科专科护士。到达灾区的当天，其中包括当地医院心理咨询师的一组工作者在灾民安置点开始提供心理卫生专业服务，因为这名心理咨询师很熟悉当地的文化和自然环境，使用本地方言容易让受灾群众产生信任和信赖感。另外一组在灾区医疗点设置心理卫生现场救援点，精神科医师为自愿来咨询的灾民和其他医疗单元转介过来的患者提供精神科专业诊疗服务。为了方便当地群众理解，救援队员在横幅上写明“睡眠不好”“心情不好”等通俗化文字，吸引可能存在精神心理问题的群众前来咨询。两组小队对自愿来咨询的个体进行登记以便日后随访，并对个别有必要进行短程心理咨询的个体提供心理咨询服务，对存在急性应激反应的灾民提供心理诊疗。除此之外，对于已经因为躯体受伤而在当地住院的患者，心理救援队在每天固定的时间进行普查和随访，排查心理疾患，并提供专业心理卫生服务。

除了在固定的现场救援点坐诊之外，四川大学华西医院心理救援队另一部分重要的工作是走访安置点的受灾群众，通过到安置点走访了解当地的受灾情况和群众伤亡情况；对受灾群众进行普查和分类，区分出一般灾民和重点灾民，重点灾民中区分出家庭财产受灾严重者、有家庭成员伤亡者、自身受伤者、目击灾难的幸存者；在入户安置点走访中，充分尊重当事人意愿的前提下，对有心理干预需求的群众进行心理干预。主要措施为提供心理支持，协助联系家人、获得安全的环境，引导灾民合理地倾诉和宣泄，适当表达情绪，无条件接纳。对于过程中情况比较特殊或心理反应比较严重的灾民，给予保密性的记录，以便日后随访，同时将这些灾民转介同组或其他组心理医师进行后期干预，对于可能需要药物治疗的患者，精神科医师在诊断和评估后可给予必要的药物。

在地震后急性期个别心理咨询中主要技术包括情绪表达（emotional expression）、无条件接纳（unconditional acceptance）、共情、促进其与现实世界的联结（connection）、挖掘其内部资源、强化个体的正面信息等稳定化技术。切勿在此时进行暴露治疗（flooding therapy）。

救援小组在组长的组织下定期组织会议讨论目前的工作进展、遇到的困难及解决方案、下一步工作计划，并对成员在心理服务中遇到的疑难案例进行督导，对成员自身的应激反应进行监测和疏导。心理救援小组每周将工作简报发回救援上级组织和派出单位管理者。

五、地震心理救援中的注意事项

地震心理救援注意事项如下：

1. 明确应激的分期，在早期（1 周内）确保安全，可从事社工工作解决受灾群众实际关心的问题，注意防范余震可能带来的影响。

2. 在 1 周至 1 月内，建立关系，充分利用稳定化技术。

3. 心理救援工作者是受助者生命的过客，承认自己的局限性，定期接受督导，做好自我防护。

4. 短期工作者不要和受灾群众密切接触，不要随便保证和许诺，不说善意的谎言。

5. 早期不做创伤暴露治疗，避免二次创伤。

6. 在早期避免以科学研究为首要目的的心理评估和筛查，注意测评过程中受灾群众的感受。

7. 团体协助和分工，不要单打独斗。

8. 积极关注儿童和老年人等特殊人群。

六、从心理救援视角看地震危机救援启示

地震，作为我国常见且影响力最广的自然灾害，顷刻间带来大量的人员伤亡和财产损失，伴随着幸存者、遇难者家属以及救援人员难以抚平的精神创伤。我国自 2008 年汶川地震后开始了地震后心理救援工作的不断探索和经验总结，最初的心理志愿者专业素质参差不齐，干预方式过当，到后来的政府牵头、紧急响应、有效组织、专业干预、紧密联络会诊、长期支持的新心理救援模式，在党和政府的领导下、在专业人员勇敢且有担当的尝试中不断发展起来。目前地震后的心理救援已经成为地震救援中必不可少的重要一环。心理救援总体还是受政策、医疗模式、文化、人力和物质资源等多方面的影响和限制，心理救援工作仍然是医疗救援中的一部分，并不是万能的，救援工作者是受助者生命中的一个过客，只能短暂地陪他们一程，未来仍要靠他们自己以及其社会支持系统。

心理救援工作的展开需要政府及卫生主管部门、内外科医生、精神科医生和护士、临床心理工作者、志愿者、教师、受助者家属和亲友的紧密协作。未来需要继续依照我国法律法规，建立和完善地震后干预体系，按人群分层分类实施干预，特别关注儿童及老年人等特殊人群的精神和心理健康。

第三节 社会安全事件后的应急心理救援

近年来我国在经济、科技、社会各方面取得长足发展，人民生活水平不断提高，在平稳发展的大格局下人民安居乐业，但也时有各类突发事件发生，从火灾、交通事故、金融诈骗事件，到突发群体性事件。社会安全事件具有发生突然、难以预测、发生原因及影响因素复杂等特点，且事件往往涉及民族、国家、国际影响等，更容易拨动人们敏感的神经，在给人们带来巨大经济、身体、家庭损害的同时，往往直击人们内心深处，使得人们的恐

惧、不安、怨愤等负面情绪频发，产生各种心身反应，有的人发生创伤后应激障碍。每一次突发的社会安全事件都会给人们带来难以磨灭的痛苦回忆，针对受灾人群心身反应的心理救援不可或缺，然而社会安全灾难事件的应急救援过程除涉及医疗救援外，还涉及治安、军队、政府管理等诸多部门力量的配合，救援中稍有疏忽往往导致更大的损害和更为严重的社会后果，应汲取既往应急救援的经验和教训，详细了解社会安全灾难事件的危害及特点，掌握受灾群众常见的认知、情绪、行为问题，学习应急救援的具体实施方法和注意事项，为遭遇突发事件的群众提供及时有效的心理应急救援，维护人们的心理健康和社会的和谐稳定。

一、突发社会安全事件的概念及特点

（一）突发社会安全事件的概念及危害

1. 突发社会安全事件的概念 突发社会安全事件指突然发生的对社会安全和稳定产生重大影响的事件，包括：重大刑事案件、重特大火灾事件、恐怖袭击事件、涉外突发事件、金融安全事件、规模较大的群体性事件、学校安全事件以及其他社会影响严重的突发性社会安全事件。

2. 突发社会安全事件的危害 多为人为灾难，与常见的自然灾难事件相比，在同样具备发生突然、危及人群巨大、给社会经济和稳定带来巨大影响的同时，突发社会安全事件往往具有更强的不可预知性、不可抗拒性，可能造成毁灭性的后果，对社会公众的心理及行为产生巨大的影响。与此同时，事件的发生常常伴随众多负性信息，并随人际传播，尤其当今时代各种自媒体的存在更加剧了这种传播的广度与速度，很可能引起灾害发生区域之外的心理震荡（psychological shock），甚至社会恐慌（social panic）。美国"9·11"恐怖袭击后 3 ~ 5 天，研究者采用随机拨号的方式采访了全美 560 位民众，询问他们自己以及孩子对此次事件的态度，90% 的受访者出现不同程度的应激反应，35% 的孩子出现至少一种应激反应，44% 的受访者一直处于应激状态。应激反应的症状和程度与接受相关信息的多少密切相关。超过 1/3 的家长不让孩子观看相关报道，应激症状随灾难发生的时间减缓，在事故现场的居民中，17% 的居民在恐怖袭击 2 个月后仍有创伤后应激症状，6

个月后仍有 5.8% 的居民表现出创伤后应激症状。掌握突发社会安全事件的特点，将有利于针对性地制定应急心理救援策略，采取适当的干预技术和方式。

（二）突发社会安全事件的特点

1. 直击安全感 除了突发灾难事件后常见的害怕、恐惧和无助外，突发社会安全事件后人们还会出现包括疑惑、愤怒、不信任以及指责等在内的各种负面情绪，这些负面情绪不仅本身就是心理疾患的症状表现，也更容易导致长期的心理问题。事件随着媒体与人际的传播，往往在短期内在整个地区甚至国家范围内产生心理冲击和心理恐慌，直击人们的内心安全感，甚至会带来整个社会的动荡。

2. 迭代心理创伤（iterative psychological trauma）频发 突发社会安全事件往往都存在责任方，问责和赔偿需要更多的精力，甚至牵扯法律诉讼或政治解决，该过程伴随着更大的压力和心理负担，责任不明确、无人负责、赔偿不公平等会导致受难者承受迭代心理创伤，甚至导致各种社会群体大规模冲突。有时突发社会安全事件的长期后果往往难以明确，尤其是化学或生物灾难（如污染、核泄漏等）是否对身体和精神造成长期的损伤？是否对经济和生态环境造成影响？这些损伤和影响能否恢复？何时恢复？事件是否会再次出现？诸如此类的问题不能得到很好的回答。面对高风险和不确定的情境，个体和群体的心理状态、决策表现都会受到影响，引起迭代心理创伤。

3. 具有典型阶段性 发生自然灾难事件后，幸存者通常会经历冲击（恐惧）、英雄主义（利他）、悲伤（内化）、愤怒（外化）、重建常态 5 个不同的阶段。而突发社会安全事件后的人们往往更容易出现困惑、指责、不信任以及对长期影响的不确定，心理健康保持在较低水平。人们往往跳过群情激昂的英雄主义阶段，直接进入悲伤和愤怒的情绪阶段。有时事故后的愤怒期时间会延长，甚至在愤怒期过后，由于处理过程中的一些事件，再度引发愤怒期悲伤和愤怒情绪。从事件后 2 天至 2 周开始，亲历者除表现出焦躁、易怒等情绪以外，部分人还会表现出攻击、串联、张贴标语和网络泄愤等行为。掌握和了解愤怒期对处理突发社会安全事件后的心理状态具有重大意义，愤怒期可分为3个阶段。

（1）愤怒前期阶段：经过恐惧期和悲伤期之后，民众内心变得十分敏感，表现为“表面平稳，暗流涌动”。

（2）愤怒释放阶段：部分民众在自身诉求迟迟未得到回复或外部信息与自身意愿相差过大时，容易出现愤怒情绪，并且通过过激的言语或行为表现出来，例如攻击、网络泄愤和群体暴力等。

（3）觉知阶段：随着时间的推移，受灾民众开始得到更全面的有关灾难事件的处理信息，如当地政府颁布的某些赔偿政策或自身逐渐冷静下来，开始觉知思考，衡量利益得失。

4. 波及人群广泛　突发社会安全事件不仅会给受灾民众、亲临现场的相关人员带来不同程度的心理影响，其影响范围还会波及伤亡人员家属、一线的救援官兵及卫生救助人员、事件发生地周围居民，甚至影响通过图片、视频等途径了解事件的广大民众。突发社会安全事件造成巨大的人员伤亡和经济损失，会打乱人们的生活节奏，还会导致情感伤害，使人们产生焦虑、惊恐、愤怒、仇恨、警觉、回避等心理创伤反应，相比躯体上、经济上的损失，心理上的创伤更让人痛苦，更加难以愈合。除了遭遇事件的人员外，其他人群也会不断从电视、网络、收音机或报纸中了解发生的事件，平时生活中人们可能觉得在自己的世界里生活得相当安全，至少认为自己能够应对可能发生的问题，但在突发社会安全事件发生后，人们常常感到事情已不在自己的掌握之中，情绪出现波动，担心害怕、恐惧恐慌需要引起重视。

二、突发社会安全事件后常见应激反应及目标人群分类与应对策略

（一）常见应激反应表现及特点

1. 生理方面（躯体表现）　心跳加速、血压升高、多汗、恶心呕吐、腹泻、食欲下降、头痛、疲乏、失眠、噩梦、感觉呼吸困难或窒息感、肌肉紧张等，其中心慌、失眠是较为突出的主诉。

2. 心理方面

（1）情绪方面：害怕、焦虑、恐惧、怀疑、不信任、沮丧、忧郁、悲

伤、易怒、绝望、无助、麻木、否认、孤独、紧张、不安、愤怒、烦躁、过分敏感或警觉。突发社会安全事件后的愤怒和恐惧较为突出，容易引起二次社会事件，必须给予特别的关注。

（2）认知方面

1）突发社会安全事件往往伴有很强的不可预测性，被救者在不安全的环境下，往往存在恐惧、恐慌情绪，担心家人健康，害怕自己再次遭受灾难事件，紧张不安，注意力不集中，无法决断，甚至对未来失去希望，产生绝望的感觉。

2）突发社会安全事件因为有明确的人为因素，受灾者往往伴有明显的愤怒情绪，要求在第一时间弄清事件真相、严惩凶手，希望政府能够确保安全的环境。面对巨大的难以接受的损失，一部分人群可能把事件归结到肇事者以及社会管理的层面，容易继发愤怒情绪，对救灾人员和政府部门产生敌对情绪。

3）发生事件后，很多群众会愤怒和郁闷，为什么会是自己遭受这一切，为什么自己总是这么倒霉，部分受灾群众会产生无力感。

4）事件发生突然，第一时间事情发生的始末有很强的未知性，包括一些媒体的不完整报道，不仅事件亲历者有躯体和精神上的冲击，社会上更多人群也体验了恐惧、恐慌、愤怒等情绪，有些人甚至产生了灾难化的情绪反应。

5）灾后的儿童青少年，常常出现担心自己在失去家人的陪护后未来没有机会上学，或不敢离开父母，担心自己出事，也担心父母出事。

（3）行为方面：社交退缩、逃避与疏离、不敢出门、害怕见人，在愤怒和不满情绪下出现一些敌对和过激行为，变得易激惹，易与他人发生冲突。

救援者需要了解被救援者在突发社会安全事件后可能出现的生理、情绪、认知及行为变化特点，及时对受灾者的心理状况作出评估。

（二）目标人群分级及应对策略

1. 社会安全事件后受灾人群的分级

（1）第一级人群：直接卷入社会安全事件中的人员，包括死难者家属及伤员。

（2）第二级人群：现场目击者或幸存者。

（3）第三级人群：参与营救与救护人员。

（4）第四级人群：突发社会安全事件区域的其他人员。

（5）第五级人群：通过媒体间接了解突发社会安全事件的人员。

第一和第二级为高危人群，是干预工作的重点，重点心理干预目标从第一级人群开始，对第一级人群开展一对一的干预，一般性干预宣传广泛覆盖五级人群。

2. 不同等级受害者的心理危机干预策略

（1）第一级人群中的伤者，先接受生理方面的救治，在身体条件允许的情况下，开展专业的心理救援。心理救援队员需要尽可能早地介入救援工作，在救援中同时兼具了医生的角色，介入伤者的伤情分检、转诊过程中，并基于此第一时间与受灾人群接触，倾听与共情，赢得灾民伤者的信任，与被救援者之间建立更为稳定的情感联结，在第一时间给予灾民稳定化技术的处理，以使灾民在躯体、情绪行为与社会支持方面稳定下来，并持续关注灾民的心身变化，不断及时给予干预。受伤人员是救助的主要对象，所有意识清醒的受伤人员，均应在第一时间接受分检、分诊、转诊、做检查等救援活动，灾民在此过程中与心理救援队员建立信任关系。

（2）第二级人群也是心理干预工作的重点。建议尽快组建或启动心理危机干预团队，成员包括精神科的医生、护士、临床心理工作者或心理咨询师、社会工作者以及政府管理人员等，对灾民进行心理评估和干预。

（3）第三级人群需要注意的是，在紧张的救援工作后，注意恢复体力并缓解心理压力，及时处理一些看到的创伤性场景。在新疆某次突发社会安全事件的救援活动中，心理救援小队在救援展开第三天就对一线的救援人员和工作人员开展了团体心理干预、CISD 等技术以缓解救援人员的压力。

（4）第四级及第五级人群中的个体，如果应激反应（如害怕、易激怒、怀疑、焦虑、重复回忆、抑郁、喜怒无常、罪恶感、肌肉震颤、注意力不集中、噩梦、呕吐、腹泻、惊吓反应、睡眠紊乱、过度疲乏、记忆力减退等）偶尔出现，这些都是正常的，不用尝试去与它们斗争，经过一段时间便会渐渐减少或变弱。如果应激反应持续存在，可能需要寻求专业的心理帮助，如医院的精神科、心理科或具有专业资质的心理咨询机构。

三、突发社会安全事件后应急心理救援组织构建与救援实施

突发社会安全事件的处理有两方面重点，一方面要迅速掌控局面，防止事件的扩大化，确保人们的躯体安全，避免二次伤害的出现；另一方面要对已经受伤的群众和受到事件影响的群众进行躯体的治疗和心理上的抚慰，帮助他们渡过难关。突发社会安全事件后的心理危机干预可以有效预防、及时控制和消除受灾者的严重心理问题以及由此可能引发的自伤或伤害他人等严重事件，保障群众的心理健康与生命安全，维护正常的社会秩序，保持稳定。突发社会安全事件后的心理危机干预应在经过培训的精神卫生专业人员或心理学专业工作者的指导下实施。

（一）组织与应急响应

1. 启动应急响应预案，成立专案组 迅速处置伤员，第一时间送医疗机构进行检查救治，第一时间给予受伤人员安全的环境以及躯体外伤的处理。与此同时对事态进行控制，对相关事件进行调查，防止二次伤害的出现，维持当地的安全与稳定。

2. 医疗应急响应 形成翔实、有效的医院突发事件应急预案；培养数量充足、结构合理的应急救援队伍，在第一时间对受灾群众展开救治。

3. 成立心理危机干预小组 根据突发事件应急预案，依托原有心理救援小组架构，在事发第一时间组建心理救援队，由具有应急救援经验、经历过长期心理危机干预培训的医护人员组成，承担受伤伤员的分检、分诊、转诊工作，并针对伤者的紧张、愤怒、恐慌等负面情绪，在第一时间做稳定化处理。

4. 应急心理救援督导专家组 国家卫生健康委组织中央专家组对当地心理救援工作展开督导，对心理救援队员开展团体督导和心理危机干预的培训，针对重点伤者的心理救援工作进行指导，结合环境变化和人群生活特点、社会动态的风险因素态势，运用观察、现场调查向决策部门和公众提出预警报告和相应的心理危机干预机制的构建，与此同时，为心理救援人员进行培训，培训内容主要为心理危机干预工作的开展与相关注意事项，并对已

经产生急性应激反应的个别心理救援人员做一对一督导。

（二）心理救援的实施

1. 工作任务

（1）第一时间的现场救助（on-site rescue）：在新疆某次突发社会安全事件中，参与心理救援的心理干预工作者都是医院临床心理科的医生，在最初患者的接诊过程中，充分发挥医生的角色，所有队员均在第一时间参与患者的分检、分诊、转诊中，尽可能为伤者提供一切帮助。

（2）初步评估、稳定化处理：基于初期对患者的分检、分诊和转诊工作，建立与伤者之间稳定和信任的关系联结，在访谈过程中对伤者的社会关系、家庭关系、生理、心理情绪状况作出评估。在第一时间特别注意伤者的生理、心理和社会的稳定化，告诉伤者“您现在已经来到了医院，您现在安全了，我们会保护您的”，让伤者紧张不安的情绪稳定下来。

（3）重点人群的持续心理干预：在第一时间的现场救助以及初步的评估和稳定化处理后，心理救援组中的干预治疗小组每天对重点人群进行两次常规查房，给予伤者持续的心理干预。

1）进一步建立当事人的安全感，帮助伤者寻找亲人，心理干预者通过肢体接触、言语沟通交流等，使其从惊恐的情绪状态中逐渐平静下来。

2）采取倾听、支持、安慰等技术，确定干预的主要问题，使其安全感进一步建立，协助提供生活必需品。

3）倾听、支持、安慰、鼓励，协助提供生活必需品及伤者最关心的事态发展的一些信息，如提供报纸等，所述信息必须真实、可信。对睡眠显著不好者，给予少量药物对症处理。

4）教会被救援者一些合理宣泄、负性情绪处理技术、正性资源替代技术等心理调适方法，尝试改变其认知，注重其心理防护。

（4）一线救援人员的心理疏导：一线救援的工作人员，目睹突发事件后现场的惨烈场面，面对受伤群众的诉说，加之持续高强度、高责任心的救助工作，情绪难免出现波动，疲劳、恐惧、低落、悲观等负面情绪都可能出现，心理救援小组应及时发现问题，并通过讲座、座谈、团体及个体心理辅导的方式，缓解救援人员的压力，以使其正确对待心理应激，起到疏导作用。

（5）充分发挥纽带和桥梁作用：心理救援人员与受灾者有稳定的信任和链接。以新疆某次突发社会安全事件为例，一方面心理救援人员了解受灾者及其家属的困难和各种需求，与政府要务办公室保持沟通，采用心理医生协调、医院汇报、政府主导的服务模式，帮助满足患者的需求，建立更好的受灾者、政府、医生间的协作关系。另一方面他们与重症监护室（intensive care unit，ICU）、神经外科、骨科等需要处理被救援者外伤的科室建立密切联系，与处理外伤的科室团队共同协商治疗方案，在患者伤情稳定之后，将患者转入临床心理科进行后期的康复治疗，出院后视患者的病情约定患者进行随诊。

（6）突发紧急情况的干预：突发社会安全事件后个体或人群因心理失衡而出现自杀意念与冲动、恐慌、反社会、暴力冲动等行为时，心理危机干预小组成员（1 人或多人）应立即出动，协助有关人员对其进行紧急心理干预，必要时予以药物镇静，或约束带约束，使其脱离心理危机。

（7）心理干预小组走入社区：心理干预小组成员走入社区（包括走家入户），通过讲座、座谈、团体及个体心理辅导的方式为群众进行心理健康辅导及义诊，对缓解群众心理压力、正确对待心理应激起到疏导作用，为进一步做好社区居民心理干预工作提供客观依据。

（8）通过媒体向不同层面受害群众普及心理卫生知识：专家通过各种当地媒体如广播电台、电视台、网络、报纸等向广大民众讲解社会安全事件后人们可能出现的心理反应及应对策略，从而使更多的人从中受益。

2. 现场工作流程

（1）接到任务后立即启动应急响应，根据应急预案，立即成立由急诊、ICU、骨科、神经外科、临床心理科等科室医生组成的应急救援队伍，立即对受伤人员展开救治工作。

（2）第一时间成立心理救援小队，心理救援队由具有应急救援经验、经历过长期心理危机干预培训的医护人员组成，在事件发生的第一时间，所有心理救援队员投入伤员的抢救工作中，承担伤员的分检、分诊、转诊工作。

（3）在分组、转诊、分检过程中通过肢体接触、言语沟通交流与伤者建立信任的关系、稳定的链接，完成患者一般状况评估清单，包括伤者的受伤部位、受伤程度、心理健康状况、家人和社会关系，尽量与伤者的家属取得联系，向伤者的躯体医生交接伤者相关情况。

（4）每天早晨心理救援队召开沟通会，制定一天的工作计划，将重点人员的情绪状况向管床医生进行沟通汇报。每天晚上心理救援队召开总结会，对一天的工作做总结，对重点人员的心理干预做复盘和推演。

（5）每三天召开一次全体救援人员工作会议，各团队对伤者的病情最新发展以及预后进行汇报，心理救援组汇报伤者的情绪状态以及伤者最大的矛盾和需求。

（6）巡查评估组对所有的伤员进行巡查问询，了解伤者的情绪、精神状况，发现问题及时评估记录，巡查做到一天两巡。组内队员的汇总沟通每两个小时一次。

（7）心理干预组每天针对巡查评估组发现的重点人员，根据伤者的具体情况，掌握其具体矛盾和需求，进行心理干预和救助。

（8）针对少数民族伤者，尤其是不能流利使用普通话的伤者，翻译当地语言版本的量表，及时了解其情绪状况，并给予救助。

（9）确保病区 24 小时有心理救援小队队员值守，及时应对可能出现的恐惧、烦躁、愤怒、绝望等情绪波动，及自伤、自杀、暴力冲动过激行为。

（10）每天与政府要务办公室保持沟通，及时反映伤者及家属的困难和需求，并反馈最新的政府应对策略。

（11）开展所有救援人员的集体讲座、团体心理督导，教会其简单的沟通技巧、自身心理保健方法等。对心理干预小组的队员做好心理督导工作，发现压力大、情绪波动的队员，及时将其调整至相对轻松的巡查组。

（12）做好伤者的转介和交接，针对出院时心理情绪仍然存在问题或仍有应激反应的伤者，在知情同意的情况下，告知社区人员，对其提供持续的帮助，提醒每周来门诊复诊。

四、突发社会安全事件心理救援特别需要注意的事项

（一）突发社会安全事件后对愤怒情绪的处理

高度应激的社会安全事件如暴力恐怖事件可以使幸存者变得焦躁易怒、

难以处理自己的愤怒。以下做法可能有益：

1. 向他们说明，愤怒和挫败感是灾后幸存者常见的感受。

2. 与他们讨论，愤怒会怎样影响他们的生活，比如发脾气会影响与家人和朋友的关系。

3. 与他们讨论愤怒会怎样强化自己内在的冲突、把别人推开甚至转化为暴力，从而使愤怒的体验向正常转化。

4. 帮助幸存者认同或接受眼前的变化，使其容易表达和释放自己的愤怒。

5. 压抑愤怒往往会导致自我伤害，建议的做法是将注意力由愤怒转向有建设性的活动，总结合理处理愤怒后获得的益处，鼓励自己在处理愤怒情绪中借鉴这些有效的经验。

6. 有时候适度愤怒是正常的，甚至是有帮助的，然而过度愤怒会削弱自身的管理能力。

可以建议对方使用一些愤怒管理技巧，其中包括：

1. 提示自己“时间到了”或“冷静”（离开现场并冷静下来，做一会儿别的事情）。

2. 和一个朋友谈谈，是什么使得你愤怒。

3. 用一些体育运动（比如散步、慢跑、俯卧撑）来发泄情绪。

4. 坚持写笔记，记录自身的感觉，以及为了改变处境能够做些什么。

5. 提醒幸存者，愤怒不仅得不到想要的东西，还可能危害到生活中重要的关系。

6. 参加一些积极的活动，比如阅读、祈祷或冥想、听欢快节奏的音乐、参加一些娱乐活动或成长小组，帮助朋友或其他有困难的人。

7. 用一种不同于以往的方式看待自己的处境，比如从旁观者的角度看看自己，或找出自身过于愤怒的原因。

8. 如果自身是父母或幸存者监护人，当感到非常愤怒或容易被激惹的时候，让另外的家庭成员或其他的成人暂时照看儿童。

如果发现一个怒火中烧的人可能失控或会有暴力行为，立即寻求医疗或精神科或心理科医生的帮助，并且联系安全部门。

（二）社会安全事件后救助有家人下落不明的幸存者

在社会安全事件如暴力恐怖事件后承受自己心爱之人失踪的现实是非常困难的。幸存的家庭成员可能出现许多不同的感受：无法接受、担心、希望、愤怒、震惊或者愧疚。他们时而肯定家人还活着（即使在与之矛盾的证据面前），时而失去希望甚至绝望。他们会指责相关部门没有给出答案，没有尽足够的努力或行动迟缓，对负责寻找失踪家人或朋友的人员产生报复心理。面对这种情况，心理上的干预和支持尤为重要，需要注意以下几点：

1. 提供保证和帮助 心理救援人员需要反复向儿童或家属保证：家人、警察以及救援人员正尽一切努力寻找他们失踪的家人。同时帮助幸存者获得关于失踪家人的最新消息，指导其到能获得更新消息的地方，适当的时候告诉他们与家人联系或重聚的方法。红十字会提供各种紧急情况下与家人通信的工具和服务，尝试识别来自其他官方的最新消息（警察、官方电台和电视频道等），并且与其他的幸存者分享这些消息。

2. 耐心陪伴，收集线索 心理救援者要特别花时间与那些担心家人失踪的幸存者待在一起。可以与这个家庭一起进行灾难后的最初回顾，回顾他们灾难后的联系方式，包括：回忆灾难来临前，学校、车站或公共场所失散的情景以寻找线索；可能会寻找的流动医疗队伍；帮助回忆学校、公司或家庭紧急状态下会使用的亲属或救援的电话号码；在突发事件发生的区域内外任何预先准备好的可能的见面地点，包括自己家和亲戚家。

某些情况下，有关部门会要求幸存者提供信息或其他证据帮助搜寻，家庭成员要提交一份失踪家人报告或提供最后一次见到失踪家人的时间及地点、当时还有什么人在场以及家人的穿着等。

3. 提供消息，保持联系 一些家庭成员可能会离开安全区域去寻找或解救失踪的家人，在这种情况下，告诉幸存者当前搜寻区域的状况、具体的危险、需要留心的地方、救援部队的努力成果，以及什么时候能得到更新的消息。尽可能和其讨论他们的担忧，并及时通知相关机构，和他们保持持续的联系。

4. 特别关注孩子的情绪 孩子作为弱势群体，在父母无法找寻的情况下就会显得更加孤独与无助，需要给予更多的关心和帮助。参加照料者同相关人员的会谈并聆听成年人对失踪家人状况的推测，对儿童来说是件困扰他们的事情。因此，成年人在谈论相关事件时应避开儿童。

救援部门可能会要求家庭成员从至爱亲人的物品上收集他们的 DNA，比如从梳子上找几根头发。个别情况下，儿童可能需要接受询问，因为他们也许是最后一个看到失踪者的人。面谈时，应该有受过心理健康或法医专业训练的人在场并给予引导。能够提供支持的家庭成员或心理救援者应该陪同儿童，谈话时应态度坦诚，语言浅显易懂。

对于家长或照料者来说，不要认为让孩子以为失踪者尚在人间对他们更好，若失踪者确认死亡，应该坦诚同孩子分享对死者的关心。家长及照料者应时时关注孩子，以确保他们理解这件事情，并询问他们还有哪些问题。

5. 心理建设，接受结果 有时，有确凿的证据显示失踪人员已经死亡了，但家中某些人难以接受亲人已逝的结果。心理救援者应该让家庭成员明白，对于失踪者的家人来说，有些人放弃了希望，有些人依然执意寻找，产生这样的分歧，是人之常情，接受与否并不意味着他们对亲人爱的程度有所不同。救援者可以鼓励家庭成员要有耐心，要理解和尊重对方的感情，直到得到更确切的消息。

（三）社会安全事件后安抚接到家人死亡通知的幸存者

虽然心理救援者不太会被要求去告知某个人其家人死亡的消息，但仍然需要帮助这些接到死亡通知的家庭成员。警察、公安、医护人员或灾难反应组织成员也可能要求心理救援人员在这些死亡通知传达时在场。在家属正式得到通知前，媒体也许已经报道了事故中的伤亡情况。因为一些错误信息有时会在媒体或其他幸存者中间流传，要提醒家属等待政府的正式确认。

在获悉家人或挚友的死讯后，幸存者可能会出现一些不同情形的心理和生理反应，从激动到昏厥都有可能。与此同时，他们必须承受依旧身处灾难环境中的压力，这样的压力是长期存在的。在提供帮助时，请注意以下几点：

1. 不要操之过急。家庭成员需要一定的时间来处理所见所闻并提问。

2. 对幸存者一开始的强烈反应要有所准备，这些反应很可能会逐渐趋于缓和。

3. 在谈及某个确认已经身亡的家人时，请使用“死去”这个词，而不是“失踪”或“过世”。

4. 切记，家庭成员并不想知道你的感受，他们关注的是你是否努力理解他们的感受。

以下是对接到家人死亡通知的幸存者进行安抚的一些积极措施：

1. 如果当事人出现医疗需求，请向医务人员寻求协助。

2. 如果家庭成员处于伤害自己或他人的危险中，请向官方人员寻求帮助。

3. 确保有来自社会的援助，如家庭、朋友、邻居、社会工作者。

4. 尝试与个人或家庭合作。即使有行政官员在场慰问群众，也最好能组织家人聚在一起并有心理救援者陪同。某些潜在的因素可能引起创伤性的哀伤，如翻阅遇难人员名单、停尸间的照片，应该请更权威的救援人员以家庭为单位私下进行。请注意，不要让儿童和青少年看到停尸间的照片。

5. 如果一个无人陪伴的儿童被告知其父母 / 监护人已经身亡，请与他 / 她待在一起或确保这名儿童有其他工作者陪同，直到儿童加入某个家庭小组，或有合适的儿童护理工作者照顾。

受创儿童获悉亲友身亡时可能会做出一系列反应。他们会装作没有听说此事，也可能大哭或不愿接受事实，还可能在相当长一段时间内保持沉默；可能会对告知他们噩耗的人发怒。对此，心理救援者可以建议父母 / 监护人参照以下的例子安慰受创儿童：听到这个消息确实非常让人难以接受。你要是想哭或不想哭都没关系。任何时候你要是想聊聊他 / 她的事情或者想告诉我发生了什么，我都会在你身边听你说。你知道我心里也很不是滋味。我们可以互相帮助，不是吗？

对于青少年，心理救援者可建议其父母 / 监护人对孩子进行劝解，以免青少年做出危险举动，例如爆发愤怒情绪，在得知（死者）噩耗的情绪下危险驾驶，夜不归宿，进行不健康性行为，滥用酒精或药物以及其他可能的鲁莽行为。面对失去亲人的现实，青少年的气愤情绪很容易转变成暴怒，父母 / 监护人应意识到这点并容忍孩子适度的感情宣泄。但若孩子的行为可能造成危险，父母 / 监护人仍应坚决制止。一旦青少年萌生自杀的念头，父母/监护人应严肃对待并迅速寻求帮助；同样，复仇心理也要严肃对待。父母应告诉孩子报复行为可能带来的后果，并鼓励他们寻求更健康的途径来面对自己的感情。家庭成员应及时解答儿童和青少年关于自己将来生活环境的一些疑问，例如谁来照顾他们。心理救援者应当尽可能避免让亲人分离。

突发社会安全事件的应急救援中，良好长期的应急救援、心理危机干预培训工作，充分的应急预案准备，完整有序的救援队伍建制，是召则能战、战则必胜的关键；医疗救援和心理救援本就是一个整体，在条件具备的情况下，心理救援队员不仅仅是心理救援者的角色，如果能具备一定的应急救援医疗知识，往往能够在救援过程中发挥更大的作用，且能够更好地赢得被救者的信任，有利于心理救援工作的开展；在救助受难者的同时，必须充分关注一线救援队员的心理情绪状况，他们是应急救援工作开展的核心力量，需要及时给予干预。

对于突发社会安全事件，其发生是难以预料的，事件的影响因素是复杂的，心理危机人群以及其情绪、认知、行为反应是多样化的，针对不同事件、不同人群，采用的救援方法一定不是千篇一律的，但掌握应急救援的核心，不断总结应急救援过程中的经验与教训，一步步完善应急预案，优化组织构架的合理性，选择简单而有效的应急救援技术，无疑是必需的，也能提高救援效率。所有经历突发社会安全事件的受难者是不幸的，他们遭遇了身体与精神上的双重打击，但能在灾后第一时间得到及时、科学、有效的救治，受到无微不至的心理救助和关怀却又是幸运的。愿应急心理救援工作在学习和实践中不断前行。

第四节 汽车火灾后的应急心理救援

我国目前社会主要矛盾已经转化为人民日益增长的美好生活需要和不平衡不充分发展之间的矛盾，通过旅游欣赏美景、陶冶情操成为人民日益增长的美好生活需要的重要组成部分，旅游过程必然需要使用汽车，遇到旅游汽车起火时，如何快速处置，减少生命和财产损失，灾后如何通过心理救援减轻目标人群的精神痛苦，本节内容以 2016 年 7 月 19 日我国台湾某机场附近高速公路上发生旅游大巴火灾为例介绍汽车火灾后心理救援过程及注意事项。

一、汽车火灾的概念及危害

（一）汽车火灾的概念

火灾是指在时间或空间上失去控制的灾害性燃烧现象。在所有灾害现象中，火灾是严重威胁公共安全和社会发展的主要灾害之一。汽车是一种以内燃机做发动机，主要在公路上行驶，通常有四个或四个以上橡胶轮胎的交通工具，也是目前最常见最主要的交通工具。汽车火灾是指汽车由于自燃或其他因素导致的灾害性燃烧现象。

（二）汽车火灾的危害

交通事故是最常见的人为灾难，发生频率高，总死亡率和致残率都很高，和人们生活息息相关，损失大，后果严重。WHO 明确指出：道路交通安全是一个严重的人类健康问题。汽车失火是比较常见的灾害之一，公共交通汽车出现交通事故带来的危害尤其严重，火灾会引起严重的人身伤害或财产损伤。

二、汽车火灾事故后心理干预的目标人群需求和评估

（一）汽车火灾后受灾人群常见应激反应表现及特点

1. 生理应激反应 汽车火灾空间狭小，火灾本身会导致高温热烟的吸入性灼伤、皮肤烧伤，引起失血性休克、疼痛等反应，有时会在短时间内引起烟雾窒息死亡。

2. 心理应激反应

（1）认知特点：烟雾的影响导致视物模糊，喊叫声嘈杂，听力下降，紧张而引起思维迟缓。灾害后短期内会出现反复回忆事故现场的画面（闪回现象，flashback）、否认等。

（2）情绪特点：紧张、恐惧、焦虑、悲观、自责或情感麻木、迟钝。

（3）意志行为特点：行动缓慢或发呆，或兴奋、激惹、失眠、食欲下降等。

（二）目标人群分级

1. 一级目标人群 事故幸存者。

2. 二级目标人群 汽车火灾遇难者家属。

3. 三级目标人群 汽车火灾幸存者家属。

4. 四级目标人群 汽车火灾现场救援相关人员。

5. 五级目标人群 汽车火灾心理救援及心理危机干预工作者。

三、汽车火灾事故救援方向和侧重点

（一）总指挥

总指挥为政府相关部门，汽车火灾应由消防武警和交通警察相关负责人共同协作，医疗救助及后勤保障，通信联络。

（二）医疗救助

急诊外科、急诊内科、烧伤科、呼吸科、护理人员、急诊转运等。

（三）心理救援工作组

1. 心理救援工作组成员 精神科医生、精神科护士、心理治疗师、心理咨询师及其他心理学工作者（学校心理老师）和其他通信联络人员。

2. 心理救援工作组参与救援时间 以最快的速度进入灾害现场，和其他人员一起进行工作。

3. 心理救援工作组各成员的职责 以精神科医生为主导，快速判断目标人群精神状态（是否存在精神疾病），无严重精神症状者，一般心理问题由心理治疗师或心理咨询师或其他心理工作者进行相应干预和处理即可。精神科护士协助精神科医生或其他心理工作者开展工作。

4. 必要时配备其他人员与新闻媒体合作进行健康宣教。

四、汽车火灾救援工作的实施

（一）事情经过

2016 年 7 月 19 日，台湾某机场附近的高速公路上，因游览车司机情绪不稳定，酒后驾车，将事先准备在游览车上的汽油点燃自焚，游览车瞬间被大火焚烧，司机立即丧失意识，车辆在无人驾驶状态下行驶一千多米，最后撞上马路护栏缓慢停下，而前后车门无法打开，乘客无法逃生，造成全车26人（包括导游和司机在内）罹难。24名遇难者中有21人来自辽宁省大连市。7月21日，遇难者亲属由相关部门协调组织搭乘包机从大连前往台湾处理善后。

灾害发生后心理干预工作者应以最快的速度，在最短时间内进入现场开展工作，如果由于空间距离无法立即到达现场，可考虑使用视频先进行初步评估。

2016年7月26日，遇难者家属带着21位亲人的骨灰从台湾返回大连。2016年7月29日事故发生后第11天，大连市举行了“7·19”事故罹难市民公祭仪式，大连市各级领导、罹难市民亲属代表以及社会各界人士等百余人参加了仪式；辽宁省委、省政府发来唁电表示沉痛哀悼，向罹难市民家人和亲属致以慰问，同时要求大连市切实做好善后工作，协助家属妥善处理后续事宜，对遇难家属起到很重要的安慰，也是心理干预重要的环节。

（二）心理救援的展开

1. 现场救援 到达现场立即评估现场的安全性；在安全可控情况下，对现场受灾人群（包括幸存者及现场目击者）进行心理评估。相关救援人员在救援结束之后进行相应心理干预，可采用创伤性晤谈6步法。

2. 灾后救援与心理干预

（1）国家层面：事故发生后，李克强总理作出重要批示。原国家旅游局高度重视，局长李金早立即传达李克强总理批示精神，强调要坚决贯彻落实总理批示要求。

原国家旅游局采取工作措施：立即启动突发事件应急响应机制；迅速成立事故应急处理工作组；敦促台湾旅游主管部门协调相关机构全力做好事故处置工作；指导辽宁省旅游发展委员会及地方组织做好善后工作；及时通报信息。

（2）省级层面：辽宁省立即启动应急预案，做好安抚和善后工作，省领导第一时间作出批示；辽宁省及大连市方面高度重视，迅速开展一系列善后安抚工作。辽宁省及大连市政府迅速组成“7·19”事故应急工作领导小组，全力应对这一突发事件，由省台办和省旅游局一行五人组成的先遣组于

7 月 20 日先行前往台湾，与台湾有关方面对接，协助安排遇难者家属赴台奔丧等相关事宜，并进一步了解事故发生情况。

（3）市级层面：大连市政府确认了 24 名遇难者身份（其中 21 名为大连籍），并与家属取得了联系，全力协助办理赴台奔丧事宜。同时，大连相关部门还积极开展遇难者家属安抚工作，对遇难者家属进行走访和心理安抚。台办系统在公安部门的积极帮助下与台湾方面协调，为遇难者家属开通赴台绿色通道，遇难者家属于 2016 年 7 月 21 日全部赴台。

（4）精神卫生机构：在国家卫健委的安排下，结合实际情况对遇难者家属给予精准心理援助。例如：一位 75 岁老爷爷有明显的抑郁情绪，出现轻生念头。事故中老爷爷的妻子、儿子、儿媳妇、孙子和孙子的外婆共 5 口人全部遇难。老爷爷本来是从外地来大连投奔儿子，照顾孙子，现在妻子、儿子、儿媳、孙子均已遇难，剩下的一儿一女均在国外，老家已经无依无靠，独自在大连生活也会非常艰难，因而情绪极度低落。老爷爷从外地来大连生活，南方口音很浓，考虑大连心理医生也许无法顺利进行有效交流沟通，工作组人员通过与精神卫生机构协调，安排了与老人籍贯相同的心理医生进行心理援助。

（5）个体心理援助过程

1）干预场所：选择被干预者熟悉的家庭，在相对比较安全的环境中进行。

2）干预开始：咨询师首先对被干预者介绍自己的身份，说明干预的目的。

3）干预基本原则：保密及保密例外原则、平等原则、自愿原则等。

4）干预技术：主要采用倾听和共情技术，允许老爷爷进行自由联想式诉说（free-associative narration），尽量防止其心理再次受到创伤。同时给予心理支持，寻找其内在资源，帮助其走出生活困境。

5）干预手段：心理医生首先进行自我介绍，和老爷爷一起聊聊家乡的事情，然后随着思绪一点点讨论到其是如何知道消息的，知道哪些消息，如何和国外的儿女沟通，如何看到遗物，在其可接受的前提下使其缓慢接近遗物，逐渐触摸遗物的外部，一点点打开遗物行李箱，协助其整理遗物，允许其随时终止，也可随时开始，不要求速度，允许其表达自己的情绪。

6）干预效果评估：通过干预，心理评估其情绪已经有所缓解，如停止流泪，可以流利进行言语表达，最后和老爷爷讨论当下的感受，一起从单独房间缓慢回到客厅，和其他人进行交流，讨论下一步的生活安排。

五、从心理干预视角看汽车火灾危机救援的启示

本起危机事件属于火灾交通事故类，因道路交通事故死亡问题已成为一项重要的社会问题，人们对其重视日益增加。全世界每年约 125 万人死于交通事故，2 000 万 ~ 5 000 万人在交通事故中受伤，道路交通事故带来巨大的损失。

在中国城市，恶性肿瘤、脑血管病、心脏病、损伤中毒构成居民前四位死亡原因，占死亡总数的 76.2%。损伤和意外死亡中主要是交通事故，因此对于意外交通事故的干预成为目前心理干预的主要目标之一。

（一）汽车火灾或交通事故心理干预的目标人群

1. 事故幸存者 首先是生命的救援，然后根据人群受伤程度给予不同处理，如果有脑外伤需要注意后期精神病性症状的处理，如果只是躯体损伤而没有脑外伤，则在躯体情况稳定的前提下，经幸存者本人同意或自愿的情况下给予心理干预，早期可使用稳定化技术，减少闪回现象，睡眠问题必要时可以临时使用小剂量改善睡眠的药物。对于幸存者的恐惧情绪，安全的陪同就是最好的心理治疗。

2. 遇难者近亲属 遇难者家属，最需要理解的是亲人丧失的痛苦，哀伤情绪的处理，中国文化的送葬模式或放孔明灯等都可以缓解丧亲者的痛苦情绪。

3. 事故现场救援人员 事故现场创伤情景的影响、救援过程的工作压力、危险情景等都是严重应激源，给救援人员不可避免地带来心理应激反应。需要合理的作息安排，给予相应的心理援助，通过倾听、身体的舞动、催眠等缓解精神压力。

4. 事故现场工作组指挥人员 需要承接上级的指示，关注现场的救

援，还要面对新闻媒体等舆情的压力，现在自媒体时代，时刻有被推到风口浪尖的危险。

（二）公共交通安全知识培训

1. 公共交通驾驶员消防安全知识培训 日常要对驾驶员进行消防安全知识的培训，使驾驶员学会处置突发火灾及疏散乘客逃生等技能，并提醒驾驶员不要疲劳驾驶。没有危险时培训经常会被认为不重要，是多余的，不受欢迎，对于这种情况，选择合适的时机，通过有效的话题展开讨论，选择观看相关视频，或游戏互动、知识竞赛、有奖问答等多种方式进行相应宣传教育。

2. 公共交通系统模拟应急演练 在模拟演习中，一辆公交车的电力系统被破坏，车门无法开启，驾驶员应能手动应急开关，打开前门，然后迅速跑到后车门前，用手打开车门应急阀，放掉空气，再用手一推，后门便被轻松推开了。通过学习和演练，提高司乘人员的应急处置能力。应急处置演练活动能够让驾驶员更熟练地掌握应急处置知识，增强对突发事件的处置能力，确保乘客的生命财产安全。

3. 市民火灾事故宣教与演练 提高市民应处置突发火灾事故和应变能力，避免和减少类似意外事故的发生，确保公民出行安全，通过宣传教育活动提升公众安全自救能力。

总之，汽车（私家车和公共交通工具）已经成为我们日常生活中必不可少的交通工具，因此汽车火灾是必须防范的灾害之一。在火灾发生之前需要进行相应的学习和演练，学会在汽车火灾中的逃生技术，当发生火灾时首选逃生，可能的情况下进行灭火，必要时尽快寻求帮助，减少伤害。

第五节 汽车交通事故后的应急心理救援

2019 年 3 月 22 日，一辆从河南开往湖南、广西的旅游大巴，在下午 7 时左右，途经湖南省常德境内的长常高速时，大巴车突然发生爆炸，瞬间熊熊烈火，让人猝不及防，造成了 26 人死亡、28 人受伤的灾难事故。伤者第一时间被送往附近医院救治，死伤者的家属亦陆续赶往事发地。本节以该事故为例，介绍道路交通事故的概念与危害，以及该事故的心理救援工作。

一、道路交通事故的概念及危害

（一）道路交通事故的概念

道路交通事故指车辆在道路上因过错或意外造成的人身伤亡或财产损失的事故。随着社会的发展进步、旅客和货物的运输量增多，特别是随着机动车拥有量的扩大，道路交通事故日益增多，已成为和平时期严重威胁人类生命财产安全的社会问题。交通事故不仅是由不特定的人员违反道路交通安全法规造成的；也可以是由于地震、台风、山洪、雷击等不可抗拒的自然灾害造成。

（二）道路交通事故的危害

汽车作为现代人最主要的交通工具，既对人类社会发展发挥了积极的促进作用，也给人类的健康与财产安全造成了负面影响。随着我国道路的快速增长和汽车的日益增多，道路交通事故也有所增长，每年因交通事故死亡的人数日渐增多。

（三）汽车起火灾难的特点

常德汽车起火事件不同于普通的道路交通事故，有如下几个特点：

1. 火势迅速蔓延、容易高温灼伤 此次事故由于汽车中尾部发生轻度爆炸，因此火势蔓延迅速，生成大量的高温热烟，导致皮肤烧伤，给乘客逃生和灭火救助带来极大的威胁和困难。

2. 视线不良、通气不畅 事发时天色已暗，起火导致车内断电，车内光线极暗，加之浓烟阻隔，处于瞬间黑暗状态，极不利于当事人对情况的侦察与逃生。燃烧的气体中夹杂有毒物质，对人体健康带来伤害。

3. 杂乱拥挤、易发生踩踏事件 爆炸带来的火势突发性强，现场的人员、车辆、交通、指挥容易发生混乱。特别是车内人员，在黑暗、狭小的空间中奋力逃生，除了被烧伤，也极易发生踩踏伤害。

4. 心理紧张、思维受限 突如其来的爆炸声与火势，让人产生极度紧张焦虑与惊恐情绪，面临熊熊烈火与生死考验，难以及时做出逃生举措，亦难以判别逃生方向。

二、汽车交通事故灾后常见目标人群的评估与需求

由于汽车爆炸，突然的烈火和燃烧产生的气体，让此次事故的人员伤亡情况也不同于普通的道路交通事故。

（一）汽车交通事故受灾人群常见的应激反应表现及特点

亲身经历烧伤带来的身心痛苦，眼看自己的至亲至爱被大火吞噬，目睹自己的家人好友面目全非的受灾者们，心灵的创伤亦不堪言状。面对如此灾难，一般说来，在痛哭、悲恸、无奈之余，人们都会极力去寻找自己的方法来渐渐减轻心理负荷，并寻求来自家庭和社会的情感支持。但是，并非每一个人都有这种自我解脱的能力。当环境和情感要求超出了个人的应对能力时，则会产生应激反应。

应激反应可理解为一种躯体、心理或行为的不平衡状态，涉及躯体、认知和情感等各个方面。

1. 躯体方面 可表现为肌肉震颤如双手发抖和双腿无力、坐立不安、大量出汗、尿频、轻度头痛或胸痛、睡眠障碍等。

2. 认知方面 反复回忆火灾发生的悲惨过程、反复追忆灾害中痛失的亲人，可表现为注意力不集中、常无法作决断，如不知道该做什么和怎么做，不记得常用物品的名称，好像生活在梦中、不清楚周围发生的事或感觉似梦似真、云里雾里，回避社交，与他人交流困难，有时对同一件事情需他人重复多次才能理解。

3. 情感方面 严重的焦虑和恐惧、悲伤和沮丧、极易发脾气，有些甚至麻木不仁或否认悲剧的发生。

应激反应可在灾难刚一发生时即出现，可能持续数小时、数周，甚至数年。通常情况下，这种反应在 2～4 周内消失，称为“急性应激反应”，如果这些反应随时间的推移而未见减轻或消失，则可能发展成为“创伤后应激障碍”。

（二）目标人群分级

经历常德汽车起火事件后，根据受到灾害影响的强度及心理干预对象，目标人群可以从强到弱分为四级受害者：

1. 一级受害者 汽车爆炸起火事件中的亲身经历者，包括不同程度的

皮肤烧伤和呼吸道灼伤者。

2. 二级受害者　死难者的亲朋好友。

3. 三级受害者　一级受害者的亲朋好友。

4. 四级受害者　包括目睹和处理死伤者的救援人员以及消防人员。

旅游大巴上大多为家人旅行团，因此一部分伤员既是一级受害者，同时因同游的家人罹难也是二级受害者。

三、心理救援人员构成

1. 救援队伍构成　常德汽车起火事件发生后，国家、湖南省、常德市卫生健康委等各级领导高度重视。事发当晚，在国家和湖南省卫生健康委的紧急部署和通知后，中南大学湘雅医院、中南大学湘雅二医院、中南大学湘雅三医院、湖南省人民医院立即启动应急机制，由烧伤重建外科、呼吸内科、重症医学科、急诊科、精神科专家组成救援队集结出发，并与来自北京积水潭医院、北京天坛医院、中山大学附属第一医院的医疗专家组成员协同开展工作。

2019 年 3 月 23—24 日，国家卫生健康委主持召开了两次“3.22”常德高速客车起火事故伤者医疗救治工作会议，表达对伤员救治工作关心的同时，对下一阶段救治工作进行布置，表示要充分发挥烧伤科、重症科、精神科等各学科优势与合作，努力配合国家卫生健康委、湖南省卫生健康委开展工作，加大人员投入力度，分层分类、精准施治，力争全面完成救治工作。

2. 心理救援队伍组成　事发次日中午，中南大学湘雅二医院在 1 小时内迅速组织了一支心理救援与危机干预医疗队，先后派出 6 名心理救援人员，包括精神科主任医师 1 名、副主任医师 3 名、主治医生 2 名赶赴常德。根据国家卫生健康委事故处置指挥领导小组指示，当地医院也同步组织成立了心理救援队。

四、心理救援的实施

此次事故中的 28 名伤员中，年龄在 21 ~ 79 岁之间，80% 以上是 60 ~ 70 岁的老年人，分别入住烧伤整形科、呼吸科、急诊科以及重症医学科（ICU）。医疗专家组成员对所有伤员进行的躯体情况综合评估显示，一部分轻伤员经治疗很快即可出院；另一部分还需留院伤员的躯体和面部均有不同程度烧伤，且伴有不同程度的吸入性损伤；还有一部分伤员生命垂危，在 ICU 进行抢救。

（一）心理评估与筛查

与当地医院做好对接工作，听取临床医生对患者的病情介绍之后，心理救援人员对伤员逐一进行了心理评估，以便制定个性化的心理干预方案，同时对伤员家属进行心理评估。由于死者家属无须来医院，所以在心理评估和干预中未予囊括。由于多数患者无法自如行动，有些因呼吸道灼伤而无法发声，心理评估均采用提问回答、以手或眼示意等多种方式进行。

1. 自杀高危人员的筛查 在第一天的病情分析中发现有较高自杀危机的患者 2 名，随即展开紧急心理救援工作，连夜对这 2 名伤员进行了心理干预。

2. 应激相关障碍的筛查 采用创伤后应激障碍检查表（the post-traumatic stress disorder checklist for DSM-5，PCL-5）筛查伤员的相关症状。PCL-5 包括 20 个条目，采用 5 级评分方法。

3. 情绪睡眠问题的评估 采用面对面晤谈，评估伤员的焦虑、抑郁情绪，以及睡眠状况。临床中常用的评估量表包括 PHQ-9、GAD-7 以及 HAMD 和 HAMA，如果患者检查配合，也可以采用抑郁自评量表 SDS、SAS、匹兹堡睡眠质量指数（Pittsburgh sleep quality index，PSQI）等自评量表。

通过上述评估，发现伤员中部分出现了不同程度的急性应激反应综合征、居丧反应、抑郁情绪和焦虑情绪。有些人对受灾惨景魂牵梦绕，不由自主反复地回忆，剪不断理还乱；有些人出现短暂的“重演”体验，再度恍如身临其境；有些人对周围环境反应迟钝、麻木，失去了以往的兴趣爱好，像换了一个人；有些人长时间睡眠差、容易激动、易受惊吓；有些人自责，将过错归为自己，后悔自己为何要带家人出来旅游等。

伤员家属那一张张哀愁、凄苦和惊慌的脸，伤员本人炭黑无法辨认的脸，无时无刻不让人感受到他们承受着巨大的心理压力。因此，在及时给予躯体治疗、物资援助的同时，心理救援亦不可忽视。

（二）分层心理干预

经过心理评估与筛查，对不同程度心理问题的伤员分别制定了干预方案。6 名心理救援人员分为 3 组，每 2 人一组分头行动。

1. 躯体轻度受伤的患者 乘坐于大巴车前排座位的几位伤员，在汽车起火的第一时刻迅速下车离开现场，被诊断为呼吸道轻度灼伤，拟于住院第 3 天出院。虽然他们的情绪较为稳定，无一不庆幸自己“大难不死”，但经心理评估，发现仍有闪回、回避等症状。自诉“脑子里反复出现当时逃跑的画面”“以后不敢再乘坐大巴车”等。于是，对这部分患者进行了集体心理辅导。

（1）聆听故事：5 位患者围圈而坐，依次诉说自己此次的见闻与遭遇，医生认真聆听他们的故事。说到动情之处，患者可能流泪哭泣，或出现情绪紧张、呼吸急促，应予以安抚，并进行放松训练。

（2）放松训练：伴随舒缓的音乐，指导患者缓慢地深深吸一口气，然后慢慢地呼出来，分别放松全身肌肉。建议患者回家之后，可以在网络视频指导下进行放松训练。

（3）增强信心：告诉患者目前的一些心理反应系正常心理状态，学会接受、不回避；出现紧张情绪时做放松训练；积极投入新的生活。

2. 心理危机患者 此次伤员中大部分有不同程度的皮肤烧伤，有些面目全非、躯体疼痛难忍，有些内心还承受着无比自责的痛苦。大多住在烧伤整形科的隔离病房，无法与外界直接联系。

（1）宣泄情感、倾听抚慰：大多数伤员最初情绪欠稳定，回避谈论事件，强忍内心的痛苦，警觉性高。因此，需鼓励患者尽情宣泄自己的情绪，医生则应耐心倾听他们的哭诉，不时地点头以表示情感上的共鸣。有些伤员会将其满腹哀怨倾倒出来，有些则会不厌其烦地诉说受灾当时的情景，或一遍一遍地讲述失去的亲人，等等。请不要打断他们，因为倾诉是一种很好的情感疏泄方式，泪水亦是心灵创伤的清洗剂。对他们勇敢面对灾难的行为应予以赞赏，比如，其中有两位伤员因多次冲进火海救出数人而被重度烧伤，救援人员称其为“见义勇为的英雄”，是他们感到了莫大的宽慰。

（2）分析现状、积极应对：告诉伤员什么是正常的情绪反应，以减轻这种正常情绪反应所带来的负性效应，阻断恶性循环。帮助他们客观分析现状，比如，一位严重伤员自诉是她建议家人出来旅游而导致自己和家人遭受如此灾难，因此非常自责，痛不欲生，认为这都是自己的过错。通过分析主客观因素，帮助她客观地看待整个事件。让伤员们尽可能用积极的应付方式去应对和承受痛苦，比如上述的鼓励倾诉，以写信的方式寄托对亲人的哀思，鼓励躯体伤情较轻的患者积极投身于生产自救中，如积极照顾受伤的家人等，均可帮助其卸载心理负荷。

（3）转达诉求、建立信心：对处于隔离病房的烧伤伤员，应及时告诉他们一些外界的信息，如从国家至省市级相关部门均无时无刻不在关心着他们；全国各地的顶尖级医疗专家每天在为他们会诊、制定最佳治疗方案，以提高他们社会支持的主观感受度；告诉他们保持良好的心态接受治疗有助于躯体的康复，增强他们战胜疾病的信心；了解他们的诉求，并及时向相关人员或部门反映，以减轻他们的后顾之忧等。

3. 重症监护室（ICU）的患者 在ICU接受治疗的患者，一部分处于昏迷状态，一部分虽意识清楚，但因呼吸道重度灼伤行气管插管而无法言语。

（1）评估精神状况：对于昏迷的患者，关注是否有谵妄的发生；对于意识清晰的患者，评估当前的精神与情绪状况，关注夜间睡眠情况。

（2）必要时药物干预：对于有谵妄状态患者，应及时转诊至精神科治疗。对于严重失眠患者，必要时予以精神科药物干预。

（3）鼓励交流、了解诉求：对于意识清晰的患者，鼓励用肢体或书写进行交流，了解其内心诉求，最大限度地给予其内心的安全感。

（三）加强联络与沟通

加强伤员的多学科联络会诊，每日下午定时举行救治工作组碰头会，参会人员包括所有学科的专家和相关领导及管理人员。及时把握患者的躯体和心理状况，并反映患者的诉求。同时，加强与患者家属和患者的沟通与反馈，向无法与患者见面的家属及时反馈患者的情况，也及时将外界的相关信息反馈给患者。

五、任务结束及撤离

1. 撤离指令 接到上级指令撤离，心理援助工作共开展5天。

2. 撰写评估报告和总结。

3. 和当地工作人员交接工作 由于当地医院的心理救援人员紧缺，国家紧急医学救援队撤离之后还需进行持续的心理干预工作，因此，救援队给当地相关人员进行了心理危机干预的简单培训。

六、心理救援培训

1. 精神症状的识别 简单介绍常见精神症状的临床表现，包括感觉障碍、知觉障碍、思维障碍、注意障碍、记忆障碍、定向力障碍、智能障碍、情感障碍、意志行为障碍等。

2. 常用心理评估问卷的使用 简单介绍PHQ-9、GAD-7、HAMA和HAMD条目及其评分方法。

3. 心理危机干预ABC技术的实施

（1）affect（A）：稳定情绪。人处于危机状态下，首先可能会出现强烈的情绪反应，所以，简单心理急救的第一步是稳定情绪。帮助患者宣泄情感、聆听患者的故事或经历，对其某些行为予以肯定，并给予精神抚慰，告知这是正常的情绪反应并学会接受这种情绪。

（2）behavior（B）：调整行为。经历这一场灾难性事件之后，无论是重伤或轻伤的一级受害者，还是二、三级受害者，都会自主或不自主地将注意力集中于该事件上，加重了痛苦感。此时，通过改善与患者的晤谈方法，建议其调整行为方式、学会转移注意力，鼓励他们将精力投入需要做的事情之中。同时进行放松训练。

（3）cognition（C）：改善认知。事故发生后，有些患者将责任揽在自己身上，为此出现显著的焦虑和抑郁情绪，强烈地自责，后悔为何要带家人出来游玩、为何没有预料到事故的发生等。此时，要帮助他们分析主客观因素与现状，寻找替代的想法，帮助他们建立战胜困境的信心。对于死难者家属，予以哀伤辅导。

总之，对于道路交通事故幸存者，除了需要关注患者的躯体受伤情况，还应对患者的心理应激反应进行及时评估，并根据不同情况进行分层心理干预。心理危机干预 ABC 技术的实施需要根据心理危机干预的总体原则，以及患者的具体情况进行个体化操作。

第六节 爆炸事件后的应急心理救援

案例一 化学危险品大爆炸事件后的应急心理救援

2015 年 8 月 12 日，震惊全国的天津港瑞海物流有限公司化学危险品仓库爆炸事故牵动着天津市乃至全国人民的心，以下简称“8.12”事故。国务院和天津市政府高度重视，先后派出多批医学专家和防化专家到现场参与救援。事故导致周边 1.7 万多户居民房屋受损，包括消防人员在内的 168 人死亡，另有 700 多人住院治疗，事故当晚在周边各医院急诊外伤缝合者人满为患，据值班医生讲述，当晚急诊室满地的血水以及躺着坐着的伤员，医护人员踏着血水穿梭在不断涌进来的伤员中间，紧张氛围可想而知。空气污染也一度造成滨海新区和市内居民不同程度的心理恐慌。本节以“8.12”事故灾后心理救援为例介绍化学危险品大爆炸灾后心理救援的实施过程及注意事项。

一、化学危险品的概念及危害

（一）化学危险品的概念

化学危险品是指具有毒害、腐蚀、爆炸、燃烧、助燃等性质，对人体、设施、环境具有危害的剧毒化学品和其他化学品。化学危险品在生产、运输、使用、储存和回收过程中易造成人员伤亡和财产损毁，需要特别防护。

（二）化学危险品爆炸的危害

1. 理化危险 爆炸物、易燃气体、易燃气溶胶、氧化性气体、压力下气体、易燃液体、易燃固体、自反应物质或混合物。

2. 健康危险 急性毒性、皮肤腐蚀 / 刺激、严重眼损伤 / 眼刺激、呼吸或皮肤过敏、生殖毒性。

（三）环境危险

1. 危害水生环境 急性水生毒性是指物质对短期接触它的生物体造成伤害的固有性质，慢性水生毒性是指物质在与水生生物生命周期相关的接触期间对水生生物产生有害影响的潜在性质或实际性质。

2. 化学危险品爆炸的次生灾害 化学危险品爆炸事故处置中大量使用泡沫、干粉等灭火剂，对环境具有一定的危害性，要做到科学施救，合理把握灭火剂的使用量，既要把灾害损失降到最低程度，又要防止灭火剂及化学危险物品等对环境形成二次污染。另外，处理含有毒化学物质的消防废水时一定要有合理有效的防护措施。混杂了化学危险品的消防废水一旦处置不当，就会构成对环境的污染，引发污染事故。

在"8.12"事故中，由于事故发生地存储的化学危险品数量和种类尚不明确，因此爆炸时生成了大量未知污染物，尤其应该注意造成的空气、水源等方面的二次污染。

2015 年 8 月 12 日，位于天津市滨海新区天津港的瑞海国际物流有限公司危险品仓库发生火灾爆炸事故，间隔 30 秒先后发生两次爆炸，威力巨大，相当于 24 吨三硝基甲苯（Trinitrotoluene，TNT）当量。根据地震台网的记录，第二次更大一些。第一次爆炸发生在 8 月 12 日 23 时 34 分 6 秒，近震里氏震级约 2.3 级，相当于 3 吨 TNT，即近 7 个战斧式巡航导弹的能量；第二次爆炸近震里氏震级约 2.9 级，相当于 21 吨 TNT，即 46 个战斧式巡航导弹爆炸。

爆炸现场腾起蘑菇云，两公里内建筑玻璃全部被震碎。周边居民房屋和门窗受损达到 1.7 万多户，另外还有 779 家商户受损。据估算，数千辆进口新车因爆炸事故被焚毁，预估受损新车价值超过 20 亿元。爆炸造成 165 人遇难（其中参与救援处置的公安消防人员 110 人，事故企业、周边企业员工和周边居民 55 人）、8 人失踪（其中天津港消防人员 5 人，周边企业员工、天津港消防人员家属 3 人），798 人受伤住院（伤情重及较重的伤员 58 人、轻伤员 740 人），主要为烧伤、胸外伤、骨折、呼吸性损伤，住在骨科、神经外科、冠心病重症监护室、耳鼻喉科、普外科等，门急诊患者大多是不同程度的皮外伤者。

连夜在爆炸点周边10所学校开辟群众临时安置点，发放800张折叠床和1 600条毛巾被，1 000多名医护人员全力救治伤员。当晚3 500人得到安置，饮用水、食品等生活必需品全部发放到位。本次事故对事故中心区及周边局部区域大气环境、水环境和土壤环境造成不同程度的污染。

二、化学危险品大爆炸后常见应激反应及目标人群分类

此次爆炸对天津港地区造成了重大的人员伤亡及财产损失。当天，天津市卫生与计划生育委员会（简称卫计委）组建了由天津市安定医院和天津市安宁医院心理专家和精神科医生参与的“天津市卫计委心理救援队”，成为天津港特大爆炸事故灾后心理救援的主要力量。随后共青团市委和天津市妇联也组建由心理咨询师参与的心理援助志愿者队伍，原国家卫计委指派心理专家组到现场予以督导。各省市不同领域的志愿者和专家也纷纷参与其中，与天津市卫计委心理救援队并肩作战。

（一）化学危险品爆炸后受灾人群常见应激反应表现及特点

爆炸后需要了解受灾人群可能出现的生理和心理改变，及时评估筛查和干预对象的心理状况。

1. 生理方面（躯体表现） 咽痛、咳嗽、呼吸困难、眼睛红肿和刺激症状、心慌、胸闷、食欲下降、腹泻、头痛、疲乏、失眠、噩梦、顺行性遗忘和逆行性遗忘。其中一部分是因为空气中确实有刺激性的气体影响人们的呼吸系统、皮肤和眼睛，但由于恐惧情绪而使得这些不适被放大，甚至导致原有的躯体疾病加重。

2. 心理方面

（1）情绪方面：恐惧、害怕、担忧、愤怒、自卑、自责、无助、委屈、怀疑、不信任、沮丧、忧郁、悲伤、易怒、绝望、麻木、否认、孤独、紧张、不安、烦躁、过分敏感或警觉。除了应激障碍几种常见的情绪反应外，与其他灾难比较，紧张和愤怒较为突出，害怕空气中的有毒有害物质而不敢呼吸，对爆炸事故的责任人以及自己的房屋财产遭受严重损失而愤怒。

（2）认知方面

1）因为爆炸地为天津的滨海新区，有很多的买房投资者以及外商注资

企业，其对爆炸造成的污染和生态环境的破坏表示忧虑和失去信心。

2）此次爆炸事件是严重的责任事故，因此大多数当地居民急于弄清事件真相，申请责任赔偿，以及看到无家可归的受灾群众，大家希望做公益，奉献爱心，并且依靠国家和政府的支持与帮助有信心重建家园。

3）遇难者家属和伤残人员会出现悲观绝望，甚至自杀观念。

4）因为爆炸事件在深夜，当地医院急诊突然涌现大量的伤员，医护人员不足，导致很多伤员得不到第一时间的缝合和救治而怨恨不满，很多出租车司机因为害怕看到流血不止的伤员而拒绝载客或趁机涨价。

（3）行为方面：因居民楼毁损，受灾人群不敢回家；因害怕空气污染，许多家长将孩子送到外地去；因为爆炸区域 3 公里内戒严，街上找不到出租车，出行成为生活困难之一。私家车主自愿组成爱心车队在医院和学校门口等候。逃避责任、推脱罪责、不敢见人也是一部分与事件有关责任人员当时的行为。

（二）目标人群分级

爆炸事件发生后，根据受灾害影响的强度，目标人群可以从强到弱分为五级受害者：

1. 一级受害者 直接卷入爆炸事件的人员，如伤员、死难者家属、爆炸波及区域的幸存者、危险品职业暴露人群。

2. 二级受害者 与一级人群有密切联系的个人和家属，现场救援人员（消防、武警官兵、医疗救护人员、其他救援人员），以及爆炸的目击者。

3. 三级受害者 后方救援人员、爆炸发生后在灾区开展服务的人员、居民、记者或志愿者。

4. 四级受害者 向受灾者提供物资与援助的灾区以外的社区成员，以及对灾难可能负有一定责任的组织。

5. 五级受害者 受到事故的间接牵连，或邻近灾难场景时心理失控的个体。

除了以上人群以外，在爆炸事件中的一些特殊人群，因自身年龄、能力、心理结构等特点，包括可能在灾难中存在严重的损失，需要救援人员给予更多的关注，成为爆炸事件后的重点关注人群：①儿童、老年人、妇女。

②伴有以下情况者：受伤者；既往有心理创伤史者；既往或目前患有精神或躯体障碍者；缺乏社会支持者。

三、化学危险品大爆炸后心理救援的实施

（一）心理救援队伍成员

天津市卫计委心理救援队由天津市安定医院和天津市安宁医院的38名精神科医生、2名社工，天津市妇联和天津市共青团组织的22名心理咨询师志愿者组成。另外，闻讯赶来的兄弟单位和外省市心理专业的4名志愿者也加入天津市卫计委心理救援队统一开展工作。原国家卫计委心理专家组由北京市安定医院、北京市回龙观医院、北京大学第六医院的8名心理专家组成，也编入天津市卫计委心理救援队，作为此次心理救援队的督导专家。

（二）成员责任分工

1. 国家卫健委心理专家督导组 负责心理危机干预工作方案和各项工作制度的审定、疑难案例的督导、专业培训和讲座。

2. 队长 具有心理危机干预工作经验和管理经验的精神科医生，负责现场人员调配，对外联络沟通和发布信息，根据现场实际情况和需要制定心理救援方案，任务实施总协调，组织培训和督导等。

3. 社工 作为队长的行政助理和业务助理。

4. 其他成员

（1）精神科医生：负责灾民和伤员的心理筛查和评估、严重应激障碍及其他精神障碍的医学处理、指导心理咨询师开展危机干预。

（2）心理咨询师志愿者：在心理援助站接待来访者，提供心理评估和心理咨询，为精神科医师转介的灾民开展个体心理干预和团体心理干预。

四、化学危险品大爆炸后应急心理救援的实施

（一）应急响应阶段

1. 团队拉动 “8.12”事故期间，天津市卫计委心理救援队在行政管理上听从天津市卫计委设在泰达心血管病医院的“天津市卫计委应急指挥部”的统一指挥。卫计委系统内的所有应急工作人员包括心理救援队队员共同居

住在泰达国际酒店。

2. 建立信息通道 确定天津市卫计委各上下级、收治伤员的兄弟单位，以及部门间联络人和联系方式。

3. 工作部署 第一批心理救援队员共 11 人，随行配备相应的生活物资、防护物资和办公用品（队服、队徽、背包、电脑、打印机、精神科药品、口罩、白大褂等）。2015 年 8 月 13 日中午 11 时由两家精神专科医院组成的心理救援队到达泰达医院集合，立即召开工作部署会议，制定心理工作预案。

当日编写并印制500份灾后心理卫生知识宣传彩页（《致家属》《致伤员》《面对伤员及家属，工作人员可以做些什么》），制作“灾后如何自助”的易拉宝宣传牌摆放在各个收治伤员的医院门口以及心理援助站门口，制作心理援助站牌匾。爆炸伤员分别住在不同的医院，因此心理救援队员被分配在泰达医院 3 人、泰达心血管医院 2 人、第五中心医院 3 人、港口医院 3 人，所有准备工作都在心理救援队内部独立完成，不给灾区的行政部门和个人增加工作负担。

4. 初见成效 当日下午即初步筛查 200 余人，对 35 位重点人员进行了一对一的心理援助工作。

（二）心理救援实施阶段

1. 团队完善 2015 年 8 月 14 日早，国家卫计委心理专家组在泰达医院正式与“天津市卫计委心理救援队”汇合，作为心理救援队的督导专家共同参与整体心理危机干预工作。国家卫计委心理专家组在心理救援期间共开展心理危机干预技术培训 12 场，指导精神科医生和心理咨询师开展工作。

2. 工作推进 随着政府对爆炸救援工作的推进，心理救援队的工作范围由最初四家收治伤员的医院（泰达医院、泰达心血管病医院、第五中心医院、港口医院），逐渐增加了 4 个临时灾民安置点的工作（开发区二中二小、滨海职业学院、塘沽二中和塘沽二小），同时兼顾大港医院、武警医院、宜欣君酒店、宾岛酒店、三泰酒店。由于后期伤员转诊到市内的 24 家医院，心理救援队统一协调由天津市的三家市级精神专科医院安康医院、安定医院、安宁医院负责没有精神科的 10 家医院，另 14 家有精神科的收治医院自行派精神科医生负责心理干预与重点筛查的后续工作。心理救援期间共建立了 8 个心理援助站（包括 4 家医院、4 个临时安置点），同时派驻心理咨询师志愿者早 8:00—下午 4:30 值班接待求助者。医院的住院伤员和援助站接待的来访者总共筛查 1 400 多名受伤群众和遇难者家属、消防人员等，并开展会诊、巡视。

通过天津市主要新闻媒体、自媒体等多种宣传平台，针对灾后心理健康教育等内容，组织开展形式多样的宣传活动，并通过发放宣传折页、开展专家讲座等形式，扩大精神卫生宣传覆盖面，提升公众对心理健康知识的社会知晓。充分发挥天津市心理危机干预热线（022-88188858）作用，强化热线接听人员业务培训，提高心理热线对社会人群的心理服务支持效果。

3. 信息报送 心理救援队例行每日晚间团体会，了解队员的思想和情绪动态，汇总各方面的工作，形成文字材料向天津市卫计委疾控处进行信息报送。

4. 干预方式

（1）心理急救技术。

（2）支持性心理干预技术。

（3）心理康复技术。

（4）稳定化技术。

（5）放松技术。

（6）哀伤辅导技术

（7）CISD 集体晤谈技术。

（三）任务结束及撤收阶段

此次“8.12”事故心理危机干预工作历时 1 个月，其中在滨海新区驻扎 16 天整（2015 年 8 月 13 日中午 11:00 到达泰达医院至 8 月 28 日晚 7:00 回到天津市区）。8 月 28 日天津市卫计委发出通知，心理救援队从塘沽撤回到市内，心理援助站继续保留，并由心理咨询志愿者值守。撤离后，仍继续坚持每日派 2 ~ 3 名精神科医生从天津市内到滨海新区的几家医院（泰达医院、第五中心医院、港口医院）巡视伤员和援助站的工作。在 9 月 14 日—11 月 30 日，塘沽安定医院的精神科医生正式接管了泰达医院、第五中心医院，港口医院、海洋石油总医院等住院伤员和心理援助站的巡视工作。从滨海新区撤出，全体心理救援队员休整2日后，开展了一次为期一天的团体心理减压。

1. 心理康复工作组的成立 2015年9月28日天津市卫计委正式下发文件《市卫生计生委关于组建天津港8.12爆炸事故伤员心理康复工作组的通知》，制定了心理康复工作组的工作方案。

2. 开展心理评估 心理康复工作组成立之后，立即对爆炸后的伤员（住院的、已经出院的）进行了免费心理评估，之后又开展了两次心理评估，每次间隔一个月（每一次评估前均签署知情同意书）。对第3次评估阳性的50多位伤员发放后期心理咨询说明书，并分别在此后每个月继续对他们进行密切观察和心理评估，适当时收住院，或派精神科专家会诊，工作组开展工作时限截至2018年9月底。

五、化学危险品大爆炸后心理应急救援开展的注意事项

每次重大的灾难既有对个体的影响，也有对群体的影响。比如可能导致个体精神上的痛苦，甚至慢性精神疾病的发生，也会引发公共事件等。心理危机干预在理论上虽然很有效，但实际操作起来却有一定的危险性。因为这项工作通常处理的是一些较为敏感的问题，不仅需要政府领导的支持、部门间的通力合作、队员间的理解和配合，更需要个人扎实的精神科专业知识、心理治疗的训练和技巧，还包括队员本身的职业素质，如身体健康、人格特征、工作能力等。通过此次“8.12”事故的处理，上述几方面都有充分的体现。

1. 政府支持 政府的支持有利于调动各部门间的积极合作，使各项工作推动和进展更有效率。同时，政府的介入与高度重视也是安抚受灾群众情绪、安定民心的最好途径。心理救援队队长要经常与各级行政领导有效沟通，确保心理救援工作的整体方向性、安全性、有效性。

2. 重新评估心理救援队员 出发前要对每名队员充分重新评估，包括近期有否重大的生活事件、情绪的稳定性、身体状况、是否接受过心理危机干预专业培训。

3. 心理救援队伍稳定 队员更换过于频繁会造成受助者的不安全感和

心理不适，因此队员的工作时间要能充分保障。队伍准备撤出前要与受助对象提前道别，做到善始善终。

4. 每日工作例会的重要性 个别队员由于不适应灾后工作与医院内工作的差别，产生各种不适应，出现一些疑惑和不满情绪，咨询师言语的失当（比如：这样的伤口处理不合理）会导致灾民与服务单位的矛盾与冲突，一些过激、夸张的行为也会增加行政领导、政府工作人员的压力、工作的难度，需要咨询师在交谈中特别注意。抚平情绪，不惹事端；既要考虑抚平灾民的情绪，同时也要保护救援人员的情绪（这里的救援人员也包括政府官员），因此每天的工作例会一方面进行业务督导，另一方面可以针对队员的情绪予以合理疏导。

5. 封闭式工作的重要 既来之则安之，少被其他事情干扰。避免原单位和外界琐碎事情的影响，才能保持队员全身心投入干预工作，才能对伤员始终保持关注。封闭式工作使队员们生活工作在一起，更能增强凝聚力和合作。

6. 现场学习和信息收集 及时学习爆炸和化学危险品知识、空气污染知识，收集官方的实时信息对开展心理救援工作非常重要。

当然，每一次事故和灾难都有各自的特殊性。心理救援既要遵循指南，也要灵活应对新问题和例外情况。因此，每一名队员临出发前都要对事故地的具体信息做到尽可能充分的了解，包括当地的人文、风俗、天气、工作地点、灾害程度、现有资源、目前处于何种救援阶段、即将面临的最大困难和工作问题等。每一次心理救援任务完成之后，及时总结经验教训也是队员自我成长、自我疗愈的非常有效的方式。

案例二 中石油油管爆炸后的应急心理救援

现代工业社会离不开石油，而石油的运输、存储和加工过程非常容易出现泄露，产生火灾或发生爆炸等严重的危机事件，面对石油化工爆炸事故如何快速处理，对于目标人群如何进行有效干预，减少事故对人员的心理影响，在以人为本的现代社会显得尤为重要。本部分主要以 2010—2014 年大连发生的多起重大石油起火或爆炸事故为例，讨论石油化工爆炸事故后的心理救援与心理危机干预及注意事项。

一、石油化工爆炸的概念及危害

（一）石油化工爆炸的概念

爆炸是一种急速的物理或化学的能量释放过程。在此过程中，空间内的物质以极快的速度把其内部所含有的能量释放出来，转变为机械功、光和热等能量形态。爆炸事故产生巨大的破坏作用，破坏作用的根本原因是构成爆炸的体系内存有高压气体或在爆炸瞬间生成高温高压气体。

石油化工爆炸指石油化学工业物品在极短时间内和有限的空间中出现极大能量转换或释放的过程，属于事故灾难中危险化学品事故类别。

（二）石油化工爆炸事故的危害

1. 爆炸现场会产生人员伤亡和巨大财产损失。

2. 石油化工爆炸会出现火灾险情而产生大量的浓烟，增加周围空气中悬浮颗粒物。

3. 石油化工产品在靠近河流或海洋港口附近存储，爆炸引起容器管道破裂，石油化工物品泄露，污染土壤、水资源环境（如江河湖海等水资源）。

4. 消防灭火会使用大量灭火剂，泡沫剂等也会带来一定的污染。

5. 化学物品泄露有可能直接腐蚀城市管网系统。

二、石油化工爆炸中心理救援目标人群需求和评估

2010 年 7 月—2014 年 6 月，大连先后发生 8 起重大石油化工爆炸事故。

（一）石油化工爆炸事故中目标人群常见应激反应的表现及特点

1. 生理应激反应 烟雾引起视力模糊、刺激呼吸道引起呛咳，身体烧伤、发热等多种不适应症状，皮肤被烧伤或化学品刺激皮肤等。

2. 心理应激反应 从认知、情绪、行为、精神等不同方面进行评估，引起感知觉的异常、听觉过敏、嗅觉过敏、紧张害怕、担心再次爆炸等焦虑情绪、回避行为，出现发呆等精神运动性抑制表现，或表现为兴奋话多、管闲事等精神运动性兴奋症状。

（二）目标人群分级

1. 一级目标人群 事故中的幸存者。

2. 二级目标人群 事故现场目击者。

3. 三级目标人群 遇难者家属。

4. 四级目标人群 幸存者家属。

5. 五级目标人群 现场参与抢险人员及其他相关人员。

三、石油化工爆炸事故中救援方向和侧重点

（一）总指挥

由政府相关部门、化工企业负责人联络协调工作，消防人员负责现场主要消防救援工作。

（二）医疗救助

石油化工爆炸现场多伴随火灾的发生，很容易出现烧伤患者，包括皮肤烧伤和呼吸道烧伤，因此现场救援需要有烧伤科、急诊外科、呼吸科、重症医学、内科、护理人员、急救转运系统的协作。

（三）心理危机干预工作组

1. 心理救援队伍的组成 精神卫生工作部门负责人、精神科医生、心理咨询（治疗）师、其他心理工作者、精神科护士。

2. 心理救援工作组各成员的职责

（1）负责人：负责协调联系与沟通有关事项。

（2）精神科医生：识别精神障碍，承担部分医疗组的职责，进行相应的咨询与处理（包括药物）。

（3）心理咨询（治疗）师：心理救援与危机干预，由心理学工作者对目标人群进行团体心理辅导可能会起到事半功倍的效果。

（4）其他心理工作者或者精神科护士：在人员紧缺情况下可以作为必要的补充力量。

3. 参与救援时间 爆炸事故发生后尽快到达事故现场，评估现场人员的生理和情绪行为状态，对情绪不稳定人员及时给予相应的心理干预工作。

四、石油化工爆炸事故救援的实施

（一）事件经过

2010—2014 年，大连市连续发生多起重大石油起火或爆炸相关的安全事故，这些安全事故导致原油泄露，爆炸火灾引起环境污染，不仅严重破坏了自然环境，而且造成人员伤亡和巨大的经济损失，是备受关注的公共安全危机事件。

1. 2010 年 7 月 16 日，外籍油轮所载原油硫化氢含量超标，公司违规在原油库输油管道上进行加注脱硫化氢剂操作，现场作业工人在油轮停止卸油的情况下继续将剩余的 22.6 吨脱硫化氢剂加入管道，引起输油管道发生爆炸，导致罐区阀组损坏，大量原油泄漏出现火灾，附近受污染海域面积达数百平方公里。事故造成的直接财产损失达 2 亿元以上，导致 1 名消防员牺牲，1 人失踪，2 人受伤（“7・16”大连输油管道爆炸事故）。

2. 2010 年 10 月 24 日，大连某区工人在拆除“7・16”事故毁坏的储油罐时，由于违章作业，导致曾经起火爆炸油罐内残留的原油再次着火，3 名工作人员遇难。

3. 2010 年 12 月 15 日，大连新港储油罐区附近再次发生火灾，距离“7・16”事故爆炸油罐（103 号油罐）仅 80 米，3 人遇难。

4. 2011 年 7 月 16 日，大连某石化厂区内 1 000 万吨常减压蒸馏装置换热器管箱法兰检修更换垫片不合格，导致原油泄漏到高温的散热装置而产生燃烧现象，最终导致火灾，6 小时后大火才被扑灭，虽无人员伤亡，但造成直接经济损失 180 多万元。

5. 2011 年 8 月 29 日，大连某公司柴油罐区一台 2 万立方米储罐在进料时，由于静电无法及时释放导致储罐中爆炸性气体发生闪爆而发生火灾，直接经济损失 700 多万元。

6. 2011 年 11 月 22 日，大连金州区两个 10 万吨级的油罐密封圈因雷击而起火。事故发生后，大连出动消防人员 700 余名，消防车 180 辆，经过 1 个多小时紧急扑救，扑灭大火，没有出现人员伤亡。

7. 2013 年 6 月 2 日，大连某公司一个用于储存焦油等杂料罐因工人违规操作导致爆炸火灾事故，造成直接经济损失 697 万元，并导致 2 人受伤，

2 人失踪。

8. 2014 年 6 月 30 日，大连金州区某建设工程公司作业工人施工时未按规定图纸作业，误将新大原油输油管钻漏，导致原油泄漏。相关负责人 20 分钟内将输油管道停止生产，并及时上报信息，政府、企业及相关部门立即启动应急预案，发现存在爆炸隐患后，政府及时疏散周边群众 3 000 余人，企业采取措施控制险情。21:20 污水管网内油气发生爆炸，22:20 火灾被扑灭，整个火灾和闪爆持续了 1 个小时，造成直接经济损失 500 余万元，未造成人员伤亡（“6·30”爆炸）。

四年时间 8 起火灾爆炸事故均发生在油库重地，火势凶猛，原油泄露严重，险情出现后政府组织立即采取行动，很快控制险情。事发年代自媒体信息相对较少，通过主流媒体获得信息时，危机已经解除，因此未在市民中引起明显的恐慌情绪。爆炸事故以消防救援为主，急需短时间快速控制险情。

（二）救援经过

1. 石油化工爆炸事故后的应急响应阶段 救援过程中，指挥部门的精准判断尤为重要，及时发布准确消息，疏散群众，可以最大限度减少损伤和人员伤亡。

2. 石油化工爆炸事故后的医疗救援 由烧伤科、急诊外科、呼吸科、重症医学、内科、护理人员、急救转运工作人员组成综合医疗救援系统，及时参与救援。

3. 石油化工爆炸事故的心理救援与心理危机干预 对遇难者家属及时给予心理干预，缓解其悲痛情绪。事故现场人员进行集体性疏导，减少创伤后应激障碍的发生。对现场救援的消防人员，在救援结束后尽快进行心理干预工作，以减少其创伤后应激障碍的发生。

五、从心理干预视角看石油化工爆炸事故危机救援启示

（一）不同石油化工爆炸事故救援过程的比较

2013 年 11 月 22 日 2:12，青岛东黄输油管道发生泄漏原油进入市政排水暗渠，至 10:25 油气在暗渠内积聚遇火花发生爆炸，8 个小时的救援过程中，现场救援以寻找漏点、处理漏点为主，未及时进行人员疏散，最终造成

62 人死亡、136 人受伤，直接经济损失 7.5 亿元。

大连“6・30”爆炸和青岛“11・22”爆炸，两次泄漏量相当，是情况类似的原油管道泄漏爆炸事故，由于政府、企业及相关人员在整个事件中预警、预控、事中应急处置方式的不同，两者造成的事故后果差异巨大。大连“6.30”爆炸救援发现险情，在紧急救援灭火的同时及时疏散周围人群，有效控制了事故的进一步扩大。

（二）政府及相关部门救援过程

政府及相关部门应建立应急救援机制，发生石油化工泄漏时，及时启动救援程序，对事故周边民众进行及时疏散、正面心理支持和疏导，最大限度减少事故损失。

1992 年 4 月 22 日，墨西哥瓜拉哈拉市油气爆炸事故持续 4 个多小时，事故中当地政府为稳定群众紧张情绪，通过公共媒体传播虚假安全信息，导致死亡 252 人、受伤 1 400 多人、毁坏房屋 1 100 多幢、烧毁汽车 600 辆，受损街道 10 公里。

化工园区、危险化学品等高危企业需要结合现有装置、能力和背景进行情景构建和模拟分析，把传统事故应急救援模式通过模拟的方式改为情景推演，企、地联动真情实景演练，从危机应对到善后恢复等方向扩展，以此熟练应急响应流程，提高现场救援效率，持续提升应急能力。

（三）石油化工爆炸事故危机救援后应对消防人员及时进行心理干预

有研究表明，消防人员的心理健康水平都在中等以上。与普通人群相比，除躯体化因子有差别之外，其他因素都属于正常水平，因此提示，消防人员时刻处于应激状态，也许由于工作和管理的需要而不能直接表达情绪，但不代表情绪波动不存在，相反情绪可能会以“躯体化”的形式存在。建议在处置消防事故之后对消防人员尽快进行心理干预，减少其心理问题。

综上所述，在石油化工企业应进行员工心理疏导，预防石油泄露或爆炸事故；平时石油化工区域应进行按情景推演，企、地联动真情实景演练，相关人员熟练应急相应流程，提高救援效率，提升应急能力。在石油泄露或爆炸事故后应及时发布准确消息，疏散周围人群，积极开展医学救援与心理救援，减少人员伤亡和心理创伤。事故救援结束后及时对消防人员进行心理危机干预，以保证其身心健康，保证社会的安全稳定。

第七节 山体滑坡、泥石流灾害后的应急心理救援

我国幅员辽阔，自然条件复杂，也是地质灾害多发国家。地形高差大、岩土松软的地区一旦遇到暴雨、暴雪或长时间连续降雨以及其他自然灾害，就有可能发生山体滑坡或泥石流。此外，随着经济的高速发展以及城市化进程的推进，越来越多的人类工程如修建铁路、公路、建筑物等所形成的边坡地段，也是山体滑坡的诱发因素。山体滑坡频繁发生，不仅影响人民的生产活动，还威胁人们的生命安全。通常山体滑坡会伴随泥石流、暴雨等自然灾害，这往往对救援工作的开展加大了阻碍。灾害发生后，保证人民的生命与财产安全、保障人民受灾后的心理健康是首要任务。本节介绍山体滑坡、泥石流的基本概念，以及人们在经历山体滑坡时的心理反应，并结合 2015 年广东省深圳市光明新区某工业园发生的山体滑坡心理救援过程，以期能对山体滑坡后的心理救援起到借鉴作用。

一、山体滑坡、泥石流的概念及危害

（一）山体滑坡、泥石流的概念

山体滑坡（landslides）是指山体斜坡上某一部分岩土在重力作用下，沿着一定的软弱结构产生剪切位移而整体向斜坡下方移动的现象，俗称“走山、垮山、地滑、土溜”等。

泥石流（debris flow）是在山区或其他沟谷深壑、地形险峻的地区，由暴雨、冰雪融化等水源激发的含有大量泥沙石块的介于挟沙水流和滑坡之间的土、水、气混合流。影响泥石流强度的因素较多，如泥石流容量、流速、流量等。

（二）山体滑坡的危害

山体滑坡与泥石流都属于常见地质灾害。近几年来，山体滑坡险情时有发生。山体滑坡一旦发生，不仅会造成滑坡体上的人员伤亡、财产损失，而且泥石流将危及一定范围内的房屋、人员安全。此外，山体滑坡往往会对周

边道路交通造成威胁，对救援工作造成阻碍。

二、山体滑坡后常见应激反应与目标人群分级

此处以2015年广东省深圳市光明新区某工业园发生的山体滑坡为例详细说明心理救援工作的开展。

2015年12月20日11:40左右，深圳市光明新区发生滑坡灾害，致房屋倒塌。灾害造成附近三个工业园区33栋建筑物被掩埋或不同程度受损，其中包含厂房、办公楼等，滑坡覆盖面积约38万平方米。

（一）山体滑坡后受灾人群常见应激反应表现及特点

1. 一般心理问题总体表现 该群体主要是没有亲人亡故的伤员和灾民。主要表现为某些急性应激反应，程度较轻微，如反复回想灾难发生时的情景、敏感、警觉性增高、入睡困难或睡眠浅、有时感觉心慌、心烦。回避、负性认知和抑郁情绪较少。

2. 严重心理问题总体表现 该群体主要包含两类：遭遇亲人亡故伤员或灾民；有重大物质损失的伤员或灾民。①有亲人亡故者主要表现为哀伤反应，如悲伤、自责、睡眠差、情绪低落、焦虑，急于回到事故现场寻找亲人，对救援情况非常关注并常表现出不信任的态度。部分人员有自杀意念。②无亲人亡故者主要表现为急性应激反应，同时伴有对经济损失的明显焦虑、痛心、后悔以及急于找出损失的财物，以及对现实经济状况、以后工作情况的担忧，对政府的经济救助、安置、补偿等有较高期待。部分人员的社会支持相对匮乏。

（二）目标人群分级

1. 一级人群 事故的直接受害者，如伤员、幸存者及遇难和失联人员家属。

2. 二级人群 事故的目击者，现场指挥、救援人员（消防人员、武警官兵、医疗救护人员、现场施工人员、救援保障人员、善后工作人员及其他）、滑坡事故幸存者以及周边居住群众因事故临时疏散安置的人员。

3. 三级人群 后方救援人员，包括各级行政人员、媒体工作者、司机、临时安置点工作人员、志愿者等。

除以上人群外，儿童、老年人、孕产妇、残疾人等特殊受灾人群，需要更多的关注，且尽可能由具有相关背景的心理救援人员提供服务。

三、心理救援队伍组建及分工

（一）领导小组及责任分工

成立事故心理救援领导小组。深圳市卫生健康委以下简称市卫健委）主要领导和分管领导担任组长，深圳市卫健委疾病预防控制处（以下简称市卫健委疾控处）处长、深圳市精神卫生中心（以下简称市精卫中心）主任担任副组长，成员由深圳市各区精神卫生防治技术管理机构（以下简称精防机构）负责人组成。领导小组在市医疗救援指挥组统一领导和调度下，指挥、协调有关单位和专家开展心理救援，组织做好统筹协调、人员支持、后勤保障及信息收集报送，协调解决工作中出现的问题和困难。领导小组办公室设在市卫健委疾控处，负责日常工作统筹部署和组织协调。

（二）专业队伍及责任分工

1. 心理救援工作组 组建心理救援工作组，市精卫中心主任担任组长，成员由市级综合医院相关领导、各区精防机构业务分管领导组成。心理救援工作组在领导小组的统一指挥和领导下，贯彻落实心理危机干预和心理救援服务各项举措，组织受灾人员和救援人员等的临床诊疗、心理评估、心理咨询和心理救援，为家属提供心理支持和帮助，开展心理救援健康教育，做好信息收集和报送工作。工作组办公室设在市精卫中心，负责协调落实日常管理工作。

2. 心理救援社会心理咨询师队伍 参加心理危机干预工作的社会心理咨询师，由市卫健委心理救援工作组统一培训，并在其指导下开展相关工作。

3. 心理救援顾问督导组 由市卫健委组织国内精神卫生领域的知名专家组建心理救援顾问督导组，对全市心理救援工作提供技术指导和培训。

四、应急心理救援的实施

事故发生后，深圳市各级领导高度重视，迅速成立现场救援指挥部，科学有序地组织开展救援工作，最大限度地降低事故造成的人员生理及心理伤害，维护社会稳定和谐。在市医疗救援指挥组的统一领导和调度下，市精卫中心组建心理救援工作组，由精卫中心主任带队进驻被救援者收治医院，与行政区疾控中心的相关负责人会合，布置救援工作任务，全面开展心理危机干预和心理救援的组织和实施工作。

（一）总体干预流程

1. 对被救援者进行心理问题筛查，由心理咨询师、心理治疗师等专业人员或精神科执业医师或护士负责。

2. 对筛查出的疑似病例进行甄别，由精神科执业医师指导并参与。

3. 开展针对性干预治疗，一般心理问题和严重心理问题人群由心理咨询师负责干预；确诊为精神障碍患者，由精神科执业医师负责制定诊疗计划，心理咨询师配合心理治疗和干预。

4. 确诊为精神障碍需要住院的患者，按照医学原则将其转诊至专科住院治疗。市精卫中心开辟绿色通道，及时收入住院治疗和康复。

（二）分级干预措施

心理干预重点从一级人群开始，逐步扩展。评估量表采用 PCL-5，开展干预人群首次（干预开始的第 1 周内）、中期（干预开始的第 1 ~ 3 周内）、后期（干预开始的第 3 ~ 5 周内）及结束（干预开始的第 5 周后）跟踪评估，并进行个案资料的评估记录及收集整理工作。各干预点每日统计、汇总工作信息，报送市精卫中心；市精卫中心指定专人负责收集汇总全市工作数据，报送市卫健委。

1. 一级人群心理干预措施 对伤员进行逐一评估，根据事故救援进展情况提供支持与干预，主要分三个阶段。

第一阶段，未确认罹难消息前，由政府工作组做好失联人员家属的接待、安置和陪伴工作，心理咨询师与家属建立信任关系，提供心理支持和安抚；社会工作者（以下简称社工）负责协调各方资源，做好沟通联络。

第二阶段，确认失联者罹难消息至停留深圳市期间，针对家属出现的心理创伤，逐个评估，筛查和甄别有严重应激反应的人员，给予相应心理支持和居丧干预。将有自杀自伤风险人员列为重点关注对象，采取稳定化技术，增加其安全感，提供心理支持，引导适度的情绪释放，帮助寻找支持来源。指导政府“一对一”善后工作组人员全程陪同，加强人身安全防护，防止意外发生。需要精神科专业治疗者由精神专科医生给予治疗，必要时进行精神专科紧急处置或住院治疗。

第三阶段，遇难家属返回户籍地前，逐一评估，提供心理支持，了解家属需求和担忧，协助解决问题和困难，寻找社会支持，为逐步返回户籍地做好交接准备，并根据家属需求，必要时持续跟踪服务一段时间，帮助其渡过心理应激期。

对住院伤员开展心理救援工作的主要安排形式：

（1）每日 9:00 前负责数据整理和汇报的工作人员（由心理咨询师担任）为精神科医生准备好查房的资料。所有工作人员一起沟通交流最新的信息，并由驻点组长负责当日工作安排。

（2）巡诊前，精神科医生向各科室护士长了解受灾者大致情况，为巡诊做进一步的准备。

（3）精神科医生根据受灾者情况分类进行评估和干预，优先处理严重心理问题受灾者并填写每日巡诊表。心理咨询师、疾控中心工作人员和社工协同查房。

（4）每日 11:30 之前，精神科医生形成纸质记录交由工作人员进行统计，便于工作人员及时报告工作数据和工作动态。

（5）每日 12:00 前工作人员准确汇报数据和工作动态。

（6）每日 14:00 精神科医生根据受灾者情况进行评估和干预。心理咨询师和社工对一般心理问题和无心理问题的受灾者进行探访，确认人员及其每日动态，咨询师可视情况开展心理干预；社工负责联络和物资提供。

（7）每日 17:00 四方（精神科医生、心理咨询师、疾控中心工作人员、社工）进行当日工作总结和交流，相互反馈，提出问题和难点。为精神科医生提供更多受灾者线索，咨询师对干预过程的困难和疑惑寻求精神科医生督导，将受灾者的现实问题反馈给社工，并形成会议记录。

（8）每日 19:00 前由工作人员汇报数据和工作动态。

（9）工作人员形成工作记录并进行保存。

2. 二级人群心理干预措施　由心理救援工作组对被救援者开展心理健康教育、心理评估和筛查，帮助其与救援支持系统建立联系，并提供相应支持。针对此类人群在短期内出现的心理应激反应，对其进行个别访谈，评估心理状况，筛查焦虑、抑郁情绪及行为问题，将心理反应正常化，鼓励与他人交流，引导情绪宣泄，传授基本的放松技巧，使其感受身心安全，恢复平静感，帮助其与他人建立联结，重建自我效能感和社区效能感，提高掌控感，为其灌注希望和乐观态度。根据需求进行个体或团体心理辅导，必要时转诊市精卫中心鉴别、诊断和治疗。

紧急救援阶段结束后 6 个月内，对被救援者提供集体心理辅导和心理保健服务，心理救援工作组、专科医院或综合医院心理科随时对有需求者提供服务。

3. 三级人群心理干预措施　心理救援工作组（市、区精神卫生防治机构）针对被救援者组织开展心理健康教育和心理状况自评筛查，提高被救援者对心理健康和心理应激反应认识，加强心理卫生健康教育，公布心理热线电话，为有需求的人员提供心理援助服务。对社区管理的严重精神障碍患者，尤其是有肇事肇祸史者、流浪精神病患者等，加强治疗管理和社区随访服务。

4. 紧急情况处置　被救援者在任何阶段发生自杀、自伤、攻击企图或行为时，立即联系市精卫中心，根据情况紧急程度同时报告 110，市精卫中心设置绿色通道、预留病床，确保被救援者得到及时和合适的诊治。

五、存在问题与反思

由于此类突发公共事件心理救援需求急、规模大，参与心理救援工作的人员由市、区精防机构及社会心理咨询机构的精神心理专业人员组成，部分人员是首次参与现场心理救援，心理危机干预知识及专业技能均相对欠缺。心理救援人员技术参差不齐，导致存在救援效果不佳，甚至对被救援者造成二次伤害的风险。

鉴于此，政府应急管理部门应当吸纳人才，加强全市心理救援、危机干预队伍力量；及时更新心理救援队伍成员班底，平战结合；定期为全市心理救援、危机干预人员提供新的、系统的心理救援理论知识及实操演练。此外，还应当进一步加强市级精卫中心对区属卫生中心的指导及相互合作、联动。

第八节 洪水灾害后的应急心理救援

2021 年 7 月 20 日，河南新乡洪水灾害是河南特别是豫北地区罕见的、突破历史记录的持续性暴雨导致，与此同时，新冠肺炎疫情也在全国多点发生，增加了心理救援的难度和复杂性，民众心理援助的需求也很大，新乡医学院第二附属医院在自救的同时迅速在上级部署下以多种形式开展心理救援，并取得了阶段性成果。

一、洪灾的概念和危害

（一）洪灾的概念

洪灾可分为洪水、涝害、湿害，常见的造成洪涝灾害的原因可以归结为自然原因，主要是极端气候带来的持续暴雨。随着全球碳排放量增加和全球变暖，这种极端天气带来的洪灾越来越常见。

（二）洪灾的危害

除了带来人员伤亡之外，洪灾还会淹没大量农田、道路、房舍、工业基础设施等，造成巨大经济损失。洪水将农田冲毁，导致农作物减产甚至绝收，还会连锁导致农产品加工业、轻工业等相关部门缺乏原料或原料成本明显提高；对养殖业也会带来致命的打击，使畜禽类大量溺亡，大灾后出现大疫的风险明显提高；洪水会冲倒许多树木，造成交通、通信及水电供应中断，使信息、运输受阻；破坏供水设施和污水排放设施，还可能造成自来水水源的污染；洪涝灾害之后蚊蝇大量滋生，增加了传染病的发生风险。

从洪灾的发生机制来讲，洪灾具有明显的季节性、地域性和可重复性，我国南方地区洪涝灾害更为频发，波及区域更为广泛，而北方地区降雨相对较少，但全年降雨时间分布极不均匀，随着碳排放量增加等因素导致的全球变暖，短时、集中的暴雨导致的洪涝灾害在黄河流域、海河流域等北方地区有增多趋势。不同地区均可发生洪涝灾害，比如山区、滨海、平原等，而洪灾具有极大的破坏性和普遍性。尽管人类不可能完全防止洪灾的出现，但可以通过气象预报、及时预警、兴修水利等措施，尽可能减少灾害给人类带来的损失。

本节以 2021 年 7 月河南省新乡市突破历史极值的短时、集中大暴雨后发生洪灾，导致大量财产损失和暂时失去家园的新乡和卫辉群众的心理干预和心理援助为例，介绍洪灾之后的心理救援。在心理干预过程中，全国多地，特别是郑州市第六人民医院院内感染导致新冠肺炎确诊病例在河南多地出现，加大了本次心理援助的难度。

二、洪灾后灾民常见的应激反应与目标人群分类

自 2021 年 7 月 17 日暴雨肆虐郑州开始，超级猛烈的、突破历史极值的强降雨席卷豫北新乡、鹤壁、安阳等地，7 月 21 日新乡市区牧野站 2 小时降雨 267.4 毫米，超过前日郑州 2 小时最大 262.5 毫米的降雨量。7 月 17 日 8 时—7 月 22 日 6 时，新乡最大持续降水量达到 907 毫米。此次新乡持续大面积降水总量，超过了新乡有气象记录以来历史最强的两次极端降水量（2000 年的 583.1 毫米和 2016 年的 450.2 毫米），最大降水总量、最大小时雨强、最大两小时雨强、最强时段降水总量均与郑州相当。洪灾造成新乡市尤其是下辖卫辉市灾情严重，新乡医学院第二附属医院（河南省精神卫生中心）专家作为核心力量参与了此次新乡和卫辉受灾群众的心理干预和心理救援过程。

（一）洪灾后常见的应激反应表现和特点

1. 生理方面（躯体表现） 失眠、噩梦、消化不良、胸闷气短、出汗、身体麻木、心慌、心悸、头痛、头晕。

2. 心理方面

（1）情绪方面：恐惧、害怕、焦虑、紧张、情绪不稳、易激惹、强颜欢笑、刻板性笑容、悲伤、以泪洗面、愤怒、戒备心、内疚自责、警觉性增高、悲观绝望等。

（2）认知方面

1）因为许多群众匆匆撤离，财产、粮食收成和房屋损失巨大，许多老

年人担心家园何时恢复重建，何时回家，出现无力感、无助感，自我效能感也明显下降，自信心明显不足。

2）群众认知出现两极分化现象，一方面，大多数群众感谢党和政府的救灾安排，说比在家还好；两一方面，个别群众对自己家乡作为分洪区而失去家园十分不满，认为自己因为保城市而失去家园，将不满投射到有关部门，同时又因为所谓的不公平而将愤怒指向自身。

3）中原地区抗洪经验和策略相对匮乏，加之洪水增长过快，一些地区通信中断导致信息不畅，许多群众自发逃离家园，导致群众出现敏感、多疑、没有安全感、不轻易相信别人等。

4）由于新冠肺炎疫情和洪灾叠加，一些群众在灾后临时安置点因被要求戴口罩、不能聚集闲谈、不能自由外出等，而出现维权的呼声。

（3）行为方面：烟酒的过多有害使用、孤僻、缄默、对建立亲密关系的回避、怕见水、强迫行为，比如强迫洗涤、反复叠被子等。极个别人员表现出与现实脱节的过于超脱或故作轻松的状态，以此来逃避痛苦。

（二）目标人群分级

经历洪灾和新冠肺炎疫情在全国以及河南多点发生的影响，根据受到双灾影响的强度，受灾者从强到弱可分为五级：

1. 一级受灾者 直接暴露于洪灾之中并有实际损失的人群，包括受伤者、失去家园者、因灾失业者。

2. 二级受灾者 现场目击者和其他获救人群。

3. 三级受灾者 参与救灾的各类公务人员，如医生、护士、战士、警察以及民间救援人员。

4. 四级受灾者 突发公共危机事件区域的其他人员，如居民、记者、学生、公务员，参与救灾的心理援助人员也属于四级受灾者。

5. 五级受灾者 没有直接遭受灾难，但通过各类媒体对灾情的传播产生悲伤和感同身受的群体。

除了以上的五级人群，在洪灾和新冠肺炎疫情的双重压力下，一些特殊的人群，因为年龄、身体健康状况、家庭具体情况、能力、各类资源情况等特点，可能在双灾影响之下损失惨重，需要给予更多的关注，并应作为灾后的重点关注人群：

（1）儿童、老年人、孕期或者哺乳期妇女。

（2）洪灾中的受伤者。

（3）罹患各类躯体疾病的受灾者。

（4）既往和目前罹患各类精神、心理疾病的受灾者。

（5）既往有严重心理创伤史者。

（6）社会支持明显缺乏者。

三、心理救援的实施

（一）心理救援队成员

按照新乡市新型冠状病毒感染的肺炎疫情防控指挥部办公室于2021年7月30日下发的《新乡市安置点群众心理援助实施方案》通知，成立新乡市防汛救灾心理援助医疗队，队员由来自新乡医学院第二附属医院（河南省精神卫生中心、河南省心理危机干预中心、河南省心理卫生协会）和新乡市心理卫生学会的人员组成。按照通知要求，为全市临时安置点的数万名群众提供心理援助、心理健康教育，对受洪灾影响人群的心理状况进行研判，为新乡市社会心理服务体系建设领导小组提供决策建议和咨询。全队共113人，其中精神科医师37人，具有心理咨询培训背景的精神科护士40人，心理咨询师36人；高级职称25人，中级职称67人，初级职称21人，队员平均年龄43岁。其中15名队员参加了2020年2—3月驰援武汉的国家援鄂心理医疗队（河南）赴武汉的心理救援工作。

（二）新乡市洪灾安置点现场心理救援队伍组成

2021年7月31日，由上述113人组成的新乡市防汛救灾心理救援队分赴市区以及延津县、辉县、获嘉县、新乡县的128个安置点，为52 629名受灾群众开展心理干预和心理救援工作。

（三）成员责任和分工

队长由新乡医学院第二附属医院院长担任，负责组织干预前的技术培训，主持制定心理干预的方案与流程、任务的领取与分配、副队长及组长的任命、全队的新闻发布以及与指挥部的沟通协调、心理督导等。

副队长由3名资深精神科医师和1名资深心理咨询师担任，参与制定安置点心理干预的方案和流程、制作培训资料、编写心理自助手册、制定心理干预的破冰流程、对各组的干预过程进行指导与督导。医疗队下设6个工作小组：综合组、宣传组、资料组、信息组、后勤保障组、技术督导组。

全队共分为37个工作组，每组分别由精神科医师、心理咨询师、精神科护士混编而成，可进行专业互补。组长均由精神科医师担任，负责心理评估、心理健康科普讲座、精神科应急处置和药物应用以及精神科患者的诊断和转介工作，指导小组的心理危机工作和小组督导。心理咨询师协助组长进行心理干预工作，在组长指导下进行精神障碍的初筛，负责本组的团体心理辅导工作。精神科护士负责心理干预工作、科普资料的领取与发放、儿童心理游戏的组织与实施、小组后勤保障以及每天工作量的统计上报工作。

四、洪灾后安置点心理救援的实施

新乡市洪灾发生后，处于受灾核心区的新乡医学院第二附属医院全员主动加班开展自救，并接受物资捐赠，确保医院的重要设备和患者万无一失。在院区洪水退去和全院1 500余名住院患者自身医疗秩序恢复之后，在上级指挥部的统一部署下开展全市安置点群众的心理救援工作。

（一）应急响应阶段

1. 新乡医学第二附属医院在暴雨袭击下进行生产自救的同时，于2021年7月21日在全省率先推出极端天气之下的心理调适相关科普文章。此后不断推出系列心理科普文章，专家接受各种媒体采访并制作科普视频向大众推出。

2. 河南省心理援助云平台免费开放心理咨询端口，专家排班值守，将工作时间紧急调整为8:00—22:00。河南省开通24小时心理援助热线进行一对一心理援助。

3. 2021年7月24日，医院组织专家启动编写《河南省防汛救灾心理应对手册》。7月26日和27日，新乡医学院第二附属医院2名心理干预专家亲赴受灾最为严重的新乡卫辉市抗洪一线，为消防人员进行心理科普讲座、团体及个别心理危机干预，并赠送前线急需的皮肤科用药和消炎药，还赠送了面向全人群的《突发应急事件公众心理应对指南》系列丛书。同时，深入两个临时安置点，进行灾后心理健康讲座，并现场评估群众心理需求。

4. 2021年7月29日，心理救援队队长、常务副队长应邀陪同新乡市副市长去收治灾区受伤群众的定点医疗机构以及群众临时安置点进行现场考察、调研，并受指挥部委托制定新乡市安置点群众心理援助实施方案。

5. 积极和指挥部沟通方案内容、队伍组成、安置点数量、分布、总人数等内容，做好出征准备，在指挥部统一部署下开展工作。

6. 挂靠于新乡医学院第二附属医院的河南省心理卫生协会于2021年7月28日发布对全省心理工作者的倡议书，号召全省心理工作者立即行动起来，主动投身这场抗洪救灾的社会心理服务之中。

7. 做好开展工作前各类物资、资料和精神类药品的前期准备。

（二）安置点心理救援实施阶段

1. 在新乡市指挥部的指挥协调之下，2021年7月31日上午举行简短启动仪式，随后37个小组分赴全市各受灾群众临时安置点开展心理救援和心理干预工作。在启动仪式之前，进行了心理危机干预的技术培训，并制定了详细的安置点心理危机干预的工作流程以及在工作起始阶段的破冰流程。

2. 要求心理援助队员持四证方能进入安置点，分别为48小时之内核酸阴性证明、市政府统一制作的心理援助工作证、身份证、健康绿码或行程码。

3. 紧急编写“24问便携式灾后心理自助手册”，印制3万册，并将河南省24小时免费心理援助热线、河南省心理援助云平台二维码以及登录操作流程印制在尾页，方便群众进行远程心理自助服务和咨询。

4. 发放面向全人群的《突发应急事件公众心理应对指南》系列丛书（每套8本）和心理调适影音资料（U盘），还为在心理干预过程中识字的安置点群众发放《致灾区同胞及救援人员的一封信》（因为文盲及学龄前儿童较多）。

5. 制作新乡市心理援助团队横幅和心理干预彩印宣传海报，打印安置点临时心理咨询室宣传材料并在安置点醒目地方张贴。

6. 全市128个安置点全部设在暑假期间的各大中专院校以及幼儿园，提前做好和市教育局以及各安置点学校的沟通工作。

7. 队长、副队长、6个职能工作组每天会商1～2次，各组每天晚上7点之前将当天的工作量、现场照片和视频、亮点和工作建议发到微信群中。资料组将每日工作量、亮点、建议、每日例会会商结果以及各安置点群众的心理和其他实际需求以每日工作日报的形式向指挥部上报。

8. 每天在各大媒体、医院网站、医院公众号等网络平台，进行本次干预活动的动态报道。

9. 对以疫情防控等各种理由拒绝入内干预的个别安置点，在沟通无效后上报指挥部统一协调。

10. 安置点受灾群众大多来自分洪区和其他重灾区，家园暂时失去、撤离匆忙、财产经济损失巨大、老年人孩子居多，因此采取如下方式确定重点干预对象：

（1）由村干部及安置点负责人、医疗点以及志愿者发现并推介的重点干预对象。

（2）经过现场心理健康讲座途径筛查出的重点干预对象。

（3）经过进入每个宿舍现场心理访谈评估，确定的重点干预对象。

（4）主动拨打热线电话，主动寻求心理援助的重点干预对象。

（5）主动到安置点心理咨询室求助的重点干预对象。

（6）重点人员包括儿童少年、老年人、有死里逃生经历者、健康状况不佳者、既往有精神心理疾病者、受伤者、有重大经济损失者、孕妇等。

11. 2021年7月31日—8月9日，37个工作组分赴各安置点进行心理访谈评估和干预，心理巡诊80 706人次，发现心理危机干预重点人员397人，其中儿童青少年59人，服用精神科药物104人；联络会诊63人次，为安置点医务人员心理干预167人次；发放心理评估筛查表5 610份，PTSD筛查表300份，发放灾后心理自助手册11 820本，《致灾区同胞和救援者的一封信》11 000张，累计发放《突发应急事件公众心理应对指南》系列丛书299套（1 196本），心理调适影音资料U盘182个；心理热线接听电话198例。

12. 干预方式

（1）支持性心理治疗技术。

（2）紧急事件应激晤谈技术（critical incident stress debriefing，CISD）。

（3）儿童及老年团体心理辅导技术。

（4）心理科普健康教育。

（5）儿童行为干预技术（绘画、游戏、读书、武术等）。

（6）短程价值取向（short-range value orientation）和认知应对治疗技术。

（7）乐眠操、八段锦、手指操、演示七步洗手法、如何实施急救、唱豫剧等。

（8）重点人群一对一的个体心理访谈和个体化干预技术。

（9）针对儿童青少年缺乏学习用品的大量捐赠。

（10）针对救援人员、安置点医务人员、志愿者的团体心理辅导和心理干预。

（11）进行传染病感染控制知识宣教。

（12）对安置点筛查中发现的重型精神疾病（精神分裂症、双相情感障碍、偏执型精神病、精神发育迟滞伴发精神障碍、癫痫伴发精神障碍、分裂情感障碍等）患者，及时免费送药；对不在册的重性精神疾病患者，开辟绿色通道，及时办理手续，将患者信息录入全国严重精神障碍信息系统，以使其立即享受国家救助政策（每年 1 400 元）。对有自杀风险和精神疾病急性发作期的患者，及时进行药物干预和转介到精神科专业机构。

五、任务结束和撤离

1. 2021 年 8 月 6 日，中共中央政治局委员、国务院副总理孙春兰视察新乡安置点时要求加强心理疏导，并指示在 8 月 9 日后安置点群众撤离安置点并返乡。此次安置点心理干预工作共持续 10 天。

2. 撰写总结、工作报告，统计各组每个干预队员实际的出勤量和工作量并汇总，上报指挥部。

3. 全队例会制度坚持到 8 月 11 日，对群众返乡后可能出现的再适应问题进行预判，对下一步心理干预工作提前计划

4. 因特殊安排，本次各安置点未见到罹难者家属，特向指挥部提出申请，阐述居丧干预的重要性和必要性，在指挥部统一部署下，力争早日开展

此项工作。

5. 队长及常务副队长带领救灾物资和心理干预自助手册、《突发应急事件公众心理应对对指南》系列丛书、慰问信，去受灾最严重的新乡卫辉市上乐村镇西沿村慰问全村群众、救灾者，并实地感受考察灾情、灾后重建的心理救援需求。

6. 对曾奋战在抗洪前线，目前已返回驻地的新乡市消防支队进行全员线上心理评估和线上心理咨询、心理干预，为现场心理干预做准备。

7. 组织专家编写修订河南专用心理自助手册（洪灾、新冠双灾），和针对全国新冠肺炎疫情防控的心理自助手册，印制后向全国、全省免费发送。

六、洪灾后心理应急救援开展的注意事项

1. 洪灾后心理救援开展时机一定要得当，在生命救援阶段，切忌冒着生命危险去做心理干预工作，一定要在救灾指挥部的授权之下统一开展工作。

2. 在心理救援中加入防控传染病疫情的内容，很受群众欢迎；其他诸如注意环境卫生、不食霉变或隔夜食物、注意防暑降温、为群众义务测量血压、为孩子赠送学习文具等措施融入心理危机干预的过程当中，效果较好。

3. 心理干预有赖于上上下下的配合，但在各安置点，大多是心理工作者单打独斗，基本上靠队员自己组织、宣传，需要改进。

4. 因为安置点的群众主体是老年人和孩子，许多人不识字，所以心理评估平台收集资料有限，做一些极少的心理评估时要顾及群众的感受，不要为了收集资料而作干预，以不给群众带来二次伤害为底线。

5. 为了留存工作痕迹而拍照时，一定要征得群众的同意，对精神科确诊患者要做到隐去面部。

6. 不做超出能力范围之外的承诺，一旦有承诺，一定要付诸实施。

7. 心理救援人员在各安置点做干预时，不惟心理而心理，比如群众反映的安置点治疗躯体疾病的药物缺乏时，应及时向安置点和指挥部以各种方式反映情况，并及时给群众反馈结果，收到了良好的效果。

8. 干预过程中遇到群众的拒绝，不代表心理救援人员的挫败和心理干

预无用，而是受灾群众对灾后的应激反应及后续可能对个体造成的影响还没有足够的认识，需要加大科普力度让更多的群众了解并防范应激相关障碍的发生。救援人员应将联系方式留给家属或志愿者，以便有事随时联系救援工作组。

9. 救援工作组与安置点的医疗服务机构和人员建立双向转诊机制，运行良好。

通过对新乡市临时安置点受灾群众为期 10 天的心理干预工作，从心理救援队伍的组建、对受灾群众心理干预工作方案和流程的设计、具体干预策略和技术的培训、督导，到数据汇总上报总结，完全将心理干预和心理救援工作当成一个严谨的科学任务，以科学精神体现充分的人文关怀，有序、圆满地完成了临时安置点大规模的心理救援任务。

第九节 台风灾后的应急心理救援

台风具有突发性强、破坏力大的特点，是世界上最严重的自然灾害之一。在我国沿海地区，几乎每年夏秋两季都会或多或少遭受台风的侵袭。我国台风主要分布在东南沿海地区，其中福建、广东、浙江、台湾等为主要受影响的省份。台风常带来狂风、暴雨和风暴潮三个气象变化。台风过境时的狂风暴雨天气，造成海面巨浪，严重威胁航海安全。台风登陆后带来的风暴增水可能造成严重洪涝灾害，导致人民生命健康和财产的巨大损失。除了台风本身带来的破坏外，还可产生许多次生灾害，群众因此而遭受的生命财产损失也不小。本节主要介绍 2006 年 8 月“桑美”及 2016 年 7 月“尼伯特”两次台风后的应急心理救援过程，为台风后的应急心理救援实施提供借鉴。

一、台风的概念及危害

（一）台风的概念

台风是热带气旋的一种。热带气旋是发生在热带或副热带洋面上的低压涡旋，是一种强大而深厚的热带天气系统。我国把西北太平洋和南海的热带气旋按其底层中心附近最大平均风力（风速）大小划分为 6 个等级，其中风力为 12 级或以上的，统称为台风。

（二）台风的危害

台风的破坏力主要由强风、暴雨和风暴潮三个因素引起。台风是一个巨大的能量库，其风速都在 17m/s 以上，造成建筑、桥梁、车辆的损毁，也容易导致高空坠物，造成人员伤亡。台风是非常强的降雨系统，台风暴雨造成的洪涝灾害，是最具危险性的灾害。台风暴雨强度大，洪水出现频率高，波及范围广，来势凶猛，破坏性极大。强台风的风暴潮能使沿海水位上升导致潮水漫溢，海堤溃决，冲毁房屋和各类建筑设施，淹没城镇和农田，造成大量人员伤亡和财产损失。风暴潮还会造成海岸侵蚀，海水倒灌造成土地盐渍化等灾害。

台风的次生灾害包括暴雨引起的山体滑坡、泥石流等。在城市里，台风造成的暴雨和海水倒灌很可能造成城市内涝等次生灾害，引发交通瘫痪、地铁停运等，影响城市正常运行甚至造成人员伤亡。台风还可能造成生态破坏、洪水过后疫病流行。

二、台风灾后常见目标人群的需求和评估

台风所致的灾害类型较多，包括洪涝灾害、海难、山体滑坡、泥石流、建筑物坍塌、高空坠物等。其中由于台风暴雨强度大，洪水出现频率高，波及范围广，来势凶猛，破坏性极大，极易造成洪涝灾害，是最具危险性的台风所致灾害类型之一。本节主要介绍台风所致洪涝灾害的应急心理救援，其他类型的灾后应急心理救援可参考其他章节相关内容。

以下将以 2006 年 8 月“桑美”台风及 2016 年 7 月“尼伯特”台风灾后应急心理救援为例介绍台风灾后应急心理救援的实施过程及注意事项。超强台风“桑美”于 2006 年 8 月登陆浙南及闽北地区，最大风速达 68m/s，台风强度达到 17 级，是新中国成立 50 年以来登陆祖国大陆最强的台风。超强台风“尼伯特”于 2016 年 7 月登陆台湾后次日再次在福建登陆，最大风速达 72m/s，台风强度达到 17 级以上。两次台风均对登陆地区造成了重大的人员伤亡及财产损失。福建省福州神经精神病防治院（福建省精神卫生中心）专家参与了这两次台风灾后的应急心理救援。

（一）台风灾后受灾人群常见应激反应表现及特点

1. 生理方面（躯体表现） 胃肠不适、腹泻、食欲下降、头痛、疲乏、失眠、噩梦、感觉呼吸困难或窒息感、哽塞感、肌肉紧张等。其中失眠是较为突出的生理主诉之一。

2. 心理方面

（1）情绪方面：害怕、焦虑、恐惧、怀疑、不信任、沮丧、忧郁、悲伤、易怒、绝望、无助、麻木、否认、无奈、孤独、紧张、不安、愤怒、烦躁、过分敏感或警觉。除了应激障碍常见的一些情绪反应外，与其他灾难比较，自责和愤怒是较为突出且值得关注的两种情绪。

（2）认知方面

1）担心家人健康、害怕得病、害怕死去、缺乏自信、注意力不集中、无法决断、对未来充满无力和无望感、担忧死去家人的孩子该怎么照顾等。

2）台风不同于其他灾害的突然性和不可预测性，通常在台风来临前，气象部门会有详细的台风预报。但在台风高发地区的人员，由于经常遭遇台风，思想上容易出现麻痹大意，认为此次台风和以前一样不会有严重后果，疏于防范。在严重的损失面前，受灾人员容易出现明显的自责，责备自己为什么没有重视，自责为什么死去的不是自己而是家人。由于自责的情绪，受灾人员容易继发出现愤怒情绪，对救灾人员和政府部门产生敌对和抵触情绪。

3）东南沿海地区的人员通常有较为丰富的抗台风经验，但结果却不尽人意，无法抵御，所以部分人员会出现无奈情绪。

4）灾后的儿童青少年，常常担心自己失去家人的陪护后未来没有机会上学，或不敢离开父母，担心自己出事，也担心父母出事。

（3）行为方面：社交退缩、逃避与疏离、不敢出门、害怕见人、不敢住在房子里等。

（二）目标人群分级及重点关注人群

1. 目标人群分级

（1）一级受害者：第一线最大暴露于台风灾害的人。重点关注直接经历灾难者、受伤者。

（2）二级受害者：一级受害者的亲朋好友。

（3）三级受害者：救援人员，包括没有重大灾后救灾经验的志愿者和参与救援的最先救助者。

（4）四级受害者：台风灾区的一般民众。

（5）五级受害者：没有直接遭受灾难，但同样感到悲伤的人。

2. 重点关注人群

（1）儿童、老年人、妇女。

（2）伴有以下情况者：①受伤者；②既往有创伤障碍史者；③既往或目前患有精神或躯体障碍者；④缺乏社会支持者。

三、台风灾后应急心理救援的队伍体系

（一）台风灾后应急心理救援队伍基本情况

根据《中共福建省委、福建省人民政府关于开展2015年为民办实事工作的通知》（闽委〔2015〕3号）、《福建省省级卫生应急队伍装备建设项目实施方案》（闽卫应急〔2015〕30号）等文件要求，承建单位福建省福州神经精神病防治院（福建省精神卫生中心），按照队伍接到特别重大突发事件处置指令后能够快速到达现场，并具备持续3天先期开展基本的紧急医学救援和应急处置任务能力的建设标准于2016年建立了福建省心理应急干预救援一队，由院应急办统一管理。目前队员有42人，均来自福建省福州神经精神病防治院。其中卫生应急管理人员4人、精神科医师13人、心理咨询和治疗师15人、护理人员3人，技术及后勤保障人员7人；高级职称11人、中级职称10人、初级职称21人。配备物资运输车、人员运输车、指挥车应急救援车辆3辆，以及相关的救援物资及设备，队员平均年龄不到40岁。

（二）两次台风灾后救援队员派出人员情况

1. 2006年“桑美”台风后，派出福建省精神卫生中心专家组成员3名，三明市精神卫生中心专家组成员1名，均为高级职称精神科医师，赶赴受灾地，联合当地福鼎市精神病院的精神科医师开展实地救援。

2. 2016年“尼伯特”台风后，派出福建省心理应急干预救援一队队员5名，包括精神科副主任医师1名、主治医师1名、心理咨询师/治疗师2名、

护士1名，联合当地闽清精神病防治院派出的数名精神科医师开展心理救援。

（三）台风灾后心理应急救援队员责任分工

1. 队长　精神科副主任医师，负责现场心理应急救援指挥、与总指挥部联系、心理危机干预方案制定、任务实施总协调、人员调配、督导、对外发布信息等。

2. 其他成员

（1）精神科主治医师：负责心理评估、严重应激障碍及其他精神障碍的医学处理、危机状态的心理干预、指导心理治疗师开展危机干预。

（2）心理治疗师：负责心理评估、心理危机干预的开展、严重应激障碍及其他精神障碍的初筛。

（3）护士：负责协助精神科医师及心理治疗师开展干预工作，后勤保障及协调。

3. 后方督导专家　由院内专家组负责远程心理督导。

4. 院应急办　负责心理应急救援队伍的后勤保障及后方组织协调工作。

四、台风灾后心理应急救援组织实施过程

两次台风灾害发生后，均由省市卫健委统一指派，福建省福州神经精神病防治院派出精神（心理）专家或心理应急救援队员参与受灾地区心理救援。

由于2006年台风灾后应急心理救援尚未进行体系化建设，所以下面主要介绍2016年“尼伯特”台风导致闽清坂东镇遭遇特大洪灾灾后应急心理救援实施过程。

（一）应急响应阶段

1. 福建省心理应急干预救援一队通过媒体获悉台风灾后相关信息后，内部通知队伍行动单元轮流应急值守。保持值守行动单元队员24小时通信畅通，并先期做好相关应急救援物资、办公用品、自我保障物资及车辆准备。

2. 此次洪灾导致闽清坂东镇进出道路交通严重瘫痪，经先期到达的救

援队伍抢修后，交通逐步恢复。2016 年 7 月 19 日福建省心理应急干预救援一队接到省市卫健委指令，2 小时内赶赴受灾地。

3. 心理应急救援专家及队员到达受灾地后第一时间向应急指挥部报到。

4. 携带物资

（1）相应自我保障物资。

（2）灾后心理健康宣传手册。

（3）心理援助热线宣传手册。

（4）心理治疗相应办公用品。

（5）药品：新型抗精神病药物、选择性 5- 羟色胺再摄取抑制剂、苯二氮䓬类及非苯二氮䓬类助眠药物等。

5. 工作重点　了解上级指令要求及属地指挥部报到地点，当地交通情况，制定机动方案，确保自我保障物资到位和自我保障方案，明确行动范围，了解当地精神卫生力量状况，初步了解灾后灾民心理状况及心理干预的需求，制定初步心理救援方案。

（二）应急心理救援实施阶段

1. 在应急指挥部的协调下，在当地卫生院或指挥部设立临时心理咨询点，并对外公布相关信息。安排一名精神科医师及心理治疗师随时接待求助者，并负责与指挥部的工作协调。

2. 安排其余人员随当地疾控人员或精神卫生机构人员入户开展现场心理援助工作。

3. 公布 24 小时福建省（福州市）心理援助热线电话号码，方式包括：①挂热线号码横幅。②应急指挥部公告。③福州市电视台播放等形式对外公布。④心理援助热线宣传手册。

4. 确定重点干预对象来源

（1）由当地卫生部门或机构（精神病院或乡镇卫生院）收集受灾人员情况，讨论初筛出重点干预对象。

（2）根据入户现场访谈评估，确定重点干预对象：①拨打心理援助热线，热线评估有危机状态的人员。②自己主动到心理咨询点求助，评估为危机状态的人员。

5. 由于受灾面积大，受灾人群广泛，评估重点人员为：

（1）有家庭成员伤亡的受灾人员。

（2）直接目睹其他人员伤亡场面和经历房屋坍塌、被洪水卷入等危机场景人员。

（3）有重大财产及房屋损失的人员。

（4）儿童青少年。

（5）受伤人员。

（6）既往有精神疾病史的人员。

（7）有较严重情绪反应或躯体反应的人员。

（8）有情绪反应和自我干预需要的救援人员。

6. 上门访谈评估及干预

（1）共入户：210 户。

（2）评估：510 人。

（3）重点关注人员：289 人。其中儿童青少年 172 人、既往有精神疾病者 30 人。

（4）重点干预：46 人。

（5）药物干预：41 人。

7. 干预方式

（1）心理急救技术。

（2）支持性心理干预技术。

（3）心理康复技术。

（4）稳定化技术。

（5）放松技术。

（6）哀伤辅导技术。

（7）紧急事件应激晤谈技术。

（8）针对儿童青少年的心理干预，主要依托教育系统的心理援助工作者开展个体或团体的心理辅导或危机干预。

（三）任务结束及撤收阶段

1. 撤收指令　接到市卫健委及应急指挥部指令撤收，心理援助工作共开展 7 天。

2. 撰写评估报告和总结。

3. 接受集体督导一次。

4. 与当地精神卫生工作人员交接工作。

五、台风灾后心理应急救援的注意事项与反思

（一）心理危机干预中需注意事项

1. 台风洪灾后受灾群众的应激反应与其他灾后应激反应类似，只是病理性重现的创伤场景内容不同。睡眠障碍为常见的症状：大部分表现为入睡困难、易醒、多梦，大部分是恐怖性的梦境，被梦惊醒。要求帮助其改善睡眠是较多的主诉。所以需要利用放松训练或药物干预等方式帮助其改善睡眠，有利于度过心理危机。

2. 台风来袭之前思想上麻痹大意，疏于防范，在严重的损失面前，受灾人员容易出现明显的自责。由于自责情绪，受灾人员容易继发出现愤怒情绪，对救灾人员和政府部门产生敌对、抱怨和抵触情绪。需要重点关注这部分人员，给予充分共情、理解、正常化和解释，避免影响救援工作的开展和舆情的出现。

（二）应急心理救援组织实施过程的反思

1. 由于交通瘫痪导致队伍到达现场干预的时间稍迟。建议应急心理救援队伍可以在气候及交通环境适合的情况下，尽快到达现场并介入开展工作。

2. 由于台风所致的洪灾导致灾后现场卫生状况极差，受灾群众容易对食品卫生和防疫产生担忧情绪。需要防疫部门积极介入并开展防疫和消杀工作，有利于受灾群众的心理稳定。

3. 重大风灾和洪灾后，群众的财产损失极其严重，食物、住宿、衣物等生活基本保障无法得到满足，原有生活均衡状态的需求结构难以维持。受灾群众希望能找回财务的要求比较多。因此，早期社会支持、基本生活物资援助显得非常重要，及时提供基本生活必需品是灾后最重要的需求。

（三）其他需要关注的方面

1. 由于台风灾后自然环境复杂，队员到达现场需注意自身安全，避免

潜在的山体滑坡、高空坠物、溺水等危险。

2. 队员应掌握基础的溺水、外伤等初步躯体救治技能。

3. 注意舆情。灾后现场由于信息不畅，可能出现流言蜚语和舆情，需要及时向上级汇报，保持和指挥部的沟通，向群众传达准确信息和正面引导，避免舆情的出现。

由于台风破坏力巨大，灾后的自然环境复杂，次生灾害较多，影响面广泛，所以台风灾后心理救援队伍的组织管理、体系化建设、多部门协调、心理社会支持显得尤为重要。特别是在灾前，做好相应的应急物资储备和台风灾后心理救援演练是非常必要的环节。

第十节 矿难后的心理救援与心理危机干预

在自然灾害以及应激性事件中，矿难是一类较常发生的、特殊的灾难性事故。矿难中，死难者家属、幸存者以及相关救援人员的生理、心理均可遭受不同程度的损伤。本节以 2020 年 11 月 29 日湖南省耒阳市某煤矿透水事故中的心理救援过程及注意事项为例，对矿难的概念与危害、目标人群心理评估、心理救援侧重点、心理干预启示等进行阐述。

一、矿难的概念及危害

（一）矿难的概念

矿难是指在矿产资源采掘过程中发生的事故，通常造成人员伤亡的危险性极大。

造成矿难的事故种类可分为：毒气体泄漏（硫化氢）或天然气爆炸（比如甲烷），煤炭粉尘爆炸，地震活动或矿井坍塌、透水或水灾，机械故障以及指挥失误等。在我国资源型行业安全事故中，最具代表性的矿难事故类别是煤炭的矿难事故，原因是煤炭具备独特的物理特性，有其特殊的地质赋存条件，在我国能源结构中具有不可撼动的地位。

（二）矿难的危害

矿难事故不仅给生命、财产造成巨大损失，而且对经济和社会发展造成不良影响。在中国，煤矿安全是一个主要社会问题，盗采煤矿、生产失误、器械老化及故障等人为原因是矿难频发的主要原因。多数煤矿已进入多水平开拓，井深巷长，老井老巷、双突矿井多，大部分矿井地质条件复杂；而小煤矿点多、面广、战线长，生产力发展水平低，投入不足，先进技术设备跟不上。煤矿工人在井下数百米深处作业，一旦发生事故，救援非常困难，人员伤亡率高，在紧急救援过程中对矿工、家属、子女和救援人员等群体的心理影响极大。

不仅如此，事故灾害的发生还有隐性的长期的不可预估的严重影响，如幸存人员的心理疏导、矿难家属的心理创伤、矿难人员子女的成长教育、救援人员的心理干预、相关群体的心理援助等。

二、矿难事故中心理干预目标人群需求和评估

2020年11月29日，湖南省耒阳市某煤矿发生透水事故，13人被困井下。

（一）矿难中受灾人群常见应激反应表现及特点

1. 生理反应 因缺氧导致的胸闷、心慌、呼吸困难、眩晕等；肢体麻木、听力下降、身体发冷、寒战、站立不稳、疲乏无力、昏迷。

2. 心理反应

（1）认知特点：感觉减弱、反应迟钝、思维联想减慢、无助与无望感。

（2）情绪特点：恐惧、焦虑、抑郁、惊恐、濒死感发作、绝望感。

（3）意志行为特点：行为无目的、冲动行为、行为盲目或缓慢。

（二）目标人群分级

1. 一级人群 矿难幸存者（矿工）分为两类。

（1）矿难事故中受伤严重或残疾的矿工：该人群的突出特征是事故本身造成躯体的直接伤害且不可恢复，同时对其心理、个性和日常生活等造成极大影响。该人群常表现为孤僻或难以接近、自暴自弃、丧失信心、烟酒滥用或药物滥用以麻痹自己等。

（2）受伤较轻或参与施救的矿工：该人群的突出特征是事故本身造成躯体上的影响轻微，容易恢复，主要是心理上的长期影响。

2. 二级人群 遇难者家属。该人群因痛失亲人，陷入痛苦、伤心、绝

望等情绪，身心均受到重大打击，心理创伤较大且持久。

3. 三级人群 幸存者家属。该人群的突出特征是需要面对亲人（幸存者）的永久躯体残疾或长期慢性的心理困扰，以及未来可能的家庭变故、经济或生活困境等，表现出抑郁、痛苦、悲观、失去生活信心等负性情绪。

4. 四级人群 与矿难事故直接参与人有密切关系的同事或朋友。该级人群受矿难事故间接影响，表现出焦虑、抑郁、悲伤、惋惜等负性情绪，影响其工作或个人生活，可能产生一定的心理创伤。

5. 五级人群 参与现场救援的工作人员。包括参与井下施救、煤矿重建、生产恢复、身心康复辅导的工作人员。

三、矿难救援方向和侧重点

1. 总指挥 与矿难事故所在地领导密切联系，协调相关部门紧急参与救援。参与救援的部门包括专业搜救人员、通讯联络、医疗救助、后勤物资供应等。

2. 医疗救助 包括医疗急救、急诊外科、急诊内科、护理人员、救护转运系统。

3. 心理危机干预工作组

（1）心理干预工作组组成：精神科医生、心理咨询师、心理治疗师、其他相关心理学工作者。

（2）心理干预工作组参与救援时间：以最快的速度进入矿难现场以及矿难事故直接参与人（矿工）家属安置点。

（3）心理干预主要工作任务：首先对矿难事故直接参与人（矿工）家属进行心理评估。其次对急需干预人员通过心理疏导等技术手段稳定目标人群的情绪状态。然后，对参与救援的人员必要时可进行团体心理干预。

（4）利用适当机会，在现场进行群体心理健康促进和健康宣教。

四、矿难救援的实施

（一）事件经过

2020 年 11 月 29 日 11:30 分左右，湖南省衡阳市耒阳市某山煤矿发生透水事故，事故发生时共有 15 名工人下井作业，其中 2 人成功逃生，13 人被困井下。事故发生后，当地采取多种措施进行排水和人员搜救工作。湖南省第一时间成立救援指挥部，应急、矿山救援、地质、消防、安全、医疗、电力、通信等力量及省内外 14 支救援及保障队伍 920 余人全力施救。救援现场指挥部制定并实施紧急救援方案，救援人员开展科学施救，争分夺秒营救井下被困人员，竭尽全力减少伤亡人数。因事故矿井地质条件复杂，井下采空区不明确，井筒坡度大、井下巷道狭小等因素，救援工作难度极大，截至 12 月 11 日，事故造成 13 人被困，无一生还。

（二）医疗救援过程

2020 年 11 月 29 日 11:30 分，事故发生后，湖南省第一时间成立救援指挥部，应急、矿山救援、地质、消防、安全、医疗、电力、通信等力量及省内外 14 支救援及保障队伍 920 余人全力施救。应急管理部党委书记立即作出部署，赶到部指挥中心视频调度指导救援处置。应急管理部派出由国家矿山安监局副局长带队的工作组和专家赴现场指导救援。在医疗救援层面，湖南省卫生健康委员会第一时间成立“11・29 耒阳某山煤矿透水事故”医疗救援指挥小组，立即与衡阳市耒阳市卫健委对接并组建医疗救援小组。在省卫健委应急办统一部署下，湘雅二医院第一时间派出国家紧急医疗救援车队，成员包括急诊医学科、外科、精神心理科等多学科医生，携带救援物资驱车前往现场，与离事发地最近的医院（耒阳市人民医院）一起组成救援团队，随时待命进行现场救援工作。

（三）心理救援工作

透水事故发生后的第 48 小时，在国家和省市领导统一部署下，中南大学湘雅二医院精神病学科选派两名副高职称的精神病学兼心理干预救援专家驱车前往事故地点，与当地指挥部主管医疗救援的领导对接，快速了解现场情况，指导衡阳市第二人民医院（精神卫生中心）心理救援团队在 2 小时内完成《常态化疫情防控下煤矿渗漏事件心理救援工作计划》，并充分调动当地心理救援资源，投入心理救援工作。

1. 通过多种渠道了解一级人群在井下的救援动态。一天两班，由具有中级职称的精神科医师和具备心理危机干预经验的心理咨询人员在现场值守。

2. 开通24小时心理危机干预电话，通过张贴和发放传单等形式，利用就餐时间等对参与救援的所有现场人员进行心理援助告知和心理健康宣教工作。

3. 以非精神科医护为依托，与现场值守的耒阳市人民医院非精神科（内外科）医护人员积极沟通，取得对方合作后进行简单培训，引导其快速识别精神心理问题，随时把心理服务理念和技巧介入常规工作。早发现、早识别和早干预精神心理问题。对失眠者给予小剂量安定类药物；对急性焦虑状态者微信推送冥想与放松音乐，进行放松训练。同时，全程承担抢救工作组相关人员的心理医疗保健工作。

本次救援，因事故矿井地质条件复杂，救援工作难度极大，被困者无一生还。救援人员在生理和心理上承受了巨大压力。因心理救援在各层次人员的适时介入，最大限度地保存并提高了救援人员的战斗力，使得救援工作善始善终。

五、从心理干预视角看矿难危机救援启示

（一）指导制定心理救援计划的重要性

中南大学湘雅二医院院领导经慎重考虑，精心选派两名曾在2020年亲赴武汉参加新冠肺炎心理救援工作的国家心理救援专家，心理救援经验丰富，遇事冷静。他们亲临事故现场后，凭借丰富的心理救援经验，立即勘察并了解当地各层次人员心理动态，牵头指导并组织当地心理救援人员制定矿难事故心理救援计划，主笔快速撰写出《常态化疫情防控下煤矿渗漏事件心理救援工作计划》。基本内容包括：①心理救援的工作意义；②工作目标；③心理服务组织架构和工作方式；④心理救援实施步骤等。该心理救援计划为当地心理救援人员提供了明确的目标和要求，可随时进入工作程序，可操作性强，具有极为重要的现实意义。

（二）心理救援工作计划的核心内容

《常态化疫情防控下煤矿渗漏事件心理救援工作计划》核心内容如下：

1. 工作意义 煤矿渗漏事件发生后，国家和省市领导高度重视现场的组

织管理者、各级救援人员、伤员以及家属的心理支持和心理救援工作。按上级指示，心理救援的重点任务是：在积极抢救伤员的同时，尤其注意在救人过程中的躯体疾病和心理疾病的突发事件。事故现场条件简陋，救援组织涉及公安、警察、医疗、专业救援队伍等，在新冠肺炎疫情防控形势下，心理救援工作面临新挑战。本次心理救援计划的目的：根据需要，保证伤员和救援队人员等获得必要的心理支持，识别和缓解各级各层次人员的焦虑、抑郁、失眠等负面情绪，降低重大心理行为问题风险，预防应激相关障碍的发生。

2. 工作目标 为伤员及家属、各级救援人员及管理后勤保障人员等所有现场人员提供心理评估、心理支持、心理疏导、心理危机干预及精神科诊疗等服务，帮助伤病员平稳情绪、提升康复信心、积极配合治疗；为家属提供心理关怀和服务；促进各级救援人员身心健康，识别和处理潜在的心理行为问题，降低由此引发的安全与管理风险。

3. 心理服务组织架构和工作方式 以精神心理工作者为主导，包含精神科医生、临床心理医生、心理咨询师、社工和经过培训的志愿者组成的心理服务团队。以非精神科医护为依托，尽早与非精神科团队，尤其是外科和护理团队沟通讨论医患沟通技巧和如何识别精神心理问题，把心理服务理念和技巧介入非精神科医护人员常规工作中。早发现、早识别和早干预精神心理问题。

4. 心理救援实施步骤

（1）逐步了解现场情况：人员架构、组织、基本需求、救援的现状。

（2）分层分级评估：各级救援人员、伤员、家属。

（3）建立干预流程：见流程图（图 6-10-1）。

（4）分层分级进行早期干预：重点早期识别高危人群（自杀或自伤、居丧者），及时干预。

（5）干预形式：团体干预（焦虑、睡眠障碍者）、个别干预（必要时居丧干预）；线上和线下结合。

（6）培训干预人员：由省级精神心理救援专家和市级精神卫生中心精神心理科专家为非精神科医护人员进行简单培训，早发现、早识别和早干预精神心理问题。

（7）医学干预：准备必要的安眠药，如酒石酸唑吡坦、安定类药物等。

（8）帮助联络相关部门给予社会支持。

（9）遵从安全、自愿、无害和保密的伦理原则。

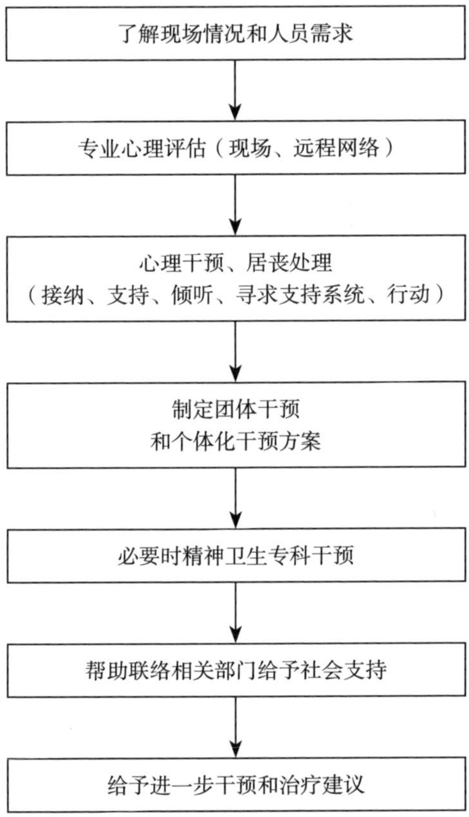

图 6-10-1　心理救援工作计划流程图

（三）按统一部署开展现场心理救援知识培训

根据心理救援工作计划，结合现场实际，按统一部署开展心理救援培训工作。①第一时间对当地参与心理救援的市级精神卫生中心精神心理科医护人员进行培训，培训内容包括：了解矿难事故救援现场、已收集到的救援信息，模拟现场可能遇到的情况进行处理演练。②主动争取主管部门领导的支持，配合后勤保障，避免次生灾害的发生。③充分利用当地的心理救援资源，安排心理救援专家轮班值守并驻扎在救援现场的同时，启动两条 24 小时心理咨询服务热线，多位当地心理科医师和精神科医师随时待命，以满足可能的心理救援需求。

总体来说，矿难事故的发生和救援过程，对死难者家属、幸存者及其家属，以及现场各类救援人员的生理和心理构成巨大的应激。心理救援人员除了本身应具备扎实的心理救援知识和经验之外，重中之重是随时随地与各类非心理救援团队精诚合作，信息互通，必要时“主动出击”，将一般的心理救援知识广泛传播和普及，使得心理救援工作在各个层次的救援团队中深入人心，提高可及性，最大限度降低矿难事故造成个体次生伤害的风险。

第十一节 空难后的应急心理救援

随着现代生活节奏的加快，飞机已成为日常生活中重要的快速交通工具之一，虽然空难发生率低，但是一旦发生就机毁人亡，影响深远。如何预防空难发生；空难发生时，如何把空难带来的损失降到最低；空难发生后如何快速处理事故，把空难的不良后果控制在最小范围，是现代急救医学研究的重要课题。如何通过心理干预减少目标人群的心理创伤程度，一直是心理卫生工作者努力的方向，本节结合大连“5・7”空难介绍空难后的心理救援过程，希望能为以后的救援工作起到借鉴作用。

一、空难的概念及危害

（一）空难的概念

空难指飞行器等在飞行过程中发生故障、遭遇自然灾害或其他意外事故所造成的灾难，也指由于人为因素或不可抗拒因素造成飞行器失事，并由此带来灾难性的人员伤亡和财产损失。

（二）空难带来的危害

多数空难事故都会有人员伤亡，根据国际民航组织的统计，1959—1997 年发生的全部空难事故中，多数空难事故是机毁人亡。

二、空难事故中心理干预目标人群需求和评估

与道路交通事故死亡人数相比，飞机也许是最安全的交通方式。然而飞机一旦发生失事，幸存者却寥寥无几。飞机起飞后的6分钟和着陆前的7分钟内，最容易发生意外事故，国际上称之为“可怕的13分钟”。据统计，我国有65%的事故发生在这13分钟内。

（一）空难中受灾人群常见应激反应表现及特点

1. 生理应激反应 空难发生时由于机舱压力的变化，机器出现异常声响给人体带来不适感，引起头痛、头晕、恶心、耳部鼓膜压力感或耳鸣，同时会出现心慌、胸闷、气短、肌肉紧张等多种不适。

2. 心理应激反应

（1）认知特点：感觉减退、听力下降、思维联想减慢、语言表达困难。

（2）情绪特点：焦虑、担心恐惧、紧张不安、无助。

（3）意志行为特点：反应减慢或无目的的行为，不知所措。

（二）目标人群分级

1. 一级人群 空难事故幸存者。空难事故幸存者一般寥寥无几，但还是存在，幸存者亲历整个灾难过程，受到的创伤刺激最为严重，因此需要进行紧急的心理干预，给予足够的心理支持，然后根据其行为表现进行相应的心理干预，不能过分介入心理干预，也不能忽视心理干预。

2. 二级人群 空难遇难者家属。空难发生概率极低，但一旦发生就会出现多数人员遇难，对遇难者家属的干预要及时、适量，配备的干预人员要足量。空难遇难者家属没有看到真实情况时会否认空难已经发生，看到亲人的遗物时又无法接受现实，或继续否认现实，生活在自己的幻想中。

3. 三级人群 空难幸存者家属。对幸存者家属需要干预的是其心理恐惧，或是非真实感。

4. 四级人群 空难救援人员。现场救援人员要面对大量面目全非的遗体，并且要亲自进行搬运和处理，很容易出现不由自主回忆或脑子浮现抢救现场画面等闪回现象，继而影响心情、睡眠和饮食等。

5. 五级人群 空难相关人员。参与救援工作的其他相关人员，因灾情需要紧急处理各种现场问题，同时需要和上级反馈相关问题，上传下达面临

诸多困难，时间紧，任务重，压力大。

6. 六级人群 心理工作者的自我调整和团体督导。心理工作者在为他人提供支持的同时，自身的心理状况需要有相关支持系统，如督导组或督导者的支持。

三、空难救援方向和侧重点

构建完整的心理救援体系，细化救援工作人员的职责与分工（总指挥、医疗组、心理组、心理咨询师、团队心理辅导）。

（一）总指挥

我国的工作模式都是由政府成立相关事件工作组，政府机构负责全面主持相关工作，全面开展救援和相关善后工作，包括空难事故后现场的搜救、打捞，医疗救护，交通、通信，现场安保等多方面工作。

（二）医疗救助

由卫生行政部门主管，医疗救护人员包括现场急救、外科、急诊科，精神科等工作人员。

（三）心理救援工作组

1. 心理救援工作组的组成 多由地方精神卫生机构或精神专科医院的精神科医生和部分心理工作者组成，隶属于医疗救护组之下开展工作，服从卫生机构的管理。

心理救援工作组一般按照事件性质及现场需要确定参与救援组数，一般每组 2～3 人，其中 1 人为专业技术人员，1 人为专业技术负责人，另 1 人为相关负责人，进行协调沟通工作。如果现场救援需求量大，则增加救援组数，如 2 组、3 组或更多组数。

2. 心理干预工作组参与救援时间 参与救援的时间依据现场情况而定。目前有些精神卫生机构已经成立心理危机干预中心，并且有专业的工作人员轮流值班，出现紧急情况，直接由在班人员参与，从而加快反应快速，不需要临时组织专业人员，甚至因通信不畅而延误救援工作。

3. 心理干预工作组主要任务 及时评估目标人群的精神状态，并对需要干预的目标人群及时进行干预。利用合适的机会进行相关心理健康宣教。

四、空难救援的实施

（一）事件经过

2002 年 5 月 7 日 21:20，大连机场塔台地面指挥中心收到某航班机长的紧急报告，称机舱内已经起火，4 分钟后飞机将在大连海域坠毁，随后该航班与空管部门失去联系，并在雷达上消失，飞机上 103 名乘客及 9 名机组人员共 112 人全部遇难。该飞机本应于 20 分钟后在机场降落。几乎在同一时刻，两位正在海上作业的渔民发现该飞机在空中盘旋了两三圈后，突然冒出滚滚浓烟，随即一头扎进大海，激起数米高的浪花。

（二）救援经过

2002 年 5 月 7 日 21:50，海上搜救中心紧急通知大连市公安边防支队开展救援，边防派出所执勤官兵仅用 7 分钟赶到失事海域，并立即向海上搜救指挥中心报告具体位置，为迅速协调组织搜救赢得了宝贵的时间。

据统计该空难发生后，共出动船只 128 艘；军民共 17 000 多人次参加搜救打捞工作，搜寻失事海域约 180 平方公里，海岸线达 53 公里。

（三）医疗救援

相关医疗工作人员在事发现场随时待命，并对参与救援人员提供现场的医疗保障服务。

（四）心理救援与心理干预

1. 大连市第七人民医院于 2002 年 5 月 8 日早上 6 点收到飞机失事的消息后立即召集相关部门开会，请精神科医生做好参与救援的准备，随时准备参与救援工作。心理工作组共 9 人，到达干预场所后根据任务分成三个 3 人小组，分别对两个家庭进行干预，其中一组干预的是一位去世的体育教练家属，妻子带着两个未成年的女儿来到事故发生地，一家三口已经三天不吃不喝不睡不哭。工作组了解到情况后立即上报，并启动心理干预。心理危机干预工作者进入遇难者家属房间时，妻子静静地坐在沙发上，一动不动，看到工作人员也没有明显的情绪反应，工作人员在其身边默默陪伴了 30 多分钟后，妻子开始一边哭泣一边诉说着自己的后悔，对自己的责备，对故去亲人的思念，还有对孩子的担忧，也担心自己的情绪会影响孩子，又不知如何处理等矛盾、冲突的情绪。而遇难者的两个女儿则担心她们的情绪会影响到妈妈，也不敢表达悲恸的情绪，又控制不了对父亲的思念之情，心理危机干预工作者经过交流沟通后决定两个组一起进行工作，允许母女三人一起互相沟通，允许情绪流动和表达，一切都不是她们的错，三人的情绪很快稳定下来，顺利配合工作组完成所有善后工作。

2. 由大连市相关领导带领遇难者家属在事故发生后的第七天举行公祭活动，通过在海上放飞孔明灯和漂流船等活动，允许家属表达自己的哀思。公祭是中国文化，其实也是心理咨询与心理治疗的重要组成部分。能够表达哀思，处理哀伤情绪，能够了解哀伤反应是一种非正常情况下的正常反应。

3. 先后共有20余人次参与本次心理危机干预工作，工作时长近百小时，事后原卫生部相关专家来大连市第七人民医院进行后期的督导调研工作。

五、从心理干预视角看空难危机救援启示

在心理干预早期阶段，遇到很多心理咨询与心理治疗工作方式不一致的问题，工作性质也不完全一致，不同工作人员经验也不同，心理干预的效果可能会受到影响，急需成立心理危机干预组织，该组织的任务有三个：首先在平常没有危机的时期主要开展心理危机干预方面的科普宣传工作；其次是培训危机干预工作人员；最后也是最主要的任务，突发公共卫生事件发生时立即启动心理救援与心理干预工作，而不是临时调集工作人员，这样尽量缩短救援启动时间，争取更多的有效救援时间，挽救更多的生命或最大限度减少伤亡人数。

经有关部门批准，2006年正式成立了大连市突发公共卫生事件专家咨询委员会，后期还成立了大连市危机干预中心，随时处理突发事件。

综上，空难救援的现场情况复杂多变，心理救援是救援工作中的一个重要组成部分，心理救援工作首先要对目标人群进行恰当评估，然后进行精准干预，尽量减少创伤后应激障碍的发生。

第十二节 海难后的应急心理救援

轮子发明以前，船就已经诞生了，船舶经历了数千年的漫长发展，人类

无穷的智慧和发明创造力在船舶上得到了完美体现。随着人们水上航行，尤其是航海事业的发展，海难时有发生。本节以 1999 年 11 月发生在烟台海域的特大海难事故救援过程为例，希望能为水上交通意外的救援提供参考。

一、海难的概念及危害

（一）海难的概念

海（江）难是指船舶等交通工具在水面遭遇自然灾害或其他意外事故所造成的危难。造成海（江）难的事故种类可分为：船舶搁浅、触礁、碰撞、火灾、爆炸、船舶失踪以及船舶主机或设备损坏以致船舶失控等。

（二）海难的危害

海难可造成生命、财产的巨大损失。客运船舶所承载人员数量众多，且海难发生在水面，有时伴有大风低温等恶劣气候，救援非常困难，人员伤亡众多。

二、海难事故中心理干预目标人群需求和评估

1999 年 11 月 24 日，烟台海域一艘开往大连的客滚船因风大浪高，船舱起火，轮船主舵失灵，烧毁沉没。

（一）海难中受灾人群常见应激反应表现及特点

1. 生理反应 眩晕、心慌、肌肉紧张、身体麻木、听力下降、身体发冷、寒战、站立不稳、疲乏无力。

2. 心理反应

（1）认知特点：感觉减弱、反应迟钝、思维联想减慢。

（2）情绪特点：恐惧、焦虑、抑郁、惊恐、濒死感发作。

（3）意志行为特点：行为无目的、冲动行为、行为缓慢。

（二）目标人群分级

1. 一级人群 海难幸存者。

2. 二级人群 遇难者家属。

3. 三级人群 幸存者家属。

4. 四级人群 海难救援人员。

5. 五级人群 心理救援干预者及其他相关工作人员。

三、海难救援方向和侧重点

1. 总指挥 与海难船长密切联系，协调相关部门紧急参与救援，参与救援的部门包括海上搜救船舶、通信联络、医疗救助、后勤物资供应等。

2. 医疗救助 包括医疗急救、急诊外科、急诊内科、护理、救护转运系统等人员。

3. 心理危机干预工作组

（1）心理干预工作组组成：精神科医生、心理咨询师、心理治疗师、其他相关心理学工作者。

（2）心理干预工作组参与救援时间：以最快的速度进入救援现场、灾害现场、幸存者安置点或遇难者家属安置点。

（3）心理干预主要工作任务：首先对直接受灾人群中的幸存者进行心理评估。其次通过心理疏导等技术手段稳定目标人群的情绪状态。然后对参与救援的人员必要时进行团体心理干预。利用适当机会进行心理健康宣教。

四、海难救援的实施

（一）事件经过

1999 年 11 月 24 日，一艘烟台开往大连的客滚船因风大浪高，底舱停放的汽车发生移动碰撞而起火，险情发生后船员开展了自救，同时轮船调头返航，并发出求助信号。最后轮船主舵失灵，开始漂移，救援船只多次带缆均不成功，客滚船随风漂流至烟台附近海域，火势蔓延至三层甲板，燃烧 7 小时后在距烟台牟平区养马岛大约 5 海里处烧毁沉没。船上总共 304 人，其中 22 人获救，包括船长、大副和轮机长等主要船员在内的 282 人遇难，直接经济损失约 9 000 万元。

该客货混装船全长 126.24m，宽 20m，总载重 9 000 多吨，最大载客量 520 人，车辆 88 辆。

（二）救援经过

1999 年 11 月 24 日 16:45，烟台海监局总值班接到客滚船紧急求援呼叫，立即通知烟台救捞局，并迅速派拖轮出海援救，19 时左右拖轮赶到现场。当时，海面风力高达 9 ~ 10 级，海面能见度极低，气温零下 3℃。赶到现场的拖轮多次冒险带缆救助均不成功。23 时海军某舰船大队 5 艘船只也陆续赶到，但均无法靠近客滚船，最后客滚船沉没。

据统计，本次救援总共出动大马力渔船、救捞船、海军船只 17 艘。附近 16 个村庄出动村民 5 000 多人，在 45 公里长的海岸线设立瞭望哨，进行拉网式巡查，离沉船海域最近的姜格庄镇云溪村救起遇难者 99 人，其中生还 6 人。牟平区 6 所医院 100 多名医护人员参与抢救。

（三）医疗救援

1999 年 11 月 24 日 18:15，烟台市政府紧急通知市卫生局："烟台海域发生海难，马上做好医疗救护准备"。烟台市卫生局立即成立以局长为组长的急救领导小组，组织市直属医院及市内四区 15 家医疗单位，救护车 30 辆、医护人员近千名准备抢救。23:30 市政府下达海滩抢险救援的命令，卫生局局长亲自带队，率 300 余名医护人员立即赶赴现场。

医务人员在完成现场抢救之后，又开始对幸存者进行紧张的救治工作。从 25 日凌晨 2:30 第一位获救者经现场急救后转入医院开始，到当日 14:00，获救旅客全部送入特护病房处置完毕。医务人员不仅给予细心的护理，还准备了可口的饭菜、水果和日常用品、鲜花等，对幸存者做到从躯体的医疗抢救到精神心理的安抚等全方位的救助。

医疗卫生系统除了参与现场抢救工作，还对遇难遗体进行整容、存放等善后处理工作。在抢救生还者、善后遇难者的同时，还承担了部分遇难者家属接待、安抚工作，以及抢救工作组相关人员的医疗保健工作。

在此次医疗救援过程中，离海难现场最近的牟平区姜格庄中心卫生院的医护人员最先到达现场，对第一个幸存者第一时间进行了现场抢救，在此次救援中抢救的伤员人数也是最多的，充分发挥了最前沿抢救工作的作用。

五、从心理干预视角看海难危机救援启示

（一）现场救援前准备与培训

需要对准备参与救援的人员进行紧急培训，培训内容包括：了解即将参

与的救援活动现场及已经收集到的信息，现场可能遇到的情况、相应的处理，可能发生的次生灾害，最重要的是主管部门领导的支持与后勤保障。

参与救援人员最好是有危机干预受训经历者，这样可以缩短抢救现场临时培训的时间，甚至可以直接启动救援模式，快速投入救援活动中，为现场救援赢得宝贵的救援时间。

（二）现场救援过程

及时发现幸存者，对幸存者的生命体征进行第一时间救援，对幸存者进行心理支持，对幸存者进行人文关怀，鼓励幸存者面对现实、渡过难关。

对幸存者进行心理支持时要特别注意因事制宜，因人施策。本次海难中幸存者身体的寒冷与心理的恐惧交织在一起，首先解决生理寒冷的不适，在救援过程中救援人员甚至用自己的身体为幸存者御寒，起到了很好的效果，且缓解了幸存者心理的恐惧。危机过程中受难人员的互相帮助互相支持也是最直接、最有效的措施和重要手段。

（三）后续救援

后续救援主要是幸存者生命体征平稳后如何及时解除精神心理的恐惧不安、闪回（后怕感）、失眠等心理问题。除强大的心理支持和心理危机干预技术手段外，周围相关工作人员给予生活上的关心和照顾，也是很重要的心理支持之一。

（四）遇难者家属的心理支持

1. 对从外地过来的家属，在生活上要妥善安置，减轻他们人生地不熟，加上悲痛焦急之情而诱发的愤怒冲动行为。

2. 告知事件真相，鼓励家属面对现实。

3. 对个别情绪激动或抑郁者要采取一定的心理危机干预技术进行处理。

4. 采取一定的辅助措施，如对遇难者遗体进行整容处理，让死者有尊严地离开，对其家属也是一种心理的告慰，减轻遇难者家属的悲伤、自责或愤怒之情。

（五）幸存者家属的干预

除在生活上妥善安置外，及时告知他们抢救情况，让其知道幸存者的身体状况和救治情况等，家属了解相关情况后情绪会很快稳定下来。

（六）救援结束后

救援结束后，对参与救援人员也需要给予及时的疏导，救援人员面对遇难者遗体，难免会出现闪回现象，救援中的紧张、救援后的疲劳甚至救援中身体的损伤或出现病痛不适，均需要及时获得心理干预和帮助，以防止出现创伤后应激障碍。

从该救援事件中可以看出，在救援活动中救助人数最多的是离事发现场最近的普通民众和医护人员，因此，如果能够进行心理危机干预与救援知识的科普与宣传，让每一个人都具备危机干预与救援知识，也许会让救援工作发挥更好的效果。同时，科普宣传工作不是靠几次宣传或搞几次活动就能完成的，一个长期的宣传机制才能深入每一个普通民众的内心。

第十三节 跨国救援——老挝救援经过

进入 21 世纪，随着全球一体化的进程，我国与其他国家的经济及人员往来越来越密切，2015 年 3 月 28 日，国家发展改革委、外交部、商务部联合发布了《推动共建丝绸之路经济带和 21 世纪海上丝绸之路的愿景与行动》，进一步推动了我国与的国际交流与合作，越来越多的同胞远赴海外工作。2021 年我国脱贫攻坚实现全面胜利，国民经济提升到了一个新的更高的水平。随着人民生活水平不断提高，越来越多的国人走出国门旅游，去体验不同的旅游文化。与此同时，国际灾难频发，2018 年非洲埃博拉疫情，2020 年澳大利亚森林大火等，跨国救援的需求亦日益增加。

一、跨国救援的概念、分类与意义

1. 跨国救援的概念 利用本国较为丰富的人力财力资源为在他国遭遇困境的本国同胞或他国人民提供帮助。

2. 跨国救援的分类

（1）按救援方式分：①间接的跨国救援，是合作的形态，在事发后的第一时间成立联合指挥部，共同协商处置方案；②直接的跨国救援，本国第一时间派出救援队伍，结合发生灾情当地的情况进行救援行动。

（2）按救援对象分：①救援他国人员，系国际人道主义援助，受灾国遭遇重大灾难，造成重大的人员和财产损失，本国力量不足以在短时间内完成救援，各国出于人道主义关怀派出国际救援队，参与救灾，如 2004 年印尼海啸、2008 年中国汶川地震、2010 年海地地震，均有多国国际救援队参与救援；②救援海外的本国公民，系本国公民在海外遇险，国家派出救援力量帮助海外受灾同胞，如新冠肺炎疫情全球暴发以来，世界各地口罩等防疫物资十分短缺，外交部积极联系，源源不断向中国留学人员比较集中的国家调配 50 万份“健康包”分发给当地留学生，安排包机协助疫情严重、医疗条件有限地区的海外华人有序回到祖国。

3. 跨国救援的意义 跨国救援下的救灾外交可以重塑国家形象，影响国际关系（国际合作与国际冲突），成功的救灾外交将促进国际合作，改善国际关系；有利于促进国际救灾合作，提高救援效率，以期应对灾害威胁，减轻灾害对人类造成的影响；为海外侨胞提供安全保障，提供及时有效的救援，提升国民安全感，彰显国家力量及实力。

二、跨国救援中受灾人群常见的应激反应与目标人群分类

2019 年 8 月 19 日下午，一辆载有中国游客的江苏旅游大巴在距老挝北部城市琅勃拉邦约 40 公里处发生严重交通事故，坠入山脚的深沟中。大巴车上共载有 46 人，包括 44 名中国公民和 2 名老挝人员。事故造成 13 人死亡，其中中国游客 12 人（含领队 1 人）、老挝工作人员 1 人，33 人受伤。事故发生后南京市政府在第一时间启动应急响应，组织政府指挥部成员及医疗队前往老挝参与救援，同时安排事故受害者家属前往老挝。中国驻老挝大使馆和中国驻琅勃拉邦总领馆紧急协调老挝军警医护力量、当地华侨志愿者展开救援。

（一）老挝琅勃拉邦事件中受灾人群常见应激反应表现及特点

1. 生理反应 老挝属于典型的亚热带季风气候。8 月的老挝处于高温多雨的夏季，平均温度在 38℃左右，天气炎热，蚊虫多。登革热（白蚊伊蚊为重要的传播媒介）是热带地区常见的一种急性虫媒传染病，主要发生于热带高温潮湿地区，有极强的传染性，灾民受蚊虫叮咬多，出现皮肤瘙痒，担心

被传染登革热；老挝当地饮食简单清淡，多以香料调味，口味偏甜，灾民多数难以适应当地饮食，加上天气炎热和遭遇了车祸刺激，很多人出现饮食欠佳、体重减轻等反应；部分灾民因为水土不服、难以适应异地生活，出现睡眠障碍，主要表现为入睡困难、眠浅易醒，甚至早醒症状；部分灾民在异域环境及精神压力大的情况下，出现原有躯体疾病加重情况，如血压升高、血糖控制不佳、心率加快等。

2. 心理反应

（1）情绪反应：涉事相关旅行社负责人害怕被追究法律责任，处于持续的高焦虑状态，整日担忧、紧张不安、恐惧、面目消瘦、精神恍惚；事发前考虑到沿途路况及地势，曾有人多次提醒旅客系好安全带，本次车祸中的遇难者多数系未能正确系安全带者，部分幸存者对于没能照顾好遇难亲人充满自责；幸存者对旅行社的车辆及行程安排存在强烈不满及愤怒情绪，同时精神上处于高度警觉状态，事故的场景不断在脑中闪回，紧张恐惧表现普遍存在；老挝当地气温高，遗体保存条件差，加上老挝丧葬习俗与国内差异巨大，缺乏完善的火化体系，遇难者家属对遗体安置及火化存在强烈不满；指挥部工作人员对于妥善处理此次海外交通事故面临很大的外交及政治压力，部分工作人员亦是首次参与跨国救援，经验不足，同时本身也面临新环境的适应问题，存在不同程度的焦虑表现；参与救援的当地华侨志愿者目睹事故现场、幸存者表现及遇难者家属强烈的情绪反应，产生不同程度的替代性创伤体验，相关画面在脑中闪现，表现出不同程度的忧伤内卷情绪。

（2）认知反应：遇难者家属悲痛万分，自责内疚，反复诉说若当初阻止亲人出游就不会遭遇此次悲剧；所有事故受灾人员及其家属、指挥部工作人员、参与救援的人员在本次灾难救援全过程中，都切身感受到了中国力量、祖国对人民安危的重视、强烈的民族自豪感，国强则民安。

（3）行为反应：部分家属将对遇难者后事处理的不满情绪向指挥部工作人员发泄；部分指挥部工作人员、当地志愿者出现精力旺盛、话多音量高、睡眠需求减少等应激状态下的精神运动性兴奋表现；遇难者家属整日以泪洗面，食欲骤减，体力减弱，部分家属需人搀扶。

（二）目标人群分级

1. 一级人群 车祸幸存者。本次事故的幸存者中，4 名重伤人员于事故发生第二天由军用直升机转运至昆明接受治疗，25 名伤员于 8 月 23 日、24 日乘坐东方航空公司的特制包机陆续返回国内接受治疗。该旅行团 50 岁以上的旅客较多，以夫妻出游为主，正值暑假假期，带孩子出行旅游。幸存者人员背景分布复杂，包括伴侣在事故中遇难、子女遇难以及祖孙 4 人出行仅一位孙子幸存。有的幸存者既往有严重躯体疾病及精神心理疾病病史。依据每位幸存者不同的人群及躯体健康背景，做到最大限度个体化评估干预。

在幸存者中，有一名男童与爷爷奶奶和堂姐一同出游，爷爷奶奶及堂姐在事故中均不幸遇难，男童由家长陪伴返回南京后对老挝的事情只字不提。因儿童处于身心发育的关键时段，回国后由南京后方干预小组安排专人一对一心理危机干预，并进行长期随访，谨防发展为创伤后应激障碍。

另一名老年男性幸存者原本就患有抑郁症，女儿为了带老人散心陪同其参加本次旅行，女儿在事故中丧生，儿子系该旅行社主要负责人，事故发生后老人抑郁症状严重，感觉生不如死，悲痛去世的是年轻的女儿而不是自己，同时担心儿子承担法律责任，为本次干预的特别重点目标。

2. 二级人群 遇难者家属。南京政府安排遇难者至亲前往老挝，一名遇难者平均有 2～3 名家属抵达老挝当地，家属数量庞大，部分遇难者家属情绪异常激动，对老挝当地的丧葬习俗极其不满。为避免遇难者家属聚集造成不可控的舆论情况，群情激动过后出现激情、压抑、愤怒、冲动等情况，引发家属原本悲痛的情绪愈加糟糕，指挥部安排每名遇难者的家属尽可能在不同的酒店入住，分散舆情，有利于家属的情绪尽可能平稳。

依据遇难者的不同年龄，对遇难者家属的心理干预有不同的特点：对于高龄遇难者，家属哀伤的情绪会在事故发生的 72 小时内达到高峰，接下来会呈现阶梯式递减趋势，情绪会逐渐平稳；而对于年轻遇难者及多位家庭成员同时遇难，家属的情绪在 72 小时后仍会反复出现较大波动。

3. 三级人群 幸存者家属。事故发生后，考虑到受灾者身处异国他乡，难免会有强烈的情绪反应及不安感，指挥部安排受灾者家属在第一时间抵达琅勃拉邦，陪伴在灾民身边。幸存者家属在事故发生后到达老挝，见到亲人时家属情绪激动，泪流满面，内心充满恐惧，很庆幸亲人能幸免于难。家属对亲人的身体及心理健康充满担心，同时在老挝特殊的气候和饮食条件下，部分家属出现失眠、精神过度紧张的状况。

4. 四级人群 车祸救援人员。事故发生后，中国驻老挝大使馆和中国驻琅勃拉邦总领馆第一时间启动应急机制，中国驻老挝大使分别同老挝外交、军队、公安、旅游部门负责人通话，敦请老挝调动一切可以调动的力量，迅速展开人员搜救、伤员救治、死者安置工作。老挝军队、公安、地方、红十字会和当地群众积极救援。中国驻琅勃拉邦总领事于事发当晚立即赶赴现场协调救援工作，使领馆各部门各司其职，迅速同老挝对口部门对接落实具体工作。正在参加“和平列车 -2019”联合演训的中方医疗队 8 月 20 日凌晨飞赴琅勃拉邦进行伤员救治和重伤员转运工作。

国内外派老挝的救援人员包括南京市政府派出的指挥部工作人员、涉事旅行社相关负责人等。

老挝当地中资机构、华人华侨志愿者纷纷投入救援和服务工作。部分中资企业及志愿者就近向现场运送饮用水和食品。当地中餐厅老板都纷纷行动，免费送饭菜。国家应急救援中铁二局昆明队的某战斗员听到此事，出动车辆，帮忙运送伤员、物品，并随行翻译，安抚情绪激动的伤者。老挝琅勃拉邦中国商会成员自发为伤员提供车辆、吃、住，积极保障伤员及家属的生活需求，点对点服务。当地华人商会副会长，第一时间联系所有能联系的人，一起前往出事地点帮忙救援。当地中资机构、华人华侨志愿者在本次事故救援及家属安抚工作中发挥了重要作用。

参与救援的人员来自两国多个不同岗位，人员背景复杂，中资机构、华人华侨志愿者投入救援热情高，在救援及心理干预中发挥了不可或缺的作用，但缺乏救援经验，因直接接触事故受灾人员甚至直面灾难现场，可能出现过度投入救援后情感卷入、失眠、精神运动性亢奋等灾后次生伤害。在对该部分人员进行干预的同时，也加强对其心理干预知识技能的培训，扩大心理危机干预人员队伍。

5. 五级人群 国内外派的医务人员及其他相关工作人员。参与救援的跨国医生多数系第一次执行跨国救援任务，出入老挝，对当地气候及饮食习惯短期内难以适应，同时救援对象及需要干预的人员多，医务人员人数有限，加上当地医疗条件落后贫乏，医务人员在人员及设备层面面临很大压力。

受灾人员所属区级政府协调工作人员是本次事故救援的重要组成人员，多数工作人员也是第一次处理此类事件，工作压力大，在安抚灾民情绪的同时也要让自身适应当下特殊的气候及风俗人情，挑战大，部分工作人员出现失眠、应激下情绪激动等情况。各区负责人助人心情迫切，希望能给予管辖区内灾民一定的经济补助，不同区域补助金的差异有可能引起难以处理的民愤，造成不可控的舆情。

三、跨国救援方向和侧重点

1. 总指挥 由南京市政府、省市外事办、市文旅局、市民政局、市司法局、市公安局、市卫健委、南京市江宁区、鼓楼区、秦淮区、建邺区政府及中国外交部、文旅部等组成“8·19 重大交通事故”老挝总指挥部，南京市市政府办公厅主任担任指挥部指挥长。

2. 医疗救助 习近平主席指示中国有关部门和正在老挝参加中国 - 老挝军队“和平列车 -2019”联合演训的中国人民解放军医疗队参与救援。琅勃拉邦的三家医院（中老国际医院、中国医院、琅勃拉邦省医院）对受灾人员第一时间进行了收治。南京市卫健委派出医疗专家组负责在返程飞机上保障伤员的安全。

3. 心理危机干预工作组 2019 年 8 月 20 日江苏省应急心理干预紧急医学救援基地（南京脑科医院）、南京脑科医院医学心理科三名专家依据南京市卫健委指示紧急成立危机干预专家组。专家组要求至少有一名女性医务人员，均需有丰富的救灾经验。专家组抵达老挝瓦岱国际机场后兵分两路，一队前往灾情较重的琅勃拉邦；另一队前往万象，完成万象工作后抵达琅勃拉邦会师。到达琅勃拉邦后的任务分工：记录整理具体的心理状况评估结果，并据评估结果分类危机人群及干预小组的工作安排；对普通危机人群开展集体心理干预，对心理症状偏重的人群进行一对一的心理或药物干预；作为随队医生护送最后一批幸存者及其家属回国。

四、跨国救援的实施

（一）事件经过

2019 年 8 月 19 日，一辆载有中国游客的江苏旅游大巴在老挝万象开往琅勃拉邦的路途中，下坡时车辆突然失控，冲进公路左侧的深沟，栽进沟底的溪水中，大巴前往琅勃拉邦的路几乎都是山路。路窄、弯多、坡陡、坑多是道路的突出特点，且老挝正值雨季，山区路况更差，大巴车在出事之前，已经连续行驶了 7 个小时，事故发生在距离目的地约 40 公里的地段。8 月 21 日下午，由江苏省文旅厅和南京市文旅局 11 人组成首批工作组抵达老挝琅勃拉邦，开展伤员救治、事故善后工作。同时根据受灾人员的不同来源地，安排相应城区、社区工作人员前往事发地协助参与救援，在最短时间内安排本次事故涉及的 44 位中国公民的家属抵达琅勃拉邦，陪伴在事故受害人身边。中国东方航空公司在国际及国内空中交通管理部门的协助下，安排老挝首都万象直飞南京的航班，保障伤员在最短时间内回国继续接受治疗，也避免了伤员在转机途中搬运造成不必要的二次伤害。

事故发生以后，老挝当地华人及时伸出援手，积极参与救援和处置，维护了国家形象，以实际行动谱写了同胞情深、众志成城的感人篇章。为有序推进事故善后工作，南京市安排了两个涉事家属接待站。江苏银保监局紧急部署应急处置工作，两家保险公司介入保险审核，事故理赔工作进展顺利。

（二）医学救援

事故发生后，中国驻老挝大使馆和驻琅勃拉邦总领馆立即启动应急机制，全力协调老挝军方、警方、地方救援力量和中资企业志愿者等开展救援。正在参加“和平列车 -2019”联合演训的中方医疗队也于 8 月 20 日凌晨飞赴琅勃拉邦进行伤员救治和重伤员转运工作。“和平列车”医疗队当天派出两批各 10 人，紧急前往事故地点执行伤员救治任务。第一批人员由 1 名队长、6 名军医和 3 名护士组成，包括根据此次车祸情况配备的紧急救援需要的心外科、心内科、呼吸重症科、骨科、普外科和神经内科医生，乘坐我国军方直 -8G 改装救护直升机前往事故地点。第二批人员乘坐老挝新舟 60 客机前往事故地点。伤者被陆续送到琅勃拉邦的三家医院（中老国际医院、中国医院、琅勃拉邦省医院）进行救治。其中，中老国际医院是接受事故伤者最多的医院。受医院接待能力的影响，部分伤者被转移到老挝首都万象的103医院，在琅勃拉邦本地接受治疗的共有12名伤者。8月20日晚，2名住在中老国际医院的危重患者，肝、脾、肠破裂，急需AB型血，通过大使馆、商会呼吁，在琅勃拉邦的中国人连夜献血，保障了血液供应。由于老挝当地医疗资源匮乏，8月20日中午中国救护直升机运送4名伤势较重的中国游客抵昆明接受进一步治疗。8月23日下午南京市卫健委派出1名重症医学科医生抵达万象，护送20名伤势较轻者乘包机回国。

中国东方航空公司在此次医学救援过程中发挥了举足轻重的作用，积极协调航空管制，临时开通由老挝首都万象直飞南京的航线，于8月23日将20名伤员接至国内接受及时的治疗，并依据多数幸存者因伤势情况只能平躺在担架上，适时调整航空座椅设置，调整座椅角度，确保3个座椅联合使用固定担架，保证返程途中伤员的安全。

（三）心理救援

2019年8月21日，危机干预专家组紧急办理因公出国护照等相关手续，于8月23日凌晨踏上首次跨国救援的征途。

8月23日心理危机干预小组抵达昆明后，多方收集信息，得知伤势较轻的20位伤员已转至老挝首都万象，还有5位伤势较重的灾民及12位中国籍遇难者及其家属仍滞留在琅勃拉邦。综合分析后，危机干预小组兵分两路，危机干预一分队前往灾情较重的琅勃拉邦，危机干预二分队前往万象。各分队到达工作地点后迅速开展工作，一分队评估琅勃拉邦滞留伤员及事故遇难者家属的心理状况及收集舆情；二分队评估万象轻伤员整体心理状况，并与一分队互通信息，提前制定抵达琅勃拉邦后的具体干预方案。

二分队评估万象伤员整体心理状况尚平稳后，于8月24日前往琅勃拉邦与一分队会合，得知滞留在琅勃拉邦的5位伤员生理和心理状况相对稳定，目前唯一的诉求是期盼能早日回国。12位遇难的中国公民目前已火化6位，剩余6位的善后工作尚在紧张进行中。在中国政府前方指挥部工作人员的积极帮助和当地华人华侨志愿者的悉心陪伴下，遇难者家属情绪相对平稳。

8月24日晚，本次危机干预专家组人员代表市卫健委在指挥部工作会上发言，从危机干预的专业角度，对本次救援提出工作建议：心理危机干预应在事故发生的 72 小时内迅速参与医学救援工作中，需要在很短时间内对受灾民众进行总体评估、心理干预和舆情监督，并对心理救援的对象及干预顺序作出指导。本次是跨国救援且以中老年死难受伤者为主，首先需要关注伤者，其次是遇难者家属，再次是未受伤的灾民，同时要积极关注参与救援的各类人员（参与救灾 72 小时后会进入生理心理疲劳期，需谨防由此引发的替代性创伤）。指挥部对于危机干预专家组的建议给予了高度认可，大大提高了之后对灾民心理状况评估及干预的工作效率。

通过评估筛查，危机干预小组发现涉事旅行社的高管王某及其家属存在较为严重的心理症状，王某二姐是这次旅行的领队，是遇难者；其父亲也参加此次旅行团，重伤；死难受伤的大都是旅行社的客户。三重打击下王某出现了自责、内疚、失眠，不吃不喝生活不自理，整天沉默不语忙碌工作，担心自己会坐牢。王某的二姐夫和大姐均出现不同程度的急性应激反应。王某父亲有严重的抑郁症病史多年，此次事件发生后，抑郁症状明显加重，已转至南京市鼓楼医院。危机干预小组了解情况后，对王某的大姐及二姐夫予以心理疏导，对王某暂予助眠药治疗。同时将王某父亲的相关情况告知南京脑科医院，嘱咐相关人员前往鼓楼医院对王某父亲进行评估和及时干预。

8 月 25 日上午，危机干预小组成员随指挥部人员，前往琅勃拉邦当地寺庙参加此次交通事故中 3 位遇难者的宗教火化仪式，老挝警务人员到达火化现场，维护现场秩序。为了表达对本次遇难者最虔诚的哀悼，保障善后工作的顺利进行，所有遇难者的丧葬仪式按老挝当地上层干部及知名人士的标准进行。老挝是一个以佛教为主要宗教的国家，全国居民 90% 以上是佛教徒，在出殡前，请僧侣诵经及追悼会，诵经完毕，在火化前由僧侣向灵柩献蜡烛，随后遇难者家属、指挥部工作人员及琅勃拉邦领事馆工作人员按亲疏顺序把鲜花、香烛相继放在灵柩上，最后由亲属点燃柴堆，火化仪式后 24 小时收集遇难者骨灰交由家属送回国内。

跨国救援队伍医务人员有限，面对突发情况，随队医生要随时承担专业范围外的其他医疗工作。8 月 25 日中午，危机干预小组接到指挥部命令，一位中国驻老挝企业的员工家属遭遇另一起交通事故，目前处于昏迷状态，在中老国际医院接受治疗。危机干预小组到达医院后，与中老国际医院院长、患者的负责医生及中国驻老挝领事馆工作人员交谈该患者目前情况。患者尚处于昏迷状态，全身水肿，四肢湿冷，生命体征欠平稳，危机干预小组成员现场与国内重症医学科、神经外科专家线上联合对患者进行会诊，同医院工作人员及领事馆人员沟通会诊意见，患者当前病情危重，随时有突发大面积脑梗、脑出血及心搏骤停等意外情况。老挝当地医疗设备落后，医疗环境差，医疗水平有限，医院能提供给患者的生命支持系统严重薄弱，加上天气炎热重症室内缺乏制冷设备，蚊虫多，建议医院与患者家属详细沟通当前病情，将患者转运至国内接受更好的治疗，并详细告知转运过程存在突发意外的可能，领事馆方面表示愿意配合专机将患者转运国内。

8 月 26 日上午，危机干预小组成员随指挥部一行人前往琅勃拉邦省医院，送别“8·19”老挝严重交通事故最后一批遇难者吕某祖孙 3 人，陪同吕某的两位儿子及儿媳等 13 位家属见遇难家人的最后一面。道别现场弥漫着难以言表的浓浓哀伤，家属在现场情绪几近崩溃，危机干预小组成员无声地陪伴在遇难者家属身旁，适时给家属递上纸巾，陪伴家属们做最后的告别，告别是走出哀伤的第一步。道别仪式结束后，3 位遇难者的遗体被转移至寺庙火化台，在总领馆的协调下，按当地习俗为每位遇难者举行同样庄重的告别仪式。祖孙三人按爷爷、奶奶、孙女不同长幼顺序安排火化台位置，火化时间顺序依次是爷爷、奶奶、孙女。火化开始前，所有到场的工作人员、医生、遇难者家属依次走上火化台，投放象征哀思的鲜花、香烛。危机干预小组成员及指挥部成员和 13 位家属一同参加了遇难者的宗教火化仪式，老挝警务人员在现场维持秩序。

8 月 26 日 18:00，琅勃拉邦总领事在总领馆与南京工作组会谈，危机干预小组成员出席会谈。会上总领事同出席此次会议的工作组成员一同回顾了此次事故的影像资料及处理过程，表达了对参与此次事故处理的南京工作组的肯定和感谢，同时表示会同老挝政府一起查明此次事故的发生原因，通过此次事件反思琅勃拉邦的旅游管理制度，为今后华人来琅勃拉邦旅游提供更好的安全保障。

8 月 27 日，心理危机干预工作组及南京指挥部前方工作组成员，同最后一批遇难者骨灰及其家属踏上回国的飞机，于北京时间 17:45 抵达昆明长水机场，后转机于 28 日凌晨抵达南京。

回国后 2 个月内，心理危机干预工作组成员继续在医院接待来访的遇难者家属 8 人次、伤者 2 人次、工作人员 6 人次，给予了心理评估和心理干预。

五、从心理干预视角看跨国危机救援启示

1. 现场救援前准备与培训 预先了解受灾地点当地的气候、温度、风俗及宗教文化，老挝是典型的亚热带季风气候，8 月份高温多雨，平均温度在 38℃左右，蚊虫多，登革热高发，需提前准备风油精、防蚊喷雾等防暑防蚊用品；多渠道收集前方信息（受灾地灾情、伤员情况及当前救援进展），提前准备好纸质版及电子版评估工具，制定危机干预救援预方案。

2. 现场救援过程 遵守指挥部的统一部署安排，与医学救援队协作互助，积极发现灾民中的积极人士，对其开展简单易行的心理干预技巧培训，向指挥部强调心理干预在救援过程及舆情管控中的重要性，积极利用各方积极资源有序高效地开展工作。

3. 后续救援 在国内大后方建立危机干预后援队，做到为安返国内的灾民提供有针对性的一对一个体化的全面评估和干预，有利于弥补国外救援人员有限带来的工作不够细致的不足。

4. 遇难者家属的心理支持 综合事故实际情况，依据遇难者的不同年龄，家属心理状况存在较大差异：高龄遇难者，其家属哀伤的情绪会在事故发生的 72 小时内达到高峰，随后呈现阶梯式递减趋势，情绪逐渐平稳；年轻遇难者及多位家庭成员同时遇难，家属的情绪在 72 小时后仍会反复出现较大波动，需要重点进行一对一哀伤处理。

5. 幸存者家属的干预 给予常规心理评估，正常化家属在事件发生后的紧张害怕心理。同时重点与指挥部工作人员沟通对事故人员不同区域的额外补偿事宜，统一补偿标准，避免因补偿差异引起民愤。

6. 当地志愿者力量 本次跨国救援过程中当地志愿者的力量发挥了巨大作用。许多志愿者在第一时间加入了志愿者队伍，纷纷伸出援手，提供吃的、喝的、穿的、用的。在异国他乡，华人华侨志愿者的倾力相助无论在物

质上还是精神上都给灾民带去了最及时的安慰和帮助。志愿者参与救援活动中，面对受灾者的不幸遭遇，难免会产生不同程度的情感卷入，需要给予该类人员一定的心理疏导及精神支持。同时，志愿者在更早的时间接触受灾人员，对受灾人员的躯体及心理状况有一定程度的了解，对志愿者进行心理健康教育的培训，有利于弥补心理救援人员有限这一不足，可大大提高评估效率，在最短的时间内筛查出重点干预人群。

7. 针对既往有精神心理疾病者 本次幸存者中有一名抑郁症患者，事故发生后患者情绪低落、悲观厌世症状严重，存在极高自杀风险，在积极诊治其事故所致外伤情况的同时，及时进行抗抑郁治疗辅以心理疏导，严防出现自杀自伤行为。随队的多名工作人员存在多年的失眠病史，投入救灾工作后，面对艰巨的救灾任务，加上难以适应老挝当地气候及饮食，睡眠节律紊乱加重，必要时医生可予以助眠药物治疗，良好的精力储备才能保障日常工作的顺利进行。对有该类既往史人员，需重点关注。

8. 救援结束后 此次救援工作中，心理危机干预工作组 3 人需要在短时间内完成数百人的评估，同时需要对不同重点人群进行个体干预，此外跨国救援面临文化环境、气候条件、宗教仪式等方面的多重挑战，时间紧任务重，心理救援人员面临巨大的工作压力，产生不同程度躯体、情感与职业的耗竭。因此在救援中及救援后心理救援人员自身的身心健康需保持关注，灾难救援后的督导至关重要。

在跨国救援任务结束后，需要对受灾民众进行为期 1～2 年的追踪评估，以防事故引起的滞后反应，做到及时干预。

每个人的一生中都不可避免地要经历亲人离世，失去挚爱令人痛苦，有大约十分之一的丧亲者会出现病理性的哀伤反应，严重影响身心健康。我国每年有近 1 000 万人死亡，丧亲人数众多，对哀伤疗愈的需求迫切且巨大，突发公共卫生事件中群死群伤的哀伤处理更重要。

当下我国心理卫生事业的蓬勃发展和国家公共卫生政策的深入推进，使得心理健康问题得到社会各界的广泛关注，相关的服务和支持系统也迎来了前所未有的发展机遇。然而，与欧美国家在哀伤领域百年来的探索与实践中形成的丰富成果相比，我国医学界对哀伤的研究和干预尚处在起步阶段，需要投入更多的精力探索研究在国外发生意外丧亲人群的哀伤处理。

当前，我国跨国医学救援体系建设尚处于初步建成阶段，心理救援作为紧急医学救援的重要组成部分仍缺乏完整的体系，需在实践中结合既往经验不断探索出一套更为高效可行的方案。

第七章 羌族、藏族文化背景下开展的灾后心理救援

我国幅员辽阔，是多民族聚居的国家，不同地区的文化背景自然也不同，灾难发生之后，不同少数民族地区的心理干预应契合当地的文化背景才能起作用，而当地的文化背景中又蕴含着心理康复的力量和形式，如果运用得当，灾后心理救援的效果也能事半功倍。本章对灾难后不同文化地区的心理救援进行论述，以期为不同文化背景地区的心理救援提供理论和操作依据。

第一节 文化的表征及在灾后本土心理干预中的意义

灾难总发生在特定的地域、群体及所属的文化圈。有效进行灾后心理干预不可忽视灾难发生的文化圈以及由此决定的灾后救援的特殊方法、资源和困难，只有充分了解灾民所在地区的文化特点，才能制定具有文化适应性的心理干预策略和方法。不同地区如玉树、汶川、普济等，不同国家如印度、老挝等都因本身的文化环境不同，灾难的性质，灾后干预的途径、策略、方法和技术也有所不同。虽然有不少灾后干预技术可以用于大部分的文化，但是，语言、生活方式、社会形态等差异使灾后的心理干预离不开对当地文化的理解，需制定更具文化适应性的灾后心理干预方法。

文化是基于特定地域、历史和生态环境而形成的相对稳定的生活方式、生产方式、社会组织形式及思想意识形态为基础的人际行为控制和互动等一系列庞大的系统。这一系统包含着与特定地域生态环境紧密相连的以时空为基本维度的历史发展和社会组织形态。因此，文化既有稳定性、适应性、延续性，又具有一定的变化性和顺应性。

一、文化的表征

任何文化都有其表达呈现的方式，人们正是通过文化的表征来认识和了解文化的。文化有物质表征、符号表征、心理和社会行为表征，认识和识别这些表征，了解这些表征及其意义，对制订灾后本土化心理干预方案具有重要意义。

1. 物质表征 文化的物质表征包括建筑特征、反映不同机构和功能的建筑表征。比如，反映人们生产方式的生产工具、交通工具、娱乐休闲方式和用品，反映信仰和宗教的寺庙，纪念历史事件和人物的建筑、碑、塑像、艺术作品，饮食制作和保存的方式，反映文化生产方式的生活用品，表达和传递人们情感和愿望的象征物，象征文化思想、精神和传统价值的象征物。如“5・12”汶川地震后，灾区会看到很多鼓舞抗震救灾精神和重建家园的横幅、标语，羌族灾民特有的建筑碉楼，表达爱情的美丽刺绣，民间乐器，色彩鲜艳的民族服装和饰品。

当灾难发生后，这些文化的物质表征会带给灾民亲切感、安全感、稳定感，正是这些物质化的文化表征使被灾难毁损的地区灾民重新找到与原有文化的联结感，儿童、老年人与这些文化用品在一起有一种归宿感和安全感。儿童找到了他的玩具，和最喜爱的玩具与熟悉的空间在一起，会得到一定的抚慰。在“5・12”汶川地震发生后，一直把她的布狗狗抓在手上，后来被安置到新的居民点还一定要带上她那只又黑又脏的布狗狗。千万不要认为那是很脏的而应该丢了，正是那个玩具使她的自我与一个具有安全、快乐象征的过去的自我建立了联结，没有父母在身边时这个布娃娃尤为重要。

很多灾民面临特大地震灾害，被迫迁徙到新的地方度过过渡期，也有不少灾民不愿离开自己已被灾害毁损的家，陪伴自己生活多年的熟悉的各种物质，甚至一草一木都与他们的生命建立了联系，亲人就在这里离去，离开亡故的亲人就是抛弃他们，死也要守护他们，和他们永远在一起，因而不愿远离原来的社区。在帮助灾民迁徙到新的安置点时，要注意考虑他们的感受，以最小文化断裂的方式迁徙到新的安置点，如除了携带他们基本生活用品外，携带寄托他们情感的物品和用具，这些物品和用具使他们与自身过去的文化联系起来，与分离的家乡和亲人联结起来，与伴随他们世代生活的古老土地联结起来，这对安置到临时过渡点居民的心理干预方面十分重要。

在灾难重创之下，文化的物质表征能带来安全联结感，使处于高度应激的灾民心情得以平静，因为这些就是他们生命的载体，维系着文化的连续性和稳定性，从而也保持着个体自我的稳定性和安全感。如果让灾民接触从来没有见过的东西反而使他们格外紧张和恐惧，如因灾后救援的需要，一些先进的救援设施需要耐心指导灾民使用，帮助他们学会使用新的自我救助技术和设施。

2. 符号表征

（1）语言与文字表征：灾后心理干预首先要能听懂灾区民众的语言，或能够获得熟悉灾民语言的当地干部和群众的帮助，同时最好能用当地语言、方言、俚语等民众日常生活中的语言进行交流。如果救援人员不会当地语言，一定要找到本土文化的群众作为重要的帮助者和合作者，无论是书面或口头语言都具有联结灾民与救援人员和社会支持系统的作用。本土语言让灾民更感到心理距离的拉近和亲切感，易于建立起良好的关系。心理救援的资料和健康教育、日常问候等也最好用本土语言，才能被接受和发挥心理救援的作用。本土语言也体现在反映其自然科学知识、民族历史和生产技术等的著作、格言、口头传递的顺口溜、书籍、地图、县志等中。听到家乡的语言格外亲，用本土的语言交流和表达温暖及关爱更能被接受。语言中的许多概念也具有文化的特殊性，如祭祖、赶场、做礼拜、上坟、年关、订婚仪式、丧葬、赶寿礼等符号表征都具有维系灾民在文化中的自我位置、价值感的自我认同感等作用。重大灾难发生后，不同的文化也有不同的表达悲伤、痛苦、安慰、鼓励等情感的符号。有些文化使用语言符号较多，而有些文化则使用非语言符号较多，不同的情感和内容使用不同的符号。

（2）艺术表征：包括各种文化的艺术形式，如音乐、歌曲、舞蹈、绘画、雕刻、印章、艺术手工品、影视作品、小说、神话故事、传说、宗教活动的象征物和艺术品。艺术包含着民族心理中的情感、愿望、审美、态度和信念等。艺术符号表征具有传递知识、生产经验、生活经验，人际交流，情感传递的作用，包含着文化集体的信念系统、认识态度等。艺术不仅是一种最具有文化特点表达各种情感的传统方式，同时也是灾难后传递关爱、支持、信心、希望的媒介，是灾后最能唤起灾民情感和鼓舞希望、信心和积极情绪的资源，同时也是灾民通过艺术创作表达悲伤、哀悼、纪念等情感的文化方式。它反映所在文化核心价值的礼仪、道德和行为。灾难发生时，文化的符号表征所发挥的作用特别重要。在较为封闭的同源文化中，使用非语言符号交流较多，有些甚至就是行为符号，心理卫生人员要特别注意，不能不考虑灾民的文化表达和交流方式，让灾民按照自己的文化习俗进行交流。如“5·12”汶川地震之后，有的专家一定要让汉语不太熟悉的羌族灾民说出自己的感受，用语言表达自己的痛苦和悲伤，结果让灾民感到更加痛苦。相反，如果在对灾民文化的语言及非语言表征了解的基础上，用他们自己熟悉和习惯的方式表达情感、寄托哀思、传递爱和关怀，就能更好地、自然地鼓励灾民处理悲伤和分离，通过文化的符号逐渐改变思想情感的痛苦，也更容易被接受。

3. 社会行为表征 行为总是离不开文化的意义，任何行为都有特定的文化含义，无论是生产行为还是人际行为。行为表征体现在本土的各种生活和生产习俗、传统节日的庆典、家庭成员情感的表达、社区邻里交流的行为方式上。文化认同的行为，如助人行为，中国的孝文化行为，师生、医患之间的行为表达和交流方式等，都蕴含着文化对规范人的行为和提高境界的重要意义。行为表征往往反映特定文化下生产活动的组织、生活方式、人际交往的方式、习俗与礼仪等。不同的文化构建不同的生产和生活方式，农耕文化、海洋文化、工业化社会都使其生产活动、物质交换和经济贸易交换行为具有不同的特点。

生活方式直接影响个体的人际行为以及认知模式。生活方式的行为特征，如养身健身、防病治病在不同文化差异甚大。东方的健身注重三个层面：最高层面是健心——心态和境界；其次是修身养性，促脏腑平衡协调；第三个层面才是锻炼肌肉骨骼，强壮体肤。这与中国的哲学强调“儒、道、佛之和谐统一，即天、地、人之和谐统一”一致。西方文化健身重在健形，通过打造不同肌肉构建健美形态，这与西方的哲学崇尚人体艺术和人体自然美有关。人际行为特征还代表了人在生产生活过程中表达和传递信息、情感的行为。

重大灾难后，对灾难的行为反应，救助、自助、康复、重建的行为方式都与文化的行为表征有关，因此需要救援人员了解文化的行为表征，能读懂灾民的行为符号和意义并很快适应，用其文化中的行为方式提供救援服务。比如，把最紧缺的物质递给最需要支持的人，给老年人一个舒适的座位；尊重当地灾民的求医行为、疗伤方式、补养身体和养生的饮食方式、对待日常小病的经验方法；藏族为尊敬的客人送上洁白的哈达，羌族为心爱的恋人唱一曲悠扬的民歌；“5·12”汶川地震后灾区的一名老年人在救灾解放军离开时，送上自己仅剩的一个苹果。

行为表征也包括对灾难后的反应。文化的行为表征决定灾民在灾难发生后做什么、如何做、如何寻求和利用救援资源。灾后救援人员要能学习和识别本土文化的行为表征，了解行为表征后面的文化信念、态度、价值和情感，充分发挥本土人员对灾区各种文化符号和文化资源的了解。本土人员实际上作为重要的救援专家加入灾后心理干预的队伍中，共同制订适宜本土文化的灾后心理危机干预方案，并在实践中在灾后不同时期不断地调整方案。

4. 认知表征

（1）种系发生相关的认知：无论何种文化中，在面对生死和安全的问题上具有一致性，即求生、安全感、归宿感、趋安避危的共性，这是种系发生所决定的。无论面对何种灾难，任何一个文化的民众都具有强烈的求生欲，这也奠定了各种灾害救援的共同目标，达成无论在何种文化下进行灾害心理干预的共识。

（2）认知结构与文化：人类认知系统是由不同的认知模块组成的结构系统。按照现代认知心理学的划分，可以将人类认知模块大致分为：理性思维、体验性思维、直觉性思维（非理性认知）、知觉性思维（各种感官及运动系统的活动）。不同的认知模块处理不同的环境和内部信息。文化、地域环境的差异及对所在文化人们生存的挑战，必然发展适应性的认知系统。在缺乏耕地的海洋地区和农耕为主的地域和文化，对优先发展的认知模式的选择也发生着变化，形成文化修饰的认知系统。西方文化及心理学比较强调理性思维，强调理性分析和判断客观问题的思维能力，以这类思维为优势的认知系统主要发展了实验科学、技术、对自然客观规律的探索，概念化思维的能力，这也成为西方心理治疗和心理干预技术发展的认知基础。东方的认知模式很重视人文和人际的科学。中国古代对“文化”的理解即以人文化天下，强调对人内心态度、情感、需求及人际关系的处理对解决问题的重要性。体验性认知为优势的文化注重对他人和自身情感的敏感性、表达的方式及对人际关系框架的影响（如村乡、家族、家庭、邻里等）。这使得灾后的心理反应和需求也会有所不同，这样的认知系统下社会支持系统的干预就尤为重要，这在“5·12”汶川地震灾后干预和重建中得到证明。因此，灾后心理干预应通过对灾民的生活方式、情感表达方式、行为观察，小组和个别访谈、人际互动方式、助人与求助行为观察来了解灾民的基本共同认知方式，以探索符合灾民文化认知模式的心理干预，切不可用灾民难以理解和接受的认知心理干预方式生硬地进行干预。

（3）宗教信仰和精神信念：二者均属于非理性认知，也可以称为无意识认知。自从有人类以来就存在集体无意识的认知系统，一般情况下，看似在日常生活不重要，但对有宗教信仰的人和人类面临生死攸关和重大创伤事件时就特别重要。这在几乎所有文化都有自己的宗教信仰里得到证明，只是宗教信仰的对象有所不同。因此，宗教是人类基本的甚至集体本能的认知形式。宗教的出现是基于人类自身生命，应对天地、宇宙的有限性，死亡、疾病、突发灾难、分离和丧失的不可避免性。宗教还是人类精神发展，超越现实不可逾越的障碍，唤起生存的智慧和勇气的心理潜能。文化相关的灾难也自然有文化愈合和重生的资源及解决办法。灾后本土化心理干预需要认识和了解有宗教信仰的灾民的宗教文化和传统，以及与宗教文化相关的资源，发挥宗教文化在灾后心理干预和康复中的作用。宗教信仰或具有精神信念性质的非理性思维对面对生死灾难的个体和群体都有重大意义。“5·12”汶川地震、玉树地震、云南地震后，在宗教文化主导集体认知模式的民族或汉族，宗教信仰在帮助处理哀伤、分离、创伤痛苦、面临绝境方面都具有积极的意义。

精神信念虽然不是宗教信仰，但是重大突发灾难发生后，创伤和痛苦超越了个体常态的信息处理能力和认知负荷，这时会自动启动人类的非理性认知，无意识地试图解释所面临的突发事件。所有人，无论是否具有宗教信仰，在面临重大突发灾难性事件时都会出现这种短暂的原始的非理性认知形式，一方面体现了重大灾难发生后的暂时性认知退行，另一方面灾难和逆境也成为人类精神文化和艺术创作的源泉。突发灾难性事件所产生的试图解释和处理死亡、分离、丧失的精神信念具有非常重要的价值，对帮助当事人缓解心理痛苦和哀伤具有积极的意义。灾后本土心理干预要尊重灾民的精神信念，在灾后一段时间内不要强迫他们一定要以理性认知和面对现实的方式认识灾难。如“5・12”汶川地震中失去爱女的父亲，当经过一周的救援仍然没有得到女儿生还消息时，一个信念是：女儿到一个盼望已久的地方去春游了，她平时学习太累了，现在她可以自由自在地住在那个她想去的乐园，不会再有那么多作业压力和紧张。这位父亲不是宗教徒，但在灾难突发的短暂时间，这样一种精神信念帮助他内心处理和整合女儿死亡的噩耗。

重大灾难和突发事件后，重大创伤性灾难冲击和打破了常态的认知系统，自动启动短暂的非理性认知。灾后心理干预人员需要认识这种认知，理解它在灾后一段时间存在的合理性和心理救援意义。随着灾后救援的开展和灾后重建，非理性认知会逐渐消失，理性思维为主导的认识系统得以恢复。但有宗教信仰的人仍然可能保持原有的宗教信仰，还有部分灾民可能从一个非教徒变成开始信仰某种宗教。本土化心理干预要顺应灾民认知系统的短暂退行，发展适应他们认知方式的心理干预技术。有时，灾难后的精神信念还有积极的成长意义，当事人通过发展适应灾难心理危机的积极精神信念，对自己的幸存和顽强不息的生命赋予了积极的意义和使命感。在这种精神信念的鼓励下，灾民更具有勇气和顽强的毅力克服困难，走出灾后困境。有些灾难后的青少年因此变得成熟和更具人生的积极动力，发展了自己伟大的理想和抱负，最终走出灾难阴影。

（4）区分灾民灾后的反应：如何区别是正常的灾后认知反应还是精神病理性认知？以下两点可帮助鉴别灾后认知反应：①这种精神信念是灾区民众普遍的认知反应而非个人特有的；内容与灾难事件紧密联系；当事人并没有明显的行为紊乱。②出现时间相对较短，一般不超过 1 个月。

二、文化脑与文化元素

从灾后本土化心理干预的角度出发，提出文化脑的概念。文化脑是指特定文化的个体经过世代遗传和行为学习作用，由此形成对所在文化适应和生存的认知结构及脑工作模式，其功能是将自己文化达到生存和适应的价值最大化。

1. 文化脑的特点

（1）具有适应本土文化的主导认知结构，它既是在社会生产活动中发展起来的面对一系列生存问题的认知结构和解决问题的策略，也包括了特定文化个体面对所在环境中各种灾难和康复的所有认知资源。

（2）这些认知资源特别适合所在文化的与生存有关的问题的解决和康复。

（3）文化脑具有相对稳定性。

（4）在重大灾难后，具有迅速和快捷自组织系统，围绕生存环境的变化重建新的认知秩序和与环境的平衡，因此也是灾后康复与重建最早和最持久地发挥修复作用的部分。

（5）它决定了哪些信息形式和内容可以被快速接受，这些信息和内容的特征必须是在文化脑中存在既定的认知判别模块，并被整合到基本的认知结构中。

（6）文化脑决定了同一文化内特定的言语与非言语交流的方式。

2. 文化核心价值系统 文化核心价值系统是指所在文化传承的集体信念和价值体系。其通过伦理、道德、奖惩、褒贬等从内部规定着人们的态度、认知、情感和行为。灾难后心理应激反应的强度、形式、应对方式都离不开对文化核心价值系统的理解。家庭成员的平安和团圆，家族的兴旺，家庭成员有“出息”，即获得所在文化的成就感，受到他人尊重，都与紧密联系灾后哀伤、抑郁的核心价值系统有关。多子多福、子女孝顺、婆媳和谐、致富有方，在家族和社区、邻里中有脸面，失去脸面常常是违背了文化集体的核心价值。孝顺、节俭、自我牺牲精神、为集体奉献、和谐包容、忠诚于党和国家、恪守职责、克己利他、助人为乐、榜样行为都是中国本土文化集体核心价值所在，也正是这些文化的核心信念和价值使灾后出现了大量感人的故事和可歌可泣的英雄典型。这些文化的核心价值在灾后本土化心理干预中具有十分重要的意义。如对丧失和分离、悲伤等找到文化中的核心价值而给予积极赋义，让灾民在内心深处，以文化核心价值系统为参照的得失平衡得到处理，构建希望和价值，也就处理了情绪和行为。付出与得到、责任与权益、奉献与个人家族应有的尊重和价值感都是本土化心理干预不可忽视的方面。所以，文化的集体核心价值是灾后本土化心理干预的重要资源，只有深入灾民中才能获得这些方面的知识和信息。文化集体的核心信念和价值在灾后重建和心理康复中也具有积极的意义，是宝贵的文化资源。

3. 文化身份与文化归属感 每一个个体通过对自己这些基本生物、心理、社会特征的认同而确定自己的文化身份，即便移民到其他国家，也不会因国籍的改变而改变自己的文化身份。从文化人类学的角度，这些特征已经融入了人种的基因并进入个体的集体无意识中，成为集体核心信念、态度和价值体系的共同无意识认知内核，影响和驱动着个体无意识地追求自身的文化身份和文化归属感。落叶归根是中国文化归属感的形象表达。人们借助各种文化表征维系着自己的文化身份和种族联结，无论做什么，在什么地方生活，个人的文化身份相对稳定。

在面临严重灾难时，以文化身份为基础的文化联结在灾后早期立即体现出来，具有同样文化身份的人安置在一起，会极大增加文化内的支持和安全感。在灾难发生后，突然因灾难而使个体与文化的联结断裂、文化身份混乱和破坏都会使个体出现情绪的明显改变，特别是长期与自己的文化身份分离。

从文化人类学的角度，理解灾区民众的文化身份和文化认同感，尽早帮助恢复其文化认同感是灾后本土化心理干预的重要组成。此外，许多具有严重灾后心理问题或矛盾的民众更容易接纳具有同样文化身份的人的帮助，这也是灾后本土化心理干预中积极发挥灾民中具有影响力人员作用的原因。

临床上，常看到不少患者很容易听朋友或亲友的意见而不遵从医嘱，可见具有同样文化身份的人具有相同的认知模式和认知信念，包括健康、疾病和求医方式。

以下论述在少数民族地区进行相关心理救援的主要操作流程，因本指南中关于心理救援的操作流程前面已做论述，现仅对少数民族地区心理救援中的特异性进行论述。

第二节 心理救援的目的与队伍建设

一、心理救援的目的

1. 及时了解和评估当地群众的心理健康状态。

2. 建立心理危机预警机制，及时发现危机人群，防止自杀、自伤及伤人等危机事件的发生。

3. 预防及发现、治疗急性应激障碍以及创伤后应激障碍（PTSD）患者。

4. 改善灾后群众的焦虑、抑郁、易激惹、失眠等情绪和行为问题、稳定情绪；恢复灾后群众对生活的希望和信心。

5. 促进灾后群众对医院治疗计划的理解和配合；促进灾后群众适应医院的治疗和生活。

6. 稳定志愿者情绪，更好发挥其作用。

二、心理救援队伍建设

1. 多元心理救援专家核心团队 少数民族聚居地区的特殊性决定了心理救援专家组成员必须是多元组合式，不仅需要专业的心理和精神病学专家，同时必须有研究当地民族文化的民俗专家、宗教人士以及志愿者负责人的多元整合。只有具备多种资源，才能更好地进行“头脑风暴”，并制定安全、有效、便捷、可操作的心理救援方案（图 7-2-1）。

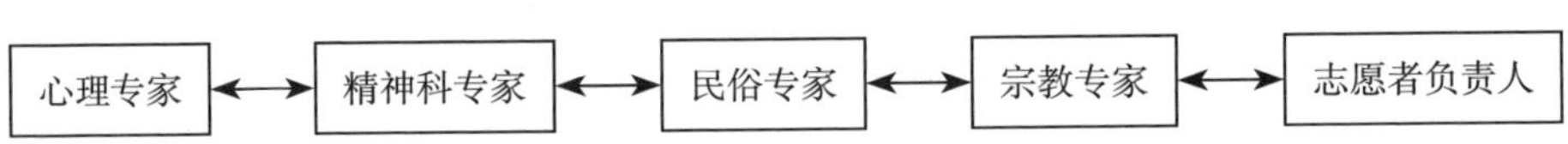

图 7-2-1 多元心理救援专家团队

2. 心理救援服务队伍 建设当地或同等文化背景的志愿者对灾后群众心理康复和危机预警起着最为关键的作用。因此，基于羌族、藏族文化取向的心理救援，一个最为突出的干预点就是“朋辈心灵守护”，即把志愿者的作用最大化，通过快速培训把他们组建成一支独特的“朋辈心灵守护使者”队伍，在给予灾后群众生活关注的同时第一时间了解他们的心理状况并及时预警。同时参与紧急医学救援的医生和护士也是心理救援队伍的组成人员。此外，参与过既往心理危机干预的相关专业人士是构成心理救援小组的主要来源（图 7-2-2）。

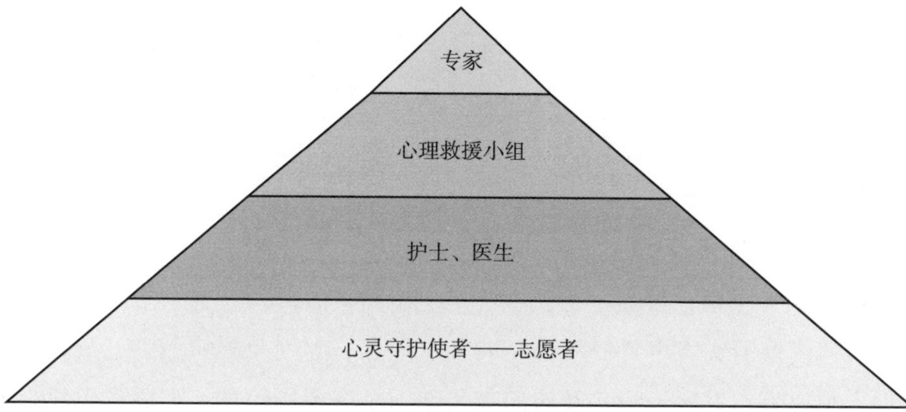

图 7-2-2　心理救援小组图示

3. 心理救援人员配比　2∶2∶1，即一个救援队伍需要 2 名志愿者、2 名心理专业人士（心理和精神科医生）、1 名民族文化专家。

第三节　心理救援服务设计概要

一、人员组织、心理救援机构的建立

虽然灾害往往是突发性的，但行动前尽量做好充分的准备非常重要，这将决定之后的工作开展是否顺利。简言之，开局要好。灾后往往情况复杂、混乱，有时情况十分紧急，突发事件接二连三，因此灾后心理干预是一个通过团队合作才能很好完成的工作。

1. 快速组建灾后心理干预团队　依托实体机构组织一个团队往往能更有效地开展工作。因为实体机构本身具有运作顺畅的各级行政管理人员，也有充分的后勤资源，如工作人员的膳食和交通等。机构的主要领导重视，有利于管理和协调。如“5·12”汶川地震后两天，成都市精神卫生中心受成都市卫生局的委托，负责组织和开展成都地区灾后心理干预工作。医院接到

指令后马上开会组成团队，院长、书记、副院长、相关职能科室负责人、科主任、擅长心理干预的医生等很快形成一个团队，并吸收来自全国各地的院外专家不断加入，组成了成都市精神卫生中心灾后心理干预基地，分成领导小组、专家组、现场工作小组、后勤支持组、信息组等。团队所有人齐心协力，组织得力，在灾后相当长一个阶段中持续开展了卓有成效的工作。

如果团队无法依托实体机构开展工作，人数又较少，只能一人身兼数个职能，工作开展起来后需要及时考虑增援和替补，完善组织工作，以保证心理干预工作科学、有序、持续地得到开展。

2. 灾后心理干预团队主要组成部分

（1）领导小组：领导小组的职能是组织协调各部门、各组之间的工作。以最快速度摸清灾害事件的性质、时间、地点、起因及影响范围，及时组织培训，掌握事态发展进程，及时向有关部门反馈现场信息。灾后本土化心理干预的领导小组一般由直接主管行政部门形成决策团队，下属实体机构主要领导担任组长，其他领导、职能部门及科室负责人、专家代表担任领导小组成员。灾后本土化心理干预在我国的典型体现就是快速建立领导小组并作出快速反应，这是灾后救援成功、减少伤亡和财产损失、减少后期应激相关障碍的关键。

（2）专家组：本土化心理干预的专家组应将灾后心理干预放在文化生态的系统构架下，从生态、文化、社会、部门、组织、社区、家庭、个体的不同层面考虑选择专家。根据灾难波及的范围及影响面组织不同的专家。组建专家组时，应考虑以下因素：①结合灾区文化特点，确定专家组的专业构成，包括：地理位置、灾难本身的特点、已造成或潜在进一步的破坏、灾区生产和生活方式、交通状况、民族文化特点、语言、社会组织形式、家庭以及可以参与的本土社会和民间机构和部门。灾难后的专家组应有来自不同方面的广义的专家，分别是：医疗各科、精神卫生、护理学、康复专业、民族心理和语言、数据收集与统计，临床心理学、教育学、民族艺术与音乐、社工人员，以及灾区有影响力的干部和群众代表。组成的统一灾后救援专家组，在党政主管部门领导下，与政府救灾各行政部门配合开展工作，共同制订灾后本土化的心理救援和心理干预方案，发展适宜的心理救援技术和实施方案。②专家组成员的工作内容包括：制订方案、制订培训课程、研究本土文化的特点，发现和挖掘文化自身战胜灾难的多种资源，根据灾难发生的阶段制订适应本土文化，具有较高可接受和可操作性的评估、筛查和干预的组织、实施方式和具体技术。由于这是一个多学科或多元文化的专家组，专家和学科间要彼此尊重，相互学习、交流，配合救灾工作目标，接纳在专家组中的角色和分工。特别要尊重灾区的代表，切不可认为他们是外行而忽视，认真听取他们的意见和观点，他们的语言可能不那么标准、流畅，甚至有很浓的地方口音，这时更要耐心和尊重，让他们感到自己是专家，是这个小组中很重要的成员。他们的态度和观点不仅代表灾区的需求和愿望，更重要的是为制订有效而适宜的灾后心理救援方案和技术提供了大量和丰富的资源，没有他们的参与，灾后心理干预的效能将受到很大影响。灾后心理干预的初期需要他们的积极参与和支持，之后不同阶段灾后心理干预中他们都是亲密的合作者、同事和向导。必要时，专家组还要承担媒体接待的任务，并通过媒体积极影响和发挥健康教育的作用。

（3）专家组的工作方式：专家组要与政府工作组很好对接，以便发挥专家的作用。根据灾后心理救援需求开展各层次培训，包括医疗卫生人员、护理人员、心理治疗和心理危机干预人员、心理教育人员、政府行政部门人员、志愿者等。对灾后心理干预工作进行督导，收集来自各方面的反馈，必要时修订心理干预方案和创新本土文化更有效的适宜技术。如“5·12”汶川地震后，精神科医生给灾区干部进行培训讲到“创伤后应激障碍”回避的表现时，一名灾区妇女干部立马站起来说：“我不同意，这完全是个人意志不坚定的表现”。当医生把电话留给灾区干部领导，告诉他如果有的干部心理上有接受心理干预需求时可打电话给医生，这位领导说：“哪个有问题？我的干部是不可能有问题的”。可见，专家的工作首先要增进沟通，得到行政主管部门的认同，并用通俗的语言和方式与行政部门干部和工作人员沟通，也需要配合政府救灾进展。

（4）工作组：工作组的职责是接到指令后迅速赶赴事发现场；对现场幸存者、目击者、居丧者以及其他救援人员等进行快速心理分类和评估，确定高危人群，提供各种形式的心理社会危机干预。随时做好各类常见心理问题、心理障碍的识别和处理，并建立畅通的指导、转诊系统。

工作组成员往往由各单位、部门选派，成员包括全科医生、护士、精神科医生等。医护人员的优势是具有丰富的医疗急救经验，易于被灾区群众接受。能识别和处置严重心理问题，要尽量避免贴诊断标签，一着急不管是否适合药物治疗就想用药物处理的情况，要了解灾区群众对诊断标签的感受和处理方法是否接受，否则会造成缺乏了解及不能很好共情地处理受灾人员的痛苦情绪。

高校和中小学心理辅导专职老师的优势是心理学理论较全面，工作方式更贴近普通人群的需求，处理学生心理问题有经验；缺点是识别和处置严重的心理问题缺乏经验。近年来成长起来一支庞大的心理咨询队伍，受过心理咨询的基本培训，优势是助人热情高，共情意识强，能和当事人的感受走近；缺点是相关知识和技能不系统，不同问题区别对待意识不强，过分投入，自己容易受伤。

工作组内社会工作者、救灾行政各部门工作人员、志愿者等，专业背景、资历有很大差异，要注意互相学习和取长补短，互相尊重支持。避免发生互相贬低指责、互相推诿、个人英雄主义等现象，这些在灾后承受高度压力的情况下容易发生，虽然只是个别情况，但也会影响到整个团队的士气和协作精神。

纪律和责任：依法办事，做好隐私保密，尊重当地的文化和习俗，服从指挥调配，不妨碍其他救援工作的顺利开展，只帮忙，不添乱。

（5）后勤组：负责食宿、交通、相关物品及设备、联络和接待等。工作较为烦琐，且经常有变化，需要仔细和耐心，为整个团队的运作起到保障作用。

后勤组人手总是不足，可发挥当地志愿者的积极性。后勤组要积极组织和发挥志愿者的作用，对志愿者进行必要的培训，根据灾后心理救援需求管理和组织好志愿者的工作。

（6）信息组：负责全面通信联络，做好各项信息的传递工作。及时汇总、分析、预测事件情况，及时向上级汇报并向各级传达上级对处置工作的指示要求。心理干预工作的有序组织，需要得到多方面的理解和支持，要及时把工作成果、情况分类、进展、存在的问题及时汇报给有关领导和部门。在灾后心理干预早期，每天形成“工作简报”，每周形成“阶段总结”，连续提供给上级行政主管部门和专家组，促进后续工作的开展。

（7）媒体的组织管理：灾后本土化心理干预媒体应配合政府的救援工作，与专家组和工作组密切配合，积极宣传灾后救援的正面进展，战胜灾难、与灾害顽强博弈的典型事迹以及救援进展的积极信息；传播来自领导和社会各界的援助和爱心，传递战胜灾难的信心和希望；介绍必要的自救知识，预防灾后心身疾病、残疾和促进早期康复的信息和知识。要尊重灾区的文化和群众习俗，不可不顾受灾人员的感受抓紧拍照、抢镜头、强迫他们说出自己的经历和感受，甚至给他们带来二次伤害。

二、心理救援知识培训

1. 对心理救援人员进行心理救援知识培训 一般情况下，经过挑选参加心理干预的人员都有专业背景，已接受过专业培训，因此，此时的培训战前动员的意味更多。首先需要进行灾害影响程度及其他救灾工作信息的通报。在专业培训时，强化需要运用的灾后心理干预知识和技能，培训时注意实用和简洁，重点掌握急性应激反应的各种具体表现和处理原则，强调灾后急性期反应都是正常的。

强调基本的支持性沟通交流、稳定情绪的心理干预技术，强调注意识别高危人群的要点，鼓励大家边实践、边体会、边对照手册。实践过程中有定期的案例督导特别重要。

同时，特别需要提醒专业人员在高强度的工作中注意自我保护，及时宣泄和处理因接触灾难幸存者的剧烈痛苦情绪而导致的替代性创伤等反应，可采取小组支持、个别督导等方式进行。

2. 对羌族及藏族心理专业人员的培训 少数民族文化与汉族文化有一定差异，而在少数民族地区的工作毫无疑问必须在他们的文化氛围之中进行。灾后心理干预一定要根据受灾群众的社会文化特点，在整合的基础上，通过学习和理解受灾群众的生产方式、生活方式、经济发展水平、语言、民族习俗、宗教信仰、传统文化、核心价值观等发展和制订适应的心理干预技术，或对成熟有效的心理干预技术进行必要的裁剪。这些心理干预技术应当符合受援人员社会心理发展水平、语言和情感表达习惯（如对灾害应激反应的表达，生理和情绪症状的表达，信念、信仰的语言及非言语表达），发展符合其文化对灾难的理解和应对方式的具有可接受性和可操作性的心理干预技术，特别要注重发挥文化自身的复原力。要注意，避免使用不被灾区群众接受和理解的心理干预技术生硬地进行干预，不得以批评和指责的态度对待拒绝接受心理干预的受灾民众。

三、心理健康筛查、评估和分类与干预

这一部分内容必须考虑采用与当地文化背景相适应的方法，而且是在前述服务团队的框架下施行。

1. 筛查、评估　首先做好评估计划，对于要评估的内容，应使用标准化的名词和概念。如遇有可能产生歧义的名词，应予以操作性的定义说明，便于收集到真实可靠的信息，包括名词、分类、调查、技术、程序和表格。其次是调查和资料收集快速且完整标明资料来源、潜在问题及指标。最后是分析、预测。

2. 分类与干预　在评估和筛查的基础上，对灾区群众进行分类，针对不同的心理服务需求进行心理干预。

四、心理救援手册编写、印刷

针对少数民族地区的心理救援手册应加入当地文化部分，现将羌族和藏族地区工作的注意事项简单罗列如下。

1. 藏族地区的注意事项

（1）礼俗禁忌：①对尊者、长老、僧人、老师等忌讳直呼其名，应在称呼后面加“啦”字。②外出行路时，忌抢在他人前面，特别是老年人、长者、僧人和老师的前面。③室内、帐篷内就坐时，要求盘腿端坐，忌东倒西歪。特别是在大雅之堂，如开会、举行仪式或会客等场合，要端坐。忌双腿伸直，脚底朝天，甚至把脚放在茶几、桌子等物上。④在众人面前忌讳放屁，此举被视为没教养、没礼貌的表现。⑤翻越雪山、经过湖泊时，忌高声

喧哗。⑥给客人上茶斟酒，忌用脏碗或将手指放在碗口上。⑦禁忌在灶火门前烤脚、烤鞋袜和将鞋袜放在高处，认为这样做会激怒灶神和火神。不准在灶堂内吐痰，不准用脚踏灶堂，不能背对灶堂而坐。⑧严禁向灶堂方向裸露下身。⑨忌将骨头扔于火中。⑩忌在室内和夜间吹口哨，藏族同胞认为吹口哨会引来鬼魂和夜间活动的精灵。⑪家中来客人，忌将空桶、空背篓等放在客人经过的道路或眼前。⑫进入室内，男坐左、女坐右，不得混坐。⑬忌讳在客人刚走几步，主人就将门使劲关上，那样说明主人不欢迎客人。⑭忌讳在别人后面吐痰（无意）、拍巴掌。⑮忌讳用有裂缝、缺口的碗、杯，这些破损的东西会阻挡福运。⑯忌讳向客人献破旧的哈达。⑰接受别人馈赠时，要双手接；如果手脏，则将手擦拭后再接，以示尊重。⑱街上遇乞讨人应施舍。藏族有“遇乞丐要施舍，遇强盗分文不给”的古训。⑲每人都有凶日和吉日，凶日期内忌讳出门办事。每人的13岁、25岁、37岁、49岁、51岁、63岁，75岁，都视为“岁关”或凶年，要特别小心，多念经多布施，忌讳外出办事、出远门、接触人等。⑳藏族妇女从不披头散发，认为披头散发是妖女的发式。㉑忌讳父母或大人打小孩，认为这是一种粗暴行为。哪怕孩子再有错，也不应该动手打，应开导教育。㉒禁忌外人向小孩打听家中父母和大人的事情，认为这是一种不怀好意的举动。㉓家中或经堂中点的油灯上禁忌接火吸烟。㉔出远门做生意、上山打猎、外出办事时，忌讳路上遇到背空篓、空水桶、空口袋的人。㉕禁忌打猫头鹰，认为它们的光祖是神。㉖忌讳乌鸦在房上、墙头或帐篷上叫唤，认为是不祥之兆；忌讳狐狸在村庄附近啼叫，认为村里要死人。忌讳夜间猫打架，认为不吉利。

（2）饮食禁忌：①忌吃马、驴、骡等圆蹄、奇蹄类牲畜的肉，忌吃猫、狗等带利爪动物及飞禽的肉。②忌讳跨越别人家中的炊具和食物。③吃饭时要做到食不满口、咬不出声、喝不作响、不大声嬉闹，挑食物时不可越盘。④忌食死牛、死羊、死猪肉。⑤用餐的碗忌倒扣放置，因为去世的人生前用过的碗才扣着放。⑥主人忌讳刚饭尽茶毕之后来客人，其解释为客人在主人背后说坏话。⑦忌讳反手用勺添茶倒水，这是给已故之人添茶倒水的动作。⑧喝酒时，先用无名指在杯中蘸酒向空中弹三次，以示敬佛、敬法、敬僧。⑨熟人到家如果只喝一碗茶，便示主人为仇敌，主人定要客人喝上两三碗才罢休。有“仇敌相遇只喝一碗茶”的说法。⑩牧民不养鸡，因为一到春夏鸡要啄虫，等于养鸡人犯了杀生之罪，因此，牧民一般不吃鸡肉和鸡蛋。⑪牧民禁忌吃鱼肉。因为藏族有水葬之俗，鱼在河中必吃人肉，若人吃鱼肉，就等于也吃了人肉。

（3）宗教禁忌：①宗教人士最禁忌的是杀生。因此，不能让僧尼或在僧尼面前宰杀牲畜、野生动物。不能在僧尼面前伤害鹰、猴、猫、乌鸦等动物。②遇到寺院刻有经文的石堆、佛塔等宗教设施时，要从左向右绕行；但到苯教寺院时则要反转。③进入寺院，须经寺院管理喇嘛的同意，进庙时忌吃大蒜、忌戴帽子、忌吸烟、忌摸佛像包括其他宗教用具、忌翻经书、忌敲钟鼓。④在寺院内就坐时，一般身子要端正，切忌坐活佛、法台和其他高僧的座位。⑤忌讳在寺院内外或附近大声喧哗、唱歌、跳舞、杀生和男女嬉戏。⑥忌讳用写（印）有经文的纸张做手纸或擦东西。⑦忌讳跨越僧人座位、用具、衣物和各种法器，不能跨越佛像佛经，更不能将上述东西当座垫来坐。⑧忌讳用手指去指佛像、唐卡、经书和壁画，要用手掌向上平指以示敬意。⑨对僧人不能叫俗名，对已经还俗的僧人不能呼法名。⑩忌产妇及月经期间的妇女进寺院或经堂。

（4）社交言行禁忌：①即使是再好的朋友，见面时也不能随意搭肩、摸头顶。②在夸奖、亲昵藏家小孩时，切忌用手抚摸小孩脸蛋。③忌讳别人用手触摸头顶。④家中忌讲不吉利的话和忌用污言秽语咒人。⑤忌讳在别人面前咳嗽。

（5）丧葬禁忌：①丧葬期间，家里来客人不宜笑出声，不能唱歌跳舞。藏族地区有的地方家人为了寄托对死者的哀悼，在七七忌日期间不洗头、不买新衣、不戴项链首饰。②家中有人去世，在 49 天内，邻居、村子不办喜事，不举行任何娱乐活动，以示对死者家属的尊重。死者家属在 49 天内不杀害一切生灵。③忌讳外人到天葬场观看。如果游客无意中见到了，要注意自己的言行，千万不能抢景拍照，若激怒亲属，后果不堪设想。

（6）节日禁忌：①藏历新年的正月初一，忌讳扫地、哭泣、骂人、吵架，忌讳说“空”“完了”“死”“病”“杀”“没有”“穷”“烧”“水冲”“地震”等不吉利的词语，认为这样会影响全年的吉祥安康。②过年所用的器具十分讲究，忌讳使用缺口、破碎的饮具。忌讳打碎碗、杯子等器皿。③藏历四月十五日是“萨噶达瓦”，即释迦牟尼诞生和圆寂的节日，这天人们聚集在一起念六字真言，到寺院朝佛、磕头、转经，禁止宰杀牲畜。④藏历十月二十五日是“甘登昂曲”（燃灯节），是佛教格鲁派创始人宗喀巴洛桑扎巴的圆寂纪念日，这天人们要到寺院添加灯油，在自己家里或经堂中也要点油灯以示纪念，禁止一切杀生行为。

2. 羌族地区的注意事项

（1）生活方式禁忌：①由于鬼神观念的影响，羌族在生产劳动中，惊蛰不动土，春分不上山，逢戊日忌动泥土，也不干其他重活。②丧事与春节期间不生产劳动。③平时禁伐“神树林”，禁入内放牧、割草。④畜圈内粪便，逢马日属马者禁掏，逢牛日属牛者禁挖，以免属相相同互克。⑤修房建屋或在墙上钉木钉时，要先请端公占卜，择吉日行动，忌随便乱动水土。

（2）饮食禁忌：①很多羌民不食牛肉。②禁吃马肉、母猪肉、耕牛肉、羊肉和姜；小孩禁吃猪尾、猪蹄。③人们在制作馍的过程中尤为讲究，制作的好坏体现食用者的吉凶祸福。在蒸龙形馒头时，蒸熟的龙形馒头不能让人轻易触摸，若不小心弄断龙身，则犹如冒犯了祖宗神灵，被视为不吉，也不能当礼品馈赠，吃烧馍时，忌用手去拍打馍上的灰。④羌民吃家常馒头时，切忌掰开分食，只许一口一口地咬食。⑤忌将剩饭倒在菜内。⑥饭后禁将筷子横放碗上，也不能倒扣酒杯。⑦羌族设宴忌10碗，因“10”与“石”同音，石碗乃猪狗之碗。

心理健康教育手册主要是针对当地受灾群众来编写，主要内容包括灾后正常心理反应、灾后儿童保护方法等。但是在编写的时候要注意参考使用当地群众喜闻乐见的语言和形式，比如类似山歌的顺口溜等。

五、每日心情墙

利用当地文化中积极正向的谚语和佛教用语写成寄语卡，每日早上接班的志愿者首先用藏语祝福后张贴在墙上。每日给予鼓励和暗示，促进心理恢复。

六、文化艺术形式的心理康复

受灾地区的文化经过岁月的洗礼，其中蕴含着与当地自然情境相适应的成分，从而在自然灾害后其文化的表现形式中也蕴含着康复的力量。例如玉树地震后，华西医院心理救援队就联合当地的僧侣以及德高望重的干部群众进行了隆重的哀悼法会，利用藏文化中稳定情绪的形式以及传统祭日对应的文化活动进行哀伤的处理和信心的重建。

七、对志愿者的心理支持活动

志愿者是最直接与灾后群众接触的群体，暴露于创伤中，他们也同样成为间接的受影响者。所以必须对志愿者及时进行心理疏导、减压和支持。树立他们的自豪感，同时稳定情绪帮助其援助对象早日恢复社会功能。

人员储备：根据心理救援小队配比即每支队伍需要 2 名志愿者、1 名心理医生，以相关社区的规模去计算相关人员，负责相关人员的机构应积极储备相关人员，建立储备队伍，并根据可能增加的心理服务需求增加额外的人员和相关物资的配备。

发生灾害性事件之后，在少数民族地区开展心理救援是一项同时具备难度和探索的工作。需要在科学心理救援的基本工作框架之下，构建团队，精心组织工作内容并使工作形式与当地文化相适应，并在熟悉当地文化的专业人员和志愿者的帮助下去挖掘当地文化中蕴含心理康复力量的内容，将其糅合进心理救援工作中，从而使灾后少数民族群众的心理健康得到更好的维护。

第八章 应急心理救援队员的自我评估与心理建设

应急心理救援是一场看不见的救灾，救援人员在第一时间奔赴灾区第一线，通过各种途径对受灾人群实施有效的心理干预，让灾民迅速走出心理阴影，振奋精神。同时，面对灾难情景，心理救援人员的心理也会受到严重创伤，需要指出的是，目前心理救援关注的重点是灾区群众的心理健康状况，而对心理救援人员的关注并不多，而应急心理救援人员的心理健康状况直接影响救援工作的顺利开展及其日后的正常生活，因此，心理救援人员的心理健康问题亦同样值得关注。

第一节 自我评估

一、概述

应急心理救援人员是指帮助创伤受害者克服创伤引起的痛苦和恐慌的工作人员。这些人员可以来自不同集体，比如急救反应队、指挥中心、医疗人员、宗教性团体、社区紧急反应队、医疗预备役、民兵预备役和其他火害援助机构。救援人员目睹各种毁灭性灾难，参与重症伤员的紧急医疗救援，在地震、火灾、爆炸等灾难现场寻找遇害者、被掩埋或被困人员，面对尸体、残肢以及烧伤等刺激、残酷的场景，这些巨大的视觉冲击，对伤亡场面的反复回忆都构成了对救援人员心理应对能力的巨大考验。

时间紧、任务重和强度高的救援工作几乎会导致救援人员身心极度疲劳、体力高度透支甚至产生绝望感。心理救援人员在进行紧急救援时，容易受到被救援人员恐惧、悲伤、绝望、自责等负性情绪的影响，使自己产生不良的情绪反应。过重的身体及心理负荷可能使一些心理救援人员表现出急性应激反应，对心理救援人员的心理状态及个人生活造成极大的影响。

结束心理救援的时间取决于危机事件的性质、事件的实际情况、施救者的角色和处境以及被救助者的需要。在面对救助的处境下，要对被救助者的需要和救助者自身的需要做出最合适的判断，以判断是否结束救援。在救援工作结束后，部分救援人员可能发展成急性应激障碍、创伤后应激障碍（PTSD）、抑郁障碍及适应障碍等，严重影响日常生活及社会功能。

为减少救援结束后急性应激障碍、PTSD及其他精神障碍的产生，首先，在筛选心理救援人员时，要选择能够弹性应对突发事件、心理素质过硬的人员，加强心理救援前的相关知识培训。其次，在心理救援结束后团队和其他支持系统的支持、关注和帮助都显得非常重要。从决定参加救援任务那一刻起，应急心理救援者就需要面对来自各方面的压力，了解这些压力的来源，以及对于自身心理健康状态及时进行自我评估，是应急心理救援者进行自我调节及接受心理干预的基础，也是保障应急心理救援者心身健康的重要环节。

二、应急心理救援人员的压力

人们面对压力事件时会有相似的反应，这种反应称为“一般适应综合征”。首先是警觉反应，大脑知觉到情境中存在威胁，做出一系列反应，如心跳加快、血压增高、呼吸加快、肌肉紧张等，从而为个体采取应对行为做好准备；然后是抵抗阶段，由于上一阶段激活许多生理的、心理的和行为的潜能，个体应对环境的能力也大为提升，以帮助心理救援工作者应对外部威胁。然而个体应对压力的能力是有限的，如果外部威胁太多或一直存在，个体就会进入耗竭阶段。耗竭的定义分为三个维度：①情绪耗竭：工作热情完全丧失，情感资源像干涸了一样，个体不能像原来那样倾注感情了；②去人性化：对他人再无同情心可言，把人当作一件无生命的物体看待；③失效：在工作中体会不到成就感，积极性丧失，不再付出努力。应急心理救援人员容易进入耗竭阶段，因为他们频繁地、持续地接触压力情景。应急心理救援人员的压力一般来源于三个方面：

1. 灾难的影响　工作和工作环境本身是引起工作压力的重要因素。应急心理救援人员由于长时间身处灾区救援的第一线，时时经受着各种应激源的刺激，如经过长时间抢救又死亡的伤员、阴阳相隔的亲人别离等；救援人员常常会出现失眠，不断闪回白天见到的悲惨景象；超负荷的工作需求，让他们身心俱疲；心理救援人员与受灾区的普通人一样，面临着自身健康及生命受到伤害的危险，在某些公共卫生事件下，救援人员的健康和生命受到灾难威胁的风险甚至更大。

2. 职业角色的影响 应急心理救援人员压力的另一重要来源与职业角色特点有关，如角色冲突，个体不能同时协调同一时间来源于环境的多种角色。角色模糊、角色超负荷、时间压力、组织冲突、组织矛盾等，都能引起工作压力。在应急心理救援过程中，由于灾难救援行动需要多个团队的临时协作，任务复杂、沟通困难、指挥混乱、工作程序不合理都会给心理救援人员带来压力。

3. 社会因素 心理救援人员会担心自己的家人和朋友有没有在灾难中受到伤害，而参与灾难救援的行动，则意味着他们和家人、朋友的分隔，这会使他们感到负疚感。

三、精神创伤性事件的评估

精神创伤性事件的评估包括筛查近期或远期的创伤性事件暴露，了解心理救援人员目睹或经历的急剧、严重、给经历者带来强大心理冲击的创伤性事件。创伤性事件又称为应激事件，是指异乎寻常的创伤性事件或处境，即严重威胁个体生命安全或躯体完整性，引起个体心理、躯体、家庭或社会功能或社会关系网络发生急骤的、威胁性改变的灾难性反应事件。创伤性事件的共同特点是个体对该事件的突然发生、快速进展甚至持续存在感到强烈的焦虑、恐惧、惊慌、无助、无望、失控和毁灭的威胁。然而，由于心理救援人员本身情况差异较大，对创伤性事件的反应受性别、年龄、性格特质、受教育程度、经济条件、社会支持、救援知识装备、参与救援工作的性质、灾害的暴露程度及救援人员自身心理素质等因素的影响，个体对同一事件的应激反应存在不同程度的差异。

具体自我评估方法包括：

1. 评估创伤性事件的严重程度 考虑创伤性事件发生的强度、频率、持续时间及影响范围，评估对整个群体的影响程度，如生命威胁、躯体损伤、重大经济财产损失等。

2. 评估心理救援人员的暴露程度 心理救援人员回顾创伤性经历的全过程，个体经历或目睹实际的身体严重伤害或潜在的威胁事件，分为直接经历、目击他人经历或面对灾害的整体影响。

3. 评估事件发生时心理状态的变化 包括创伤事件发生时是否使自身感受到威胁、恐惧和无助，以前有无相似的创伤经历，对事件发生当时的影响。

4. 评估事件结束后个体心理状态及日常生活变化 包括事件结束后心理状态的改变，是否产生如焦虑、抑郁、恐惧、悲伤等情绪，日常生活如进食、睡眠、工作、人际交往等是否发生改变。

四、心理状况的评估

在整个救援过程中，救援人员通过对自身心理状况及时、有效评估，便可以了解自身心理问题所在，最大可能地减少创伤及应激反应的发生，以及在创伤及应激反应发生后能够更好地进行及时的自我心理调适与请求他人给予干预。

1. 救援工作前的自我评估 在决定是否参与救灾工作前，应该评估自己做这类工作的慰藉能力，即在悲伤或痛苦的时候给予希望或帮助的能力水平，以及你当前的健康状况、家庭和工作情况。这些因素应包括以下内容：

（1）心理经历和承受力评估：对救援人员以往的心理经历，及在提供心理救援过程中可能会经历的多种情况进行梳理，以评估自己的慰藉能力。

1）你怕看恐怖片吗？

2）你怕看灾难片吗？

3）你有没有在网络上看过一些画面血腥的自杀事件图片？

4）你有没有仔细看过电视或网络上关于灾情的图片资料？

5）你能够与正在体验着强烈痛苦并伴有尖叫、歇斯底里的哭泣、愤怒或退行等极端反应的求助者工作吗？

6）你能够在混乱的、不可预知的环境下工作吗？

7）你能够在没有监管的环境下工作吗？

8）你能为来自不同文化、民族、阶层、信仰的求助者提供帮助吗？

9）你能在危险、状况不明的环境下工作吗？

10）你能与并不接受心理健康支持的个体工作吗？

11）你能与不同工作方式的专业群体合作吗？

（2）适宜的心理特征：评估救援人员自己的心理特征，明确在救援过程中，自身个性特征的优势及不足之处。

1）你是个外向的人吗？

2）你是个很有亲和力的人吗？

3）你是个沟通能力很强的人吗？

4）你自己有没有一些心理创伤至今没有完全解决？

5）你是个追求完美的人吗？

6）在你以往的助人经历中，如不能有效帮到别人，你会自责吗？

7）你参加救灾项目，除了爱心和热情之外，有没有其他的心理？

8）你有信仰吗？坚定吗？

（3）健康因素评估：评估你当前的身心状况，以及在灾害环境下可能影响你长期工作的一切情况。

1）近期你是否接受过手术或药物治疗？

2）近期你是否有一些情绪或心理问题？

3）过去 6 ~ 12 个月内你是否有人生的重大变化或丧失？

4）你是否存在早期丧失或其他负性生活事件？

5）是否存在可能阻碍你工作的饮食禁忌？

6）你是否有保持长时间精力充沛并忍受身体疲倦的能力？

7）如果你需要药物，准备好足够的药物以满足任务期间的需要。

（4）常规和专业的准备：评估你参与应急心理救援所需要的常规及专业的技能。

1）你了解灾区的基本情况吗？

2）你准备带些什么去灾区？如果有意外，你能否自保？

3）你有没有灾难防护和医疗急救的基本常识？

4）你最近有没有密切关注关于灾情进展的电视新闻报道或网络信息？

5）你有没有心理学和心理咨询的专业培训经历？

6）你有没有在灾难心理学、创伤治疗、哀伤辅导等领域接受过特殊的培训？

7）你看过多少和地震或其他灾难事件救助的相关资料？

8）你过往与灾难援助相关的经历有哪些？

9）你知道什么是替代性创伤吗？

10）你知道心理急救的方法吗？

11）你了解灾难心理援助各阶段的工作重点和特征吗？

12）你了解受灾个体的心理特征和干预基本要领吗？

13）你知道受灾心理援助小组干预的方法吗？

14）你有没有考虑过如果去，你准备帮哪些人？又如何帮他们？

15）你有没有仔细考虑过在心理援助现场最坏的可能性是什么？

16）你的活动是独立的还是有组织的？

17）你有哪些应急资源可以利用？

（5）家庭因素评估：在灾难情境下，评估家庭对受灾者提供心理急救的应对能力。

1）你的家庭是否做好了与你分离几天乃至几周的准备？

2）你的家庭是否接受了你将在一个不可预知的危险环境下工作的事实？

3）当你离开并长时间工作的日子里，是否有家人或朋友承担你的家庭责任与义务？

4）是否有一些未解决的家庭或人际关系问题会影响你的灾害救助工作？

5）在你完成救灾工作之后，是否会有一个良好的支持性环境欢迎你的归来？

（6）工作因素：评估提供心理救援可能对你们工作生涯产生的影响。

1）你的领导是否支持你参与心理急救服务？

2）你的领导是否允许你离开你的工作？

3）你的领导是否允许你利用假期或者其他非工作时间成为一名应急心理救援人员？

4）你的工作职位是否足够灵活，允许你随时服从应急心理救援任务？

5）你的同事是否赞成你的离岗并在你回来的时候表示欢迎？

总之：务必要了解和承认自己的限制，考虑周详，科学专业，不做无实际效果的“假动作”。

2. 应急心理救援期间及之后的自我评估 在参与应急心理救援期间及心理救援工作结束后，心理救援人员通过对自身心理状况的及时、准确评估，便可以了解自身心理问题所在，以便更好地进行及时有效的心理调适与干预。

（1）应激后的常见心身反应

1）生理反应：体能下降，疲乏、肌肉酸痛、身体不适、晕眩、无法放松、震颤、食欲缺乏、恶心、呕吐、腹泻、肠胃不适、头疼、心跳及血压上升、呼吸困难、睡眠改变等。

2）心理反应：从一般的正常反应到精神障碍不等。

A. 认知方面：头脑中反复重演事件的经过或有关情景，痛苦、不适、自责、内疚、罪恶感、羞耻感、记忆减退、理解困难、注意力不集中等。

B. 情绪反应：悲伤、难受、忧郁、惊吓、恐惧、胆小、紧张、烦躁、失眠、噩梦、焦虑、麻木等。

C. 性格改变：退缩、回避与他人接触、冷漠、易怒、敏感、孤僻、怀疑、失控，易发生人际冲突等。

D. 综合征：急性应激障碍（acute stress disorders, ASD）、PTSD、适应性障碍、恐惧症、抑郁症等。

一线救援人员的各种症状和PTSD的核心症状是“闪回”，即不由自主地回忆创伤情景和反复出现与创伤情景有关的噩梦，包括图像、声音、嗅觉、触觉等。“闪回”症状又以最强烈的刺激画面为载体，对刺激画面的反复体验，往往伴随着强烈的情感痛苦及相应的生理反应，进而影响个体的情绪、认知、躯体等方面。

（2）应激相关障碍症状的评估：ASD与PTSD临床症状相似，但症状持续时间存在差异。ASD 在灾害事件后短时间内（数小时之内）发病，其病程为灾害事件发生的一个月以内。而 PTSD 是在灾害事件后发病，症状已经持续一个月以上。

1）ASD：临床症状表现为有强烈恐惧体验的精神运动性兴奋，行为有一定的盲目性，或者为精神运动性抑制，甚至木僵。该障碍常可伴惊恐性焦虑的自主神经系统症状，如心动过速、出汗、呼吸急促等。上述症状多为混合出现，但也可单独出现。有些尚可表现幻觉和情感症状，出现情绪低落、焦虑、烦躁、沮丧、失望等，甚至出现自杀行为。

2）PTSD：表现有以下四组症状：

A. 创伤经历再体验：在白天的想象里或夜晚的睡梦中反复出现闯入性的创伤经历，而且再现的内容非常清晰、具体。生活中与创伤可能产生联系的任何事物，都可能引起个体对创伤情境的再体验，随之产生极大的精神痛苦，并有可能进一步恶化，出现 PTSD 相关的症状，如焦虑、恐惧、自责、失望等。

B. 警觉性增高：表现为过度警觉，过分的惊吓反应，可伴有注意力不集中，激惹性增高以及焦虑情绪。焦虑情绪表现为明显的心慌、出汗、头痛、躯体多处不适等躯体症状，睡眠障碍表现为难以入睡、睡眠浅、易惊醒，而且持续时间较长。

C. 回避与麻木：表现为长期努力回避与创伤经历有关的人物或情境，以避免痛苦体验的再次出现。其中包括有意识回避和无意识回避，前者表现为个体主动回避与创伤有关的活动、思想或对话，避免出现在能引起创伤回忆的地方，避免见到与创伤经历有关的人；后者表现为个体将与创伤有关的记忆进行选择性遗忘，与创伤无关的记忆则保存下来，患者外在表现与常人一样，能坚持工作，生活似乎不受影响。患者表现与人疏远、淡漠，社交活动表现被动，不愿与别人有情感交流，对未来的生活缺乏规划和期待，严重者可有自杀行为。

D. 创伤后认知或心境的负性改变：认知的负性改变可以有不同的形式，包括不能记住创伤性事件的重要部分；另一种形式是对自己、他人或未来生活中最重要部分的持续的夸大的负性期待，如“我总是有错误的判断”“权威无法被相信”。PTSD的个体可能对创伤性事件的原因有持久的错误认知，不断责备自己或他人。持续的负性心境状态包括害怕、恐惧、愤怒、内疚、羞愧。个体可能体验到对自己曾经喜欢的活动缺乏兴趣及乐趣，与他人脱离或疏远，或持续不能感受到正性的情绪，如特别的幸福、快乐、满足或亲密、温柔的情绪。

PTSD可共病精神疾病如抑郁障碍、焦虑障碍、适应障碍及物质滥用等，也可以共病高血压、哮喘、肥胖、肿瘤等心身疾病。

（3）抑郁情绪的评估：个体在创伤性事件后可能表现出心情低落、悲伤、失望、无助等情绪状态，兴趣减退，思维迟缓，日常活动减少及社会功能减退。抑郁障碍核心症状为抑郁心境、对平日感兴趣的活动丧失兴趣或愉快感、精力不足或疲劳感，附加症状有自信心丧失和自卑、无理由的自责和过分或不适当的罪恶感、反复出现自杀想法或行为、思维或注意能力下降、失眠、早醒或睡眠过多、食欲减少或增加，伴随相应的体重变化。

（4）睡眠障碍的评估：睡眠障碍是PTSD的常见症状之一，表现为以下四种类型：

1）入睡困难或睡眠维持困难：即失眠，表现为入睡困难、睡眠浅、易醒，醒后不易入睡，醒来仍感疲乏，白天有困倦感。

2）白天过多瞌睡：表现为在白天不适宜或不愿睡眠的时间瞌睡，影响工作、学习和生活。

3）睡眠中异常行为：表现为从睡眠中突然惊叫，恐惧坐起，梦到与创伤性事件有关的情境及事物，可伴有自主神经功能症状，如大汗、面色苍白、心跳加速等，或在睡眠中不做梦的情况下起床无目的地行走。

4）睡眠节律改变：表现为睡眠模式与常规不一致，在睡眠时间难以入睡，在需要起床时醒来困难。

（5）进食障碍的评估：个体出现进食障碍可能与创伤事件的负性影响及自身不适应的想法有关，通过异常的进食可以在短时间内减轻创伤相关的负性影响。进食障碍是以异常的进食行为和心理紊乱为特征，伴明显的体重改变和/或生理功能紊乱的一组综合征，主要的临床类型包括：

1）神经性贪食症：表现为对进食有强烈的渴望，难以克制地反复发作性暴食及强烈的控制体重的先占观念，在短时间内摄入大量食物，为抵消食物的发胖效应，患者常采取极端措施如催吐、滥用泻药、间断禁食等方式。

2）神经性厌食症：表现为拒绝维持自己的体重在正常体重或以上，对自身外形存在病理性认知，不断节食导致明显的体重减轻。存在害怕发胖的超价观念，自行选择催吐、过度运动、服用食欲抑制剂等方式使体重减轻。体重保持在低于期望值 15% 以上的水平。该障碍伴随不同程度的营养不良，继发内分泌及代谢改变，女性表现为闭经，男性表现为性欲减退及阳痿。

上述临床症状无特异性，正常人在经历突发、严重的灾难性事件后都可能会出现，如果上述症状持续出现，并使患者产生显著的痛苦，或造成了严重的社会功能受损，则必须及时进行心理调节及接受心理干预。

五、评估工具的使用

标准化的评估工具提供了客观指标来分析心理救援人员可能的心理状态，量表的结果分析也可为心理救援人员进一步寻求帮助和治疗提供一定的参考。

1. 事件影响量表 - 修订版（impact of event scale-revised，IES-R） 心理救援结束后，很多混杂因素可能与心理救援人员 PTSD 的症状相关，通过完成量表中问题的筛查，可以更直观地评估突发事件与心理救援人员心理状态变化之间的关系。事件影响量表 - 修订版是筛选心理救援人员心理健康问题的最常用量表。该量表具有三因素结构（8 项评估事件入侵，8 项评估回避，6 项评估高警觉性）。量表由 Weiss 研发的，用于评估患有严重应激的个体中可能存在的 PTSD。IES-R 项目以 5 级评分，没有（为 0 分）、轻度（为 1 分）、中度（为 2 分）、重度（为 3 分）、极重度（为 4 分）。评分最高值为 88 分，分界线为 24 分，得分在 24 分以上的个人可能患有 PTSD。

2. 创伤后应激障碍清单 - 平民版（posttraumatic stress disorder checklist-civilian version，PCL-C） PCL-C 由美国创伤后应激障碍研究中心 Weathers 等于 1993 年根据 DSM-Ⅳ制定的有关 PTSD 症状的调查表，属于症状自评量表，主要用于报告研究对象过去 1 个月内的 PTSD 症状。该量表由研究对象根据创伤事件发生后出现相关症状的频率进行评分，共计 3 个维度 17 个条目，分别为创伤再体验症状、回避麻木症状、警觉性增高症状。根据症状程度采用 Likert 5 级 1 ~ 5 分评分法，对各项得分进行总和以统计总得分。得分越高，发生 PTSD 的风险越高，总分≥ 50 分诊断为 PTSD。Blevins 等于 2015 年根据 DSM-V 对 PCL-C 量表进行修订，形成了 20 个条目 4 个维度（创伤再体验症状、回避、消极认知和情绪、警觉性增高）的创伤后应激障碍清单 -5（PCL-5），采用 4 级评分法。

3. 一般自我效能感量表（general self-efficacy scale，GSES） 一般自我效能指个体对不同环境挑战或面对新事物的总体自信，预测一个人的行为、思考及情绪反应。研究表明，一般自我效能与抑郁、焦虑、无助等心理健康有显著的直接和间接关系。自我效能强的个体对灾害发生前表现更多的准备行为和有效的干预措施。该量表由 Matthias Jerusalem 及 RalfSchwarzer 于 1981 年在德国研发，最初设计为 20 个项目，1995 年最终确定 10 个项目版本。该量表已经翻译成包括英语在内的 28 种语言，主要被科研人员使用。该量表检测被试者应对新的困难任务的不同信念，分为 10 个项目及 4 级评分，完全不正确（为 1 分）、有点正确（为 2 分）、多数正确（为 3 分）、完全正确（为 4 分）。得分越高，表明一般自我效能处于高水平。

4. Conner Davidson 心理弹性量表（Conner Davidson resilience scale，CD-RISC） Conner 等于 2003 年编制，由 25 个条目组成，包括个体能力、忍受消极情感、接受变化、控制感和精神信仰 5 个维度，采用 Likert 5 级评分，从 0 ~ 4 分表示完全不是这样、很少这样、有时这样、经常这样、几乎总是这样。得分范围为 0 ~ 100 分，得分越高，表示心理弹性水平越好。CD-RISC 应用广泛，不同国家的学者引用并加以调试，形成信度效度更适合本地区的量表。中文版 CD-RISC 由于肖楠等人修订，包括坚韧、自强和乐观 3 个维度，CD-RISC 被应用于中国、南非、韩国、印度、澳大利亚、英国等国家，应用人群包括消防员、护士、学生、社区人群门诊、临床患者、创伤后应激、焦虑患者及应激障碍患者。

5. 焦虑自评量表（self rating anxiety scale，SAS） 评估测试者过去一周焦虑症状的程度。采用 4 级评分，没有或很少时间（为 1 分）、小部分时间（为 2 分）、相当多时间（为 3 分）、绝大部分或全部时间（为 4 分）。得分越高，说明焦虑症状越严重。两个量表适合进行因子分析，因子分析提示 SAS 及 SDS 量表有较好的结构效度。

6. 抑郁自评量表（self rating depression scale，SDS） 评估测试者过去一周抑郁症状的程度。采用 4 级记分，标准为：没有或很少时间（为 1 分）、小部分时间（为 2 分）、相当多时间（为 3 分）、绝大部分或全部时间（为 4 分）。得分越高，说明抑郁症状越严重。

7. 睡眠评估量表匹兹堡睡眠质量指数（Pittsburgh sleep quality index，PSQI） 是目前应用广泛的睡眠质量量表，用于评价睡眠障碍患者、精神障碍患者及一般人群近 1 个月的睡眠质量。共 24 个问题，包括第 19 个自评问题和 5 个他评问题，他评问题仅供参考不计入总分；其余 18 个自评问题针对 7 类指标进行评分，评估主观睡眠质量、入睡时间、总睡眠时间、睡眠效率、睡眠紊乱、用药和日间功能情况。每题评分范围在 0 ~ 3 分，总分为 0 ~ 21 分。总分≤ 5 分，代表睡眠质量好。得分越高，说明睡眠质量越差，完成时间需 5 ~ 10 分钟。

总之，心理救援人员可结合自身症状及标准化量表进行自我评估，了解心理救援工作结束后自我的心理状态，及时进行自我心理调适。若症状长期存在难以缓解，并造成个体主观上感觉到显著的痛苦，社会功能受损严重，则需要及时寻求精神 / 心理科干预。心理救援人员除了关注自身心理健康，也应寻求积极的社会支持，尽快回归自己的生活。

第二节 心理建设 - 替代性创伤的自我预防

一、替代创伤

替代创伤（vicarious trauma）或次级创伤指由于对患者及其创伤场景的共情作用，治疗者所产生的内心经历的创伤化过程。

如此说来，在通过照料和共情来治疗创伤患者的过程中，替代创伤是一种不可避免的副产品。这是照料和帮助创伤患者的一种自然结果，不要把它看作一种软弱的表现。

既然替代创伤不可避免，创伤治疗专家和照料者就必须学会接受和认同它，把它看作创伤治疗中的一个内在组成部分，并设计一些处理策略和资源，以保持在这一领域中长期而健康地工作。

二、心理创伤后替代创伤的识别

创伤治疗可能改变专家和其他在这一领域中工作的照料者，可能破坏、扰乱人们的工作和生活，请提防以下征兆：

1. 体能下降，筋疲力尽，缺乏动机，或觉得没有属于自己的时间。

2. 与他人交流不畅，别人无法真正理解自己；不再对他人感到亲近。在伴侣或其他亲密关系中存在困难。

3. 情绪迟钝，情绪体验存在困难，不能像从前那样哭或者笑，对一切都漠不关心。反省能力和整理自己感情的能力变差。

4. 怀疑自己的职业选择，感觉自己不成功。

5. 不能把自己的工作保持在职业的范围内，不能确定一定的限度，常带有失败和怨恨的感情。

6. 社会性退缩，失去对社会活动的兴趣。

7. 感到绝望，面容凄惨暗淡。

8. 感到软弱、羞耻和内疚，常常因为自己的问题与患者的问题相比显得微不足道，失去了对公平或善恶平衡的信念，并导致愤世嫉俗和尖酸刻薄。

9. 危险感上升，觉得不够安全，总在周围环境中搜寻危险，包括暴力和攻击。

10. 睡眠问题和噩梦。

11. 集中注意和决策方面的困难，听不进别人的话。组织技巧的混乱。

12. 缺乏自制力，愤怒，缺乏耐心，与他人关系紧张。

13. 对他人失去信任感。

14. 感觉经验方面的变化，如强迫性的想象和“闪回”。

15. 其他需要提防的征兆

（1）内心本体感和平衡感的变化：例如，觉得难以体验和整合强烈的感情，或难以保持与他人联系的感觉，或难以感到内心有着落和依靠。

（2）世界观和精神世界的改变：例如，失去或改变了自己的生存哲学、价值观以及对他人和外部世界的信念。

第三节 救援人员的心理自我调节与自我关爱

在艰巨繁重的应急心理救援任务中，良好的心理状态是保持身心健康的良药，也是更好地帮助他人应对灾难的前提。如果救援人员不能及时调整心态，将会对他们未来的工作、生活产生很大的负面影响。因此，帮助心理救援人员进行积极的自我心理调节及心理干预至关重要。

一、救援人员的心理自我调节

（一）救援前的心理自我调节

在救援任务前，促进心理自我调节的活动包括：

1. 提前做好行李准备。

2. 准备好自助包，如创可贴、碘伏消毒片、止血绷带、体温计、多功能口哨、手电筒及手套等。

3. 为家庭、工作等做好计划，如小孩的照顾计划、工作的交接安排等。

4. 积极参加救援前的培训。

5. 获得足够的锻炼、营养，保持适度紧张的准备状态。

6. 了解即将可能会遭遇到的事情，询问有心理救援经验的人。

7. 对回报有现实的期待，对恢复效果的局限性有心理准备。

8. 设置并遵循个人极限。

9. 激活个人支持系统，包括家庭、工作单位及社团等。

10. 生活中有规律地应用压力管理技巧，减少不良应激：

（1）常规参加督导，分享观点，剖析问题，制定问题解决策略。

（2）在生活及工作中，有意识地练习简短的放松技术。

（3）向自己的好友分享变化的情绪反应。

（4）对自身的局限及需求保持觉知。

(5)辨识饥饿(hunger)、生气(anger)、孤独(loneliness)及疲劳(fatigue),并采取合适的自我照顾措施。

(6)积极参与有意义的活动。

(7)花时间和家人、朋友在一起。

(8)学会如何释放压力。

(9)培养写作、绘画等兴趣爱好。

(10)限制咖啡因、烟草、药物的使用。

(二)救援中的心理自我调节

心理救援人员在救援过程中应尽可能地照顾好自己,包括:

1. 注意休息和饮食。
2. 团队合作、相互温暖和支持,不相互指责。
3. 保持边界,避免短时间内与太多的幸存者一起工作。
4. 不要对自己要求太高,不要昼夜不停地工作。
5. 定期和同事、家人、朋友联系。
6. 放松、压力管理、身体照顾、茶点休息。
7. 定期进行朋辈咨询和督导。
8. 接受自己不能改变每件事情的事实。
9. 不要进行消极的自我暗示,不要强化失败或无能的情绪。
10. 不要过度使用食物、药物等作为支持。
11. 关于自我照顾的常见错误认知:

(1)花时间休息是自私的。

(2)其他人昼夜不停地工作,我也该如此。

(3)幸存者的需要比救援人员的需要更重要。

(4)我可以通过一直工作最大限度地奉献。

(5)有些事情只有我能做。

(三)救援后的心理自我调节

1. 与其他心理救援的同事联系,讨论救灾工作。
2. 向专业的人士寻求叙事督导。
3. 增加同事的支持。

4. 寻求社会支持。

5. 为假期或逐渐融入正常生活列出计划表，旅游，体验大自然。

6. 发现参加此次心理救援任务对自己生命的意义。

7. 为可能发生的世界观的改变做好准备。

8. 采用分散注意力的方法，如培养兴趣爱好，或你喜欢或让你大笑的活动。

9. 如果极端的压力持续超过两周，接受正式的帮助以调整对救援工作的反应。

10. 增加休闲活动、压力管理及锻炼。

11. 注重健康和营养。

12. 重启因参加救援任务而中断的人际关系。

13. 养成好的睡眠习惯。

14. 花时间自我反省。

15. 增加对你有精神或哲学意义的体验。

16. 告诉自己，你将要经历的某些想法或梦的重现，它们将随着时间而减少。

17. 坚持记日记以清除内心的担忧。

18. 如果感觉烦躁或适应困难，可以寻求父母的帮助。

19. 避免过度使用酒精、违禁药物或过量的处方药。

20. 避免在一个月内做出任何大的生活改变。

21. 避免消极地评估你在救灾工作中的贡献。

22. 关于自我照顾存在的误区：

（1）持续不断的繁忙。

（2）帮助他人重于自我照顾。

（3）回避与他人谈论救灾工作。

（四）心理自我调节的干预方式

1. 认知调节　心理救援人员对救援任务以及在救援中发生的事件的看法、判断以及评价等认知是决定其应激反应的重要因素，直接影响其情绪和行为的方向、强度和持续时间以及其采取的应对方式。

心理救援人员要对灾难事件有一个客观的认知，学会接纳在救援过程中表现出来的不完美甚至失败，充分认识到灾难的发展及受灾人员的救治并不是由救援人员个人的能力决定的，很多时候救援人员也无能为力，这个时候不要苛责自己，只要自己已经尽了最大的努力去救治受灾人员，就应该坦然面对，保持平和的心态。救援人员长时间面对受灾惨状，难免会出现心理应激反应，如失眠、多梦、心慌、压抑、恐惧，还有焦虑、自责感及无力感。此时心理救援人员由于对应激反应表现不了解，往往会采取错误的态度，不能很好地接纳应激反应。部分心理救援人员会表现出过度的反应，对其过分关注，从而引起精神交互作用，越关注应激反应越明显；部分心理救援人员可能会压抑自己的感觉，虽然可以短暂地减轻痛苦，但随着压抑的日积月累，最终会使应激反应固化，甚至以更严重的形式表现出来。救援人员应该对应激反应有正确的认识，接纳并正常化应激反应，解除对不良身心反应的迷惑和恐慌，从而使情绪逐渐平稳。

以下是应急心理救援人员常见的认知偏差：

（1）所有的事情我都必须做到完美。

（2）我不可以犯错。

（3）只要我能坚持得住，我就应该更多地为受灾人员提供服务。

（4）要是我再努力一些，可能结果就会不同。

（5）我能拯救受灾人员。

2. 情绪宣泄 因为心理救援人员夜以继日地进行救援工作，除了体力的严重透支外，加之目睹灾难事件导致的大量伤亡惨状，其内心必然会产生大量的负性情绪，如恐惧、焦虑、惊愕、悲伤、自责等。不良情绪的积累会对健康造成威胁，应采用正确的途径和方式将积累的负性情绪适当宣泄，以缓解内心压力，使内心得到放松。心理救援人员可以在大脑中将自己的情绪和烦恼进行整理，通过写日记，将近期的事件和自己的感受记录下来，擅长或者喜欢绘画的人员也可以通过绘画的方式表达自己的情绪。救援人员还可以与同事之间相互支持，适时地将自己的感觉和经验与同事讨论和分享；完善自己的社会支持系统，与家人和朋友保持联系。

3. 放松训练

（1）一般性放松：一般性放松指在日常生活中最容易操作、最常用的放松方法，比如散步、跑步、聊天、打球、唱歌、玩游戏、看视频、看电影等不用考虑时间和空间、随时随地都可以操作的活动，它不是剧烈的运动，也不是规范性运动。

（2）调息放松法：调息放松法是一种最简单而有效的放松方法，通过调节呼吸达到放松的目的，尤其是长时间在一些狭小空间里（隔离间、隔离病房）工作、过度体力透支（刨挖断壁残垣、长时间穿隔离服、各种负重）和长时间处于嘈杂环境而得不到休息的时候。

调息放松法的具体做法：保持坐姿，身体向后靠并挺直，松开束腰的皮带或衣物，将双掌轻轻放在肚脐上，要求五指并拢，掌心向下。把肺想象成一个气球，先用鼻子慢慢地吸足一口气，直到感到气球已经全部胀起。保持这个状态 2 秒钟，再慢慢、轻轻地吐气。连续放松 5 ~ 10 分钟或者更长。

（3）肌肉放松法：最常用的肌肉放松法是渐进式肌肉放松训练，通过循序渐进地放松每组肌肉群，最后使全身达到放松、舒适的状态。

渐进式肌肉放松训练可以按照以下步骤和操作分别对上肢、下肢、头颈、脚踝、膝肘关节乃至全身进行放松。比如，右手肌肉群的放松训练，可以按这样的方法操作：右手紧握，握得很紧，再紧再紧，直到发抖，充分地体验这种紧张，然后慢慢地把自己的手指放开，再慢慢体验这样一种放松的感觉，这样反复体验右手肌群的张弛感觉，自己就会觉得右手越来越轻松。以此类推，对任何一个部位的渐进方式，都按照这样的方法去操作。这个方法可以通过放松骨骼肌的张弛程度达到很好地舒缓焦虑情绪的目的。

操作时，可以局部放松、全身放松，也可以自头颈到脚踝放松。方法简单，容易操作，效果良好。

（4）想象放松法：想象放松法是通过言语或意念暗示使人想象令人心情愉悦的场景，从而达到心理的放松。想象放松法主要通过对一些广阔、宁静、舒缓的画面或场景的想象达到放松身心的目的。这些画面和场景可以是大海、蓝天、躺在小舟里、在平静的湖面上漂浮、与家人聊天、曾经的美好回忆等。

（5）八段锦：八段锦是形体活动与呼吸运动相结合的古代导引方法，具有800多年的历史，对慢性病、急病、重症等患者的正气恢复有协同作用。通过8个优美的动作锻炼人体四肢，提升人体阳气以及代谢功能，增强自身对抗湿毒的能力，达到强健筋骨、通利关节、宣行气血、强健身体的效果。

在新冠肺炎疫情防控的关键时期，《中国中医药报》以及不少著名中医都推荐了这一健身方法。他们认为，从中医的角度看，通过排除湿毒，微微汗出，调理胃肠功能，保持大小便通畅及良好的精神状态，有助于提升人体自身免疫力。居家有限的活动空间中，八段锦是一种行之有效且简单易学的锻炼方法。

（6）正念放松：正念放松很简单，就是把注意力经过练习专注在放松身心过程上。正念放松练习是针对紧张的身心来做的一项练习，包括很多方法。所选择的身心松弛法不必执着于特定的一种，可按自己的时间、状况、兴趣、性格和生活方式，选择适合的方式进行。

正念呼吸是正念放松训练中的重要方法，是进入专注力，宁静心灵第一堂课。正念呼吸的练习即使在佛学禅修中也被强调非常重要，正念呼吸的理论虽然来自佛学，但目前的正念呼吸是心理治疗中的一项练习技术，并且所强调的思想和指导已非佛学所指。

做正念呼吸就是全身心地观察自己呼吸本来的状态，不必去调整或达到什么样的目的。对初学者来讲，不能急躁，不能刻意，不能放弃，要坚持下去。当观察自己的呼吸时，一定要尝试清楚地看见呼吸的全部。觉知它们，尝试看清它们。必须尝试看清每个呼吸的开始、中间过程，结束的每个阶段。在观察呼吸中，没有太多努力或刻意去分辨现在呼吸是长还是短，或者是粗还是细，而是顺其自然地观察自己的呼吸，仅此而已！而且随着正念呼吸练习长久，呼吸将变得越来微细，越来越轻绵，这就愈难辨认呼吸的粗细或者长短，这个时候，要继续正念训练，一定要不断地鼓励自己觉知微细的呼吸，直到它们再次变清晰为止。

当正念于呼吸时，会出现注意力不能集中在呼吸上，要做的就是自然地回到呼吸上，正念呼吸的变化，继续观察呼吸。在正念呼吸时，除了呼吸，什么也看不到。只有呼吸，没有个人、生命、女人、男人、个体、我、灵魂等。只有呼吸，没有调节、命令或创造呼吸的人；就只有呼吸。如此，正念才得以建立起来。

二、救援人员的心理干预

心理救援人员活跃于最前线，惨烈的灾难现场会给他们带来极大的心理压力，为减轻心理救援人员的心理压力及应激反应，仅仅依靠心理救援人员的自我心理调节是不够的，还需要救援组织及相关部门向他们及时提供心理救援及干预，以帮助他们走出心理阴影。

（一）救援人员的心理干预

1. 救援前的心理干预 任务前包括平时的工作训练及接到心理救援任务到达受灾现场的时间段。此阶段心理干预的根本目标在于预防，通过心理健康教育及心理训练等方法，使心理救援人员掌握心理救援的相关知识，增强心理调节能力，防范心理问题与心理障碍的发生。可以加强心理救援情景的模拟训练，使心理救援人员了解可能面临的救援场景，体验救援任务下可能承受的生理和心理压力，不断提高其恶劣环境下的适应能力。

2. 救援中的心理干预 救援组织应该通过提供适当的支持和措施，减少救援人员遭受极端压力的风险，这些努力包括：

（1）限制工作轮班不超过 12 小时和鼓励工作中的休息。

（2）救助人员从最高暴露的作业向较低水平暴露的作业循环。

（3）设置工作时间期限。

（4）鼓励同伴搭档和同伴咨询。

（5）建立督导、案例讨论和操作回顾的制度。

（6）进行压力管理。

（7）监控符合某种高风险标准的救助人员，比如：①灾难幸存者；②经常暴露于受剧烈影响的个体和社团的人；③原有身体疾患者；④有多重压力的救援人员。

3. 救援后的心理干预 救援任务完成，并不意味着心理干预的结束，救援后干预是整个干预过程中不可缺少的一部分。救援组织应该：

（1）鼓励那些经历了个人创伤或丧失的心理救援人员休假。

（2）进行离职面谈能帮助救援人员处理他们的体验，例如如何就他们的工作与家人进行沟通。

（3）鼓励救援人员在需要时寻求咨询，并提供相关咨询。

（4）提供压力管理教育。

（5）通过共享联系信息或举办电话会议，有助于救助人员彼此沟通。

（6）充分关注和挖掘救援人员感受到和表现出的积极变化，指导救援人员主动认知从应激中发生的积极变化，并把这种积极变化视为一种历练，一种成长。

（二）救援人员的心理干预方式

1. 支持性技术 给予心理支持是救援心理干预最基本最首要的工作内容。心理干预人员首先需要认同救援人员在救援过程中积累的负性情绪，表现为各种非理性的情绪及非理性的思维，心理干预人员应视这种心理反应是正常的，采用尊重、倾听、理解、共情、支持等心理咨询基本技术，及时给予救援人员安慰、同情、支持和开导，可以有效地缓解其心理压力，使其产生被理解感和被支持感，从而减轻心理应激反应。

2. 应急事件晤谈技术 应急事件晤谈技术（critical incident stress debriefing，CISD）技术作为一种早期心理危机团体干预技术已经有 50 余年的历史，最早由 Jeffrey Mitchell 博士在 20 世纪 80 年代提出，用于减轻如消防员、急救医务人员、警察和志愿者等救援人员的应激反应。CISD 的理论依据是：事件的认知结构，例如思想、感觉、记忆和行为在复述事件并体验情感释放时都会得以修正。通过在支持性环境下进行情绪表达和宣泄，具有相同经历的救援人员间更易相互理解和支持；经验分享过程有助于救援人员对危机事件形成正确且全面的认识，使个体认识到自己的非理性想法和情绪是大多数人都会出现的，是对危机情景的正常反应，有助于减轻救援人员积累的焦虑、恐惧和自责等不良情绪；相互交流应对方法，还会使成员获得间接经验，学习新的应对策略。

但目前 CISD 技术的应用效果存在争议，同时该技术的应用也存在分歧。一种比较理性观点认为，CISD 技术不应该作为一种常规使用方法，特别不提倡无目标地使用。从实践经验来看，许多因素可以影响 CISD 技术的应用效果，因此采用该技术时必须特别注意以下几个问题：

（1）那些倾向于不表达情感，尤其是不习惯表达负性情感的个体难以从该治疗中获益。

（2）领导者必须具有心理治疗职业资格，能够胜任团体工作，熟练掌握短期及长期应激反应相关的知识，并经过严格的 CISD 技术专业培训。

（3）CISD 技术过早或过迟，均会影响危机干预的效果，最佳的干预时机取决于见证创伤事件的个体目前的状态，即是否准备好加入 CISD 干预团体。

3. 团体心理危机干预 团体心理危机干预是在团体的环境下为成员提供心理帮助与指导的一种心理辅导形式，是针对救援结束后，救援人员中出现的某种心理、行为或情绪问题，集中进行干预。团体心理危机干预运用不同目标主题的团体心理活动，通过团体内人际交互作用，促使个人在人际交往中观察、学习、体验，认识自我、分析自我、接纳自我，调整和改善人际关系，学习新的态度与行为方式，从而减轻或消除负性情绪及应激反应。

4. 眼动脱敏技术 眼动脱敏技术（eye movement desensitization reprocessing，EMDR） 又称眼动心身重建法，是一种可以有效减轻心理创伤程度及重建希望和信心的治疗方法，国外这种方法被广泛应用于创伤后应激障碍的治疗。在 EMDR 技术的治疗中，个体需要在脑中回想所遭遇的创伤画面、影像、痛苦记忆，及不适的身心反应，按照治疗师的要求，个体的眼球及目光随着治疗师的手指快速地来回移动。完成之后，请个体说出当下脑中的影像及身心感觉。同样的程序再重复，直到痛苦的回忆及不适的生理反应（例如心率过快、肌肉紧绷、呼吸急促）逐渐减轻。如果要为个体建立正面健康的认知结构，则需要在治疗师的引导下，将积极的想法和愉快的画面植入个体心中。EMDR 的基本理论假设为：人在遭遇到不幸时，内在有种本能可以去冲淡和平衡不幸事件所带来的冲击，并从中学习而使自己获得成长。双眼眼球有规律地移动，可以恢复因创伤性事件而遭到破坏的大脑心理加工系统的生理、生化平衡状态，从而使阻滞的不幸记忆动摇，重建积极的信念。

EMDR 的治疗程序包括八个阶段，分别为：

（1）患者情况评估：最初需要评估个体是否适合接受该疗法，及制订出合理的治疗目标和可能的疗效。

（2）准备期：帮助个体做好重温创伤记忆的准备，教导放松技巧，使个体在治疗中获得充足的休息及平和的情绪。

（3）评估：采用主观焦虑程度量表（SUDS），评估个体的创伤影像、想法及记忆在多大程度困扰着个体。

（4）敏感递减：实际操作动眼和敏感递减阶段，以逐步消除创伤记忆。

（5）植入：以指导语对患者植入正向自我陈述和光明希望，取代负面、悲观的想法以扩展疗效。

（6）观照：把原有的灾难情况画面，和后来植入的正向自我陈述和光明想法，在脑海中连结起来，虚拟练习“以新的力量面对旧的创伤”。

（7）结束：准备结束治疗，若有未完全处理的情形，以放松技巧、心像、催眠等法来弥补，并说明预后及如何后续保养。

（8）评估：评估疗效和治疗目标达成与否，再确定下回治疗目标。

5. 稳定化技术 重大灾难性事故，经常破坏人五个方面的需要，即安全、信任、控制、自尊和人际关系。人们会随时感觉将受到环境和他人的伤害，失去对自己及周围人的基本信任，失去对世界的安全感和对自己生活的掌控感。有些人很难接受自己，也很难亲近他人。所以，在创伤治疗的最初阶段，稳定化技术必不可少，而且在后续的治疗当中，这种技术也很常用。稳定就是要在一个人的内心创伤和积极体验之间找到一个平衡点。

稳定化内容包括躯体的稳定化、社会性方面的稳定化、心理的稳定化和治疗计划、心理教育等。

（1）躯体的稳定化：主要包括识别和处理躯体症状，药物治疗，照顾自己的身体。常用技术包括：蝴蝶抱技术、自我安抚技术、现实感练习等。蝴蝶抱技术及其具体操作请参照第四章第一节相关内容。

（2）社会方面的稳定化：主要包括安全保障，严防患者自杀自伤、伤人杀人，要远离伤人者；日常生活的正常运转；增加社会联系，如与家人、朋友、同事之间的联系；与干预者保持治疗关系。常用技术包括：日常生活测试、不自杀自伤协议、具体生活计划、细节设计、写日记等。

（3）心理的稳定化：主要包括自我照顾；自我安抚；提高情绪耐受性，增进情绪调控能力；暂时与创伤刺激隔离。常用的技术包括自我安抚技术，如合上书、安全屋、内心花园等。合上书技术及其具体操作请参照第四章第一节相关内容。

6. 巴林特小组 巴林特小组是匈牙利精神分析师米歇尔·巴林特于20世纪50年代创建的研讨培训小组，旨在调节医务人员职业压力，减少负性情绪，改善医患关系，帮助其获得有效的应对策略。随着该技术的发展，目前已被迁移应用到医疗机构外的其他领域。救援人员经常面对紧急、意外伤害等各种应激源的刺激，其所承受的心理压力巨大，巴林特小组可以为救援人员提供一个安全的环境，使他们有机会重新描述自己经历的事件，通过讲述和交流，焦虑、恐惧等负性情绪可以得到释放和宣泄。组员讨论对突发事件及救援过程中经历的感受，可以获得不同个体对该事件所呈现的不同视角，对每位参与人员都有启发，从中可以获得身边同事的情感支持，更好地识别和处理自己的情绪和压力。

巴林特小组必须具有心理治疗职业资格，能够胜任团体工作，熟练掌握巴林特小组的基本理论、基本内容、具体流程，并具备主持巴林特小组活动的能力。巴林特小组每次活动时间1～2小时，工作流程包括如下步骤：

（1）小组成员围坐一圈，组长宣读保密、安全的原则。

（2）由成员讲述亲身经历、曾激起强烈情绪反应或难以应对的情况，不需要正式的汇报，其他成员只是认真地听，不发表意见。

（3）小组其他成员询问相关的细节，如当时的场景、当事人的处理方式及感受等，组长帮助梳理及澄清问题所在。

（4）组长请汇报者离开座位，保持沉默，其他成员自由表达自己的想法、感受和建议。组长需要鼓励成员自由开放地表达想法及感受，从不同的角度引发提问和思考。

（5）组长请汇报者再次回到座位，总结成员的发言，对应激事件形成新的认识，汇报者反馈自己听到的，以及受到的启迪。

（6）组长总结和感谢发言者，结束。

（三）救援后不同阶段的自我保健

1. 自我保健的目标 自我保健是人们解决影响健康问题，维持健康状态的行为。提高自我保健意识是在认知和习惯养成的基础上建立起来的。

完成救援任务后，救援人员在诸多方面进行角色切换，又回归以前的学习、生活和工作，回到原来的社会环境。自我保健的目标是：改变身心，适应生活；发展能力，应激成长。通过一定的方式，使一线归来的救援人员得以切实改善身心健康状况，恢复正常生活。可以通过“三化”来实现，即稳定化、正性化、成长化。

稳定化是指尽快使救援人员的生理状况、情绪状况及社会关系等稳定下来。因长期处于恶劣的救援环境中，救援人员时常要在吃不饱睡不足的情况下坚持高强度工作，加之救援中处于急性应激期的亢奋状态，压力自觉地被隐藏。因此，从一线归来时其身体状况很差；且随着高强度工作的结束，亢奋状态逐渐消逝，压力“后效”凸显，出现惊慌、悲痛、焦虑、不安、自责等不良情绪。此外，救援人员的社会关系也会受到一定影响，回来以后，他们可能会忽略自己是谁，自己在社会中处于什么位置，周围的人对自己意味着什么等。因此首要任务是让他们的生理状况、情绪状况及社会关系等稳定下来，能面对“新”的生活。

正性化是指在救援人员的身心稳定后，尽量引导他们从积极的、向上的、有利的角度看待灾情。如救援中，救援人员可能会因自己没能再多救一个人而产生自责和不满情绪。当他们出现自责和不满等情绪时，应引导他们将信息正性化，慢慢摆脱自责与不满情绪，对自己和他人产生希望；也有的救援人员因看到灾害中的负性事件（如有人趁火打劫）开始怀疑人性的美丑，这就需要让他们认识到灾难面前往往彰显一个人的本性和价值观。在基本欲望的满足与道德良知的管束之间，人们往往二者择一而为，那些趁火打劫的人只是选择了前者，纵然有错，但也只是个别和偶然现象，不足以将之概括化、泛化到其他人身上。

成长化即创伤后成长（post-traumatic growth inventory，PTGI），是指个体或群体在经历具有创伤性事件或情境后所体验到的心理方面的正性变化，包括增加个人应对策略，增加新的经验，对事物有新的认知等。应该引导救援人员以发展的眼光看待事件或情境、自己和他人，对未来充满希望。突出强调事件的危机性、挑战性和威胁性，强调积极幻想和心理充满活力，强调成长与心理痛苦共存的事实。

对于个体而言，一般由生理、心理和社会三类资源来支撑其存在与发展，其中生理资源是基础，心理资源是动力，社会资源是条件。因此，不应急于对从一线归来的救援人员进行心理干预，而是尽可能向其提供生理和社会资源，恢复其生理状态，有两个重要的前提：一是充足的温度（热），二是充足的睡眠。

充足的温度（热）是指温暖的环境，主要包括热水澡、热饭、热被窝和热情的欢迎仪式等。救援人员在救援期间生活异常艰苦，环境非常恶劣，对抗环境刺激容易使其生理和社会资源消耗，出现疲劳、虚脱、精神疲乏、情绪低落等。这就要求在任务结束后首先对救援人员进行生理机能的恢复，充足的温度是核心和重点。

睡眠剥夺是灾害救援中最为普遍的现象，救援人员回到后方后，睡眠的补充是必须要保证的。睡眠占据人类生活 1/3 的时间，与每个人的身心健康密切相关。当感到情绪不佳或身体不适时，睡眠会使人精神倍增，减轻身体不适，甚至身体恢复如常。有研究证明，在良好、充足的睡眠状态下，人体会出现一系列生理、心理变化，并且睡眠有助于提高个体的免疫功能，预防生理和心理疾病。

健康的自我管理可以从科学饮食、适量运动、生活节奏、预防保健、社会适应、心理调适着手，形成健康理念，调动积极性，有效地利用资源，有目的、主动地采取行动来达到最大化的健康效果。健康管理不仅是一种方法，更是一种积极的生活态度。

2. 自我保健的三个阶段 自我保健的长期计划可分为三个阶段。

（1）生理恢复期：刚从一线归来，救援人员会表现出一些不同程度的异常身体反应。即在经历高强度工作后，个体变得易疲倦、失眠、心神不宁、注意力不集中、记忆力减退、头晕、呼吸困难、心跳加快、肌肉疼痛、恶心、反胃、腹泻等，需经历一段时间的休整，以恢复正常生理。饮食清淡丰富，补充维生素 C，保持自身免疫力；在休息时可以听一些轻音乐，做一些娱乐活动；每天练习深呼吸 2 ~ 3 次，呼气要缓而慢，因地制宜地做一些体育活动，如伸展肢体、太极拳等；尽量保证有效的睡眠时间。

对身体进行穴位按摩，可以帮助人体缓解身心的疲劳，还可以增加身体的免疫力，强身健体。

1）头部按摩：以双手拇指及其他四指的指腹，从发际线处以按压方式推至枕部风池穴；按揉枕部穴位，双手拇指按揉两侧风池、风府穴；拿捏颈项部，以食指、中指、无名指配合手掌对颈部做拿捏动作，并向下拿捏至肩部。

2）眼部按摩：以双手食指或中指分推眉毛，由眉头部的攒竹穴推至眉尾部的丝竹空穴，再由双手拇指及食指、中指按揉眼眶内的睛明穴后，循着上、下眼眶推至眼尾部的瞳子骨穴，上下重复进行数次。

这些操作简单、行之有效的方法，可以帮助救援人员更快度过顺利恢复期。

（2）情绪调适期：夜以继日地救灾工作，救援人员除体力严重透支外，目睹大量人员伤亡惨状，内心会产生很多负性情绪，如惊愕、悲伤、愤怒、自责、不满、恐慌等。首先应让救援人员认识到并且肯定目前出现的身体反应都是正常的，以解除他们对不良身心反应的迷惑和恐慌。建议其家人和朋友尽量为他们建立强有力的社会支持。家人和朋友的关心、爱护和陪伴会让救援人员感到安全和内心有所依靠。安全感和归属感的建立，可促使救援人员的生理和心理状况尽快恢复正常。

接受焦虑情绪，适度焦虑可以帮助提升应对能力并发挥潜能；允许自己的负面情绪适度宣泄，与信任的朋友或同事倾诉、分享；保持和家人的联系，获得情感上的支持；加强学习相关的专业知识，接受自身和医学技术的限制，尊重客观现实，与同事共同做事，互相鼓励；积极地自我对话，肯定自己的付出、专业能力和自我价值，提高自我效能感。

在面对突发事件后采用"解决问题"和"求助"等积极成熟的应对方式，能缓解心理压力，减轻伤害程度，维持心理健康。救援工作结束后救援人员可向自己的督导师、同伴或其他可信任的人讲述自己的救援体验，认可自己对他人的帮助或做得不错的地方，即使只是很小的成绩。接纳自己做得不足的方面，承认在当时的情况下能做的事情有限。参加为救援人员举办的团体心理活动，感受自己的力量及与他人的联结，对自己这次救援活动进行总结，保留美好的记忆。如果条件许可，在重新开始日常工作前，让自己有休息和放松的时间。如果发现自己对关于发生事件有挥之不去的记忆，感到非常紧张或极度悲伤、睡眠困难，或多度饮酒，应及时向信任的人求助，及时寻求心理健康人员的专业帮助。

可以从以下有效的应对方式中选择适合自己的方式去实施：

1）获得支持：与人交谈、寻求帮助；和他人共处；寻求专业咨询。

2）充分的休息和营养。

3）尽可能保持正常作息规律。

4）适度锻炼。

5）投入活动：分散精力、令人愉悦、可以立即行动的活动，如运动、阅读。

6）获知所需要的信息。

7）安抚自己的自我对话。

8）各种放松方法。

9）写日记。

在经历重大灾难以后，救援人员的一些思维方式、价值观念可能会发生改变，他们开始思考人存在的价值和意义。在此过程中，可能存在一些认知上的偏差，表现为对一些无根据的事件任意推断、将个别事件概括为一般规律、夸大或缩小事物的重要性、把一切责任都揽到自己身上、产生非此即彼的思维方式等。如采用“退避”“自责”“幻想”等消极不成熟的应对方式应对困难和挫折，不能有效减轻心理伤害，不利于维持心理健康。

避免以下不良应对方式：

1）过量饮酒、抽烟等使用精神活性物质。

2）回避公众活动、家人朋友等行为。

3）超时工作。

4）过度自责或责怪别人。

5）长时间看电视、玩电子游戏、赌博。

6）做出危险的活动或放任自流。

运用认知疗法进行干预，即通过具体化、解释、逻辑推理、对峙等方式，使其认识到自己思维中的不合理性，进而用合理的思维加以替代。配合心理健康维护行为，通过强化和提升他们的心理健康信念，才能降低其抑郁程度、提高心理健康水平。

救援结束后的情绪调控期可通过团体讨论的形式将情绪适当宣泄，以缓解其内心压力，使内心得到放松。放松的方法除团体讨论外还有很多，如日常放松法、调息放松法、想象放松法、情绪整理法等。日常放松法指日常生活中常用的放松方法，比如跑步、打篮球、唱歌、大哭、大吼等；调息放松法是通过调节呼吸达到放松目的；想象放松法是指通过言语暗示使人想象令人心情愉悦的场景，从而达到心理的放松；情绪整理法是通过将自己的情绪或烦恼先在大脑中整理清楚，然后写在一张白纸上，最后将纸撕碎的方式，将内心不良的情绪宣泄出来，以达到心理放松的目的。将助人者转变为受助者，通过大哭、诉说等表达自己的情绪，寻求外界的社会支持，通过宣泄使内心变得平静，加强个体的恢复进程并复原个体的生理、心理和社会功能，从而更好地恢复之前的工作和生活。

（3）重返工作岗位期：对于增进救援人员的良好的情绪、社会和心理机能来说，可以直接从行动开始，在日常生活中多实践建立健康资源的方法，多与家人进行感情和思想的沟通、交流，经常与朋友交往联系，做自己喜好的事情，多观察、学习别人的长处，经常反思自己的成长，关注社会和他人，当遇到问题和困难时及时调整情绪和认知等。

强化救援人员的安全意识，使其内心建立一种安全感。同时，还要让他们重建归属感，即要让他们明白：从灾区回来以后，还有自己的家庭、工作；除了救人以外，还有其他事情要做；处于这个社会中，社会是需要他们的；他们是有用的等。最后，引导他们获得一种希望感。救援工作已经结束，这次经历是他们人生的财富，是心理成长的历练；同时救援人员还有自己的生活，依靠自己的双手，能创造一个美好的未来等。

这些点点滴滴的行动，都可以发挥促进救援人员心理健康的作用。这些行为还能够使人觉得自己生活得更有目标、价值和乐趣，并增强自己掌控情绪和适应生活变化的力量——效能感，从而使人保持良好的心理健康状况。当然，也可以通过加强对心理健康重要性的认识、提高对自己调节心理健康能力的信心，增强对自己生活乐趣、目标和价值的看法，提高救援人员的心理健康水平。

通过这三个阶段的工作，从而达到“切实改善救援人员心理健康状况，恢复正常的生活，不断成长发展”的目标。

附录

附录 1　应急心理救援相关国家政策的解读

突发公共事件应急救援中的心理救援工作越来越受到世界各国各级政府和广大公众的重视，心理救援不仅能帮助受影响群众恢复心理健康，促进应急救援工作顺利开展；更能增加公众对于政府控制应急事件能力的信任，树立政府权威。因此，做好心理救援工作，对化解应急事件后公众的心理问题、维护社会和谐稳定具有重要意义。法律法规是保障心理救援工作以法制、规范进行的基石，世界上多数国家都已建立了心理救援法律体系。目前，我国各级政府对突发公共事件的心理救援工作日益重视，陆续出台了与心理救援有关的一些法律和法规，如《精神卫生法》《关于加强自然灾害社会心理援助工作的指导意见》《全国精神卫生工作规划（2015—2020 年）》等，相关政策法规均得到逐步完善。

2001 年，心理救援初次被写入国家层面的政策文件，卫生部、民政部、公安部、中国残疾人联合会 4 部门联合印发《中国精神卫生工作规划（2002—2010 年）》，明确提出"建立国家重大灾害后精神卫生干预试点，开展受灾人群心理应激救援工作。到 2005 年，重大灾害后干预试点地区受灾人群获得心理救助服务的比例达 20%；到 2010 年，重大灾害后受灾人群中 50% 获得心理救助服务。"

2004 年，国务院办公厅转发卫生部等 7 部门《关于进一步加强精神卫生工作指导意见》的通知，提出"突出重点人群的心理行为问题干预，加强救灾工作中的精神卫生救援，加快制定灾后精神卫生救援预案。从组织、人员和措施上提供保证，降低灾后精神疾病患病率。积极开展重大灾害后受灾人群心理干预和心理应激救援工作，评估受灾人群的精神卫生需求，确定灾后心理卫生干预的重点人群，提供电话咨询、门诊治疗等危机干预服务。"

2006 年，国务院发布《国家突发公共事件总体应急预案》，提出"要积极稳妥、深入细致地做好善后处置工作。对突发公共事件中的伤亡人员、应急处置工作人员，以及紧急调集、征用有关单位及个人的物资，要按照规定给予抚恤、补助或补偿，并提供心理及司法援助。”

2008 年，汶川发生 8.0 级地震，我国开展了自新中国成立以来规模最大的心理救援行动，大量政府及非政府组织的心理卫生工作人员和志愿者奔赴灾区，规模和影响都是空前的。卫生部印发《紧急心理危机干预指导原则》和针对地震灾区的《心理危机干预要点》，对组织领导、干预基本原则、方案制定和干预技术、队伍组建等几个方面均做了详细阐述，以指导各地科学、规范地开展汶川大地震后心理危机干预工作。在汶川地震发生的 27 天后，国务院发布了《汶川地震灾后恢复重建条例》，将“心理援助”纳入其中，提出“地震灾区的各级人民政府，应当组织受灾群众和企业开展生产自救，积极恢复生产，并做好受灾群众的心理援助工作。民政部门具体组织实施受灾群众的临时基本生活保障、生活困难救助、农村毁损房屋恢复重建补助、社会福利设施恢复重建以及对孤儿、孤老、残疾人员的安置、补助、心理援助和伤残康复。”

2008 年 7 月，卫生部办公厅下发《关于做好心理援助热线建设工作的通知》，指出心理援助热线在处理心理应激和预防心理疾病方面能发挥积极作用，要求在全国地级及以上地区以试点先行的方式逐步开设心理援助热线。在此基础上，2010 年卫生部办公厅又印发了《关于进一步规范心理援助热线管理工作的通知》，对热线服务开展、服务质量、实施硬件、人员配置，尤其是热线咨询员的职责和技能等提出了具体详细的要求。

2010 年 7 月，卫生部发布《2010 年地震灾后心理援助项目管理方案》，安排中央财政专项资金 1 962 万元，主要为了援助地震中受灾的群众，减少灾后发生精神心理疾病的概率，尤其是减少自我伤害和自杀行为的发生。项目在四川、甘肃、陕西、青海的 52 个极重灾县和重灾县实施，内容包括开展大众心理健康教育和宣传，对高危群众进行心理疏导和干预，为救灾干部提供心理保健培训并进行心理减压疏导，对基层卫生人员和相关人员开展培训，提高卫生人员识别、初步治疗或转诊高自杀风险者的水平和能力，提高相关人员开展灾后社会心理支持工作的能力，提高地市级和县级精神卫生专科服务能力等。

2012 年，国家减灾委员会制定下发《关于加强自然灾害社会心理援助工作的指导意见》（以下简称《意见》），心理救援首次独立成文。《意见》对加强自然灾害社会心理援助工作提出了明确要求，“要按照‘政府主导、部门协作、专业支撑、社会参与’的原则，将社会心理援助作为自然灾害救援和灾后重建工作的一部分，同时部署、同时组织、同时开展、同时推进，最大限度地减轻自然灾害对灾区群众和救援人员造成的心理伤害，帮助灾区群众树立重建家园的信心，尽快恢复生产生活秩序。”《意见》提出了五项具体工作任务：完善工作机制、加强队伍建设、构建服务网络、规范工作程序、加大宣传力度。特别强调结合我国国情和救灾工作实际，逐步完善统一指挥、协调配合、保障有力的灾后社会心理援助工作机制；建立健全方法科学、程序规范、措施适宜的预案和技术方案体系；组织建设平战结合、专兼结合、学科结合的灾害心理援助队伍；构建人文关怀、心灵抚慰的灾害社会心理服务网络，逐步形成符合我国国情的自然灾害社会心理援助模式。《意见》中还要求，各地相关部门高度重视，加强领导，完善灾害社会心理援助制度和相关政策，健全工作体系，强化责任落实；加大投入落实保障，根据本地区经济社会发展水平和自然灾害社会心理援助工作需要，统筹安排社会心理援助工作经费；合理引导社会资源投向灾害社会心理援助工作，鼓励机关单位、社会团体和公民个人关心、支持灾区群众心理健康和灾区社会心理援助工作；突出重点，分类援助，根据受灾程度、灾区群众社会心理特征、灾后社会心理影响和援助需求评估结果进行分类与排序，选用合适的援助和干预模式；总结经验，提升水平，及时总结各地开展自然灾害社会心理援助工作的经验，科学借鉴国外社会心理援助理论与方法，结合我国国情，探索灾后心理危机和心理问题发生、发展的规律；加强对灾后社会心理评估方法、援助模式、工作机制及保障政策等研究，不断提升自然灾害社会心理援助工作水平。

2013 年 5 月，《中华人民共和国精神卫生法》正式颁布实施，共七章八十五条，心理救援被纳入其中。第二章第十四条规定“各级人民政府和县级以上人民政府有关部门制定的突发事件应急预案应当包括心理援助的内容。发生突发事件，履行统一领导职责或者组织处置突发事件的人民政府应当根据突发事件的具体情况，按照应急预案的规定，组织开展心理援助工作”。第十六条规定“发生自然灾害、意外伤害、公共安全事件等可能影响学生心理健康的事件，学校应当及时组织专业人员对学生进行心理援助”。被写入精神卫生法，标志着心理救援正式进入法制化轨道。之后，更多的政策文件中提及心理救援与危机干预相关内容。

2015 年，国家卫生计生委等 10 个部门联合印发《全国精神卫生工作规划（2015—2020 年）》，其中对心理救援方面的工作提出了更加具体详细的要求，包括各地要将心理援助纳入各级政府突发事件应急处理预案，定期开展培训和演练；要依托现有资源开设心理援助热线，配备心理治疗人员，为精神障碍患者及高危人群提供专业化、规范化的心理卫生服务等；并提出了截至 2020 年年底需要达成的目标，“每个省（自治区、直辖市）至少开通 1 条心理援助热线电话，100% 的省（自治区、直辖市）、70% 的市（地、州、盟）建立心理危机干预队伍；发生突发事件时，均能根据需要及时、科学开展心理援助工作”以及“高等院校普遍设立心理咨询与心理危机干预中心（室）并配备专职教师”等。

2016 年 10 月，中共中央、国务院印发并实施《“健康中国 2030”规划纲要》（以下简称《纲要》），旨在推进健康中国建设，提高人民健康水平。《纲要》第五章第三节“促进心理健康”，要求加大对重点人群心理问题早期发现和及时干预力度，这就包括了各种受灾人群。

2016 年 12 月，国家卫生计生委、中宣部等 22 个部门联合印发《关于加强心理健康服务的指导意见》。《关于加强心理健康服务的指导意见》共 7 部分 25 条，其中第 6 条针对性提出要重视心理危机干预和心理援助工作，从服务模式、服务队伍、服务开展等方面提出了要求，包括“建立和完善心理健康教育、心理热线服务、心理评估、心理咨询、心理治疗、精神科治疗等衔接递进、密切合作的心理危机干预和心理援助服务模式，重视和发挥社会组织和社会工作者的作用。将心理危机干预和心理援助纳入各类突发事件应急预案和技术方案，加强心理危机干预和援助队伍的专业化、系统化建设，定期开展培训和演练。在突发事件发生时，立即开展有序、高效的个体危机干预和群体危机管理，重视自杀预防。在事件善后和恢复重建过程中，依托各地心理援助专业机构、社会工作服务机构、志愿服务组织和心理援助热线，对高危人群持续开展心理援助服务。”此部分工作由国家卫生计生委牵头，中央综治办、民政部等相关部门按职责分工负责。

2017年1月，国务院办公厅下发《国家突发事件应急体系建设“十三五”规划》，在主要任务“加强核心应急救援能力建设”中提出要健全各级紧急医学救援队伍，逐步建设国家和省级突发事件心理干预救援队伍。

2018年11月，国家卫生健康委、教育部等10个部门联合印发《全国社会心理服务体系建设试点工作方案》，在全国31个省（自治区、直辖市）及新疆生产建设兵团共选取了65个试点地区。该文件明确要求试点地区开展心理救援服务，并对开展形式有了更进一步的具体要求：“建立健全心理援助服务平台。依托精神卫生医疗机构或具备条件的社会服务机构、12320公共卫生公益热线或其他途径，通过热线、网络、APP、公众号等建立提供公益服务的心理援助平台。通过报纸、广播、电视、网络等多种形式宣传、扩大心理援助平台的社会影响力和利用率。将心理危机干预和心理援助纳入各类突发事件应急预案和技术方案，加强心理危机干预和援助队伍的专业化、系统化建设。在自然灾害等突发事件发生时，立即组织开展个体危机干预和群体危机管理，提供心理援助服务，及时处理急性应激反应，预防和减少极端行为发生。在事件善后和恢复重建过程中，对高危人群持续开展心理援助服务。”

2019年底新型冠状病毒肺炎疫情突然暴发，给中国公共卫生防控体系提出了考验，也对心理救援提出了要求。新冠肺炎疫情本身，政府出台的各种防控措施包括隔离、延长假期、公共交通管制等，以及海量的媒体报道和大量的传言流言等，对大众的心理行为都会造成影响。在这种情形下，国家卫生健康委出台了多个心理援助相关政策文件，涉及整体紧急心理危机干预原则、热线工作要求及指南，针对不同阶段不同重点人群的心理援助和社会支持工作相关方案等，以指导各地提供适宜的心理健康宣教和危机干预服务。

2020年1月26日，国务院应对新型冠状病毒感染的肺炎疫情联防联控工作机制《关于印发新型冠状病毒感染的肺炎疫情紧急心理危机干预指导原则的通知》（肺炎机制发〔2020〕8号），从组织领导、基本原则、制定干预方案、组建队伍、干预方式5个方面对疫情心理危机干预进行了规定。附有针对4种6类不同人群的心理危机干预要点，明确了服务提供者、接受者、内容、形式以及注意事项等，以指导卫生健康行政人员、精神卫生和心理健康工作人员更好地组织和实施心理干预服务。该文件发布后，各省（自治区、直辖市）应对新冠肺炎疫情联防联控工作机制（领导小组、指挥部）将心理援助工作纳入了疫情防控总体部署中，由其统一领导和组织，并相应成立了由精神卫生、心理健康相关专家组建的心理危机干预专家组，在当地卫生健康行政部门统一协调下，有序开展紧急心理危机干预和心理疏导工作。

2020 年 2 月 2 日，国务院应对新型冠状病毒感染的肺炎疫情联防联控工作机制《关于设立应对疫情心理援助热线的通知》（肺炎机制发〔2020〕18 号）以及 2020 年 2 月 7 日《关于印发新型冠状病毒肺炎疫情防控期间心理援助热线工作指南的通知》（肺炎机制发〔2020〕24 号），要求省级（地市级）卫生健康行政部门统筹辖区心理健康服务资源，在各地原有心理援助热线的基础上，设立应对疫情的免费的心理援助热线专席，组建热线技术专家组和工作团队，加强管理、培训及技术支持和督导，并明确了热线工作目标和原则以及设立、人员、督导、管理和伦理要求等，以规范提供热线服务，做好防控新冠肺炎疫情的心理支持和疏导工作。这两个文件发布之后，全国各地都开始大力加强心理援助热线工作，增设疫情热线专席、招募接线员、开展培训和督导等。

根据国家精神卫生项目办的统计，2020 年 2 月 1 日—2021 年 6 月 6 日，全国 31 个省（自治区、直辖市）及新疆生产建设兵团以公立精神卫生医疗机构和精防机构为主共设立心理援助热线 673 条，接听电话 1 207 484 次。此外，全国各大高校、妇联、社会心理服务机构也广泛开展了心理热线服务。

2020 年 3 月 5 日，国家卫生健康委和民政部联合印发《关于加强应对新冠肺炎疫情工作中心理援助与社会工作服务的通知》，对新冠肺炎感染者、被隔离人员、一线工作人员的心理援助、心理支持与社会工作均提出了要求，并提供了新冠肺炎治疗定点医院、方舱医院和集中隔离点的心理援助与社会工作服务的工作方案，这 3 个方案在国家卫生健康委派出和组建的国家心理危机干预专家组的前期工作基础和方案上进行修订，具有非常高的实操性。

随着新冠肺炎疫情防控形势发生积极向好变化，心理援助服务的重点人群及其心理状况也随之变化。2020 年 3 月 18 日，国务院应对新型冠状病毒感染的肺炎疫情联防联控工作机制印发《新冠肺炎疫情心理疏导工作方案》，要求各地尤其是疫情防控重点地区湖北省、武汉市的卫生健康、民政、工会、共青团、妇联、残联等部门加强协作，将心理疏导工作纳入新冠肺炎疫情防控整体工作部署，将新冠肺炎患者及家属、病亡者家属、特殊困难老年人等弱势群体、参与疫情防控医务工作者、公安民警（辅警）和社区工作者等一线工作人员作为重点，持续开展心理疏导服务。

2020 年 4 月 7 日，国务院应对新型冠状病毒感染的肺炎疫情联防联控工作机制进一步印发《新冠肺炎患者、隔离人员及家属心理疏导和社会工作服务方案》，要求以社区为阵地，建立心理疏导与社会工作服务网络，该方案充分强调了社会支持对心理支持和援助的重要作用。2020 年 4 月 21 日，国家卫生健康委办公厅联合民政部办公厅、交通运输部办公厅、海关总署办公厅、国家移民管理局综合司、民航局综合司、国铁集团办公厅制定了《入境人员心理疏导和社会工作服务方案》，帮助入境人员适应隔离环境。

2020 年 8 月 25 日，国务院应对新型冠状病毒感染的肺炎疫情联防联控工作机制综合组印发《新冠肺炎疫情防控常态化下治愈患者心理疏导工作方案》，进一步贯彻落实中央领导同志关于做好新冠肺炎治愈患者（以下简称治愈患者）心理疏导和心理干预的重要指示。

综上所述，我国政府对突发公共卫生事件心理救援工作的重视程度不断提高，心理援救在政策文件中出现的频率和范围不断增加，涉及的内容也更加具体和详细。

以下为国家及各部委颁发的与心理援助、心理救援、心理干预、心理危机干预、灾后心理社会服务等内容有关的文件摘录。

摘录 1

《中华人民共和国精神卫生法》中华人民共和国主席令，第六十二号

《中华人民共和国精神卫生法》由中华人民共和国第十一届全国人民代表大会常务委员会第二十九次会议于 2012 年 10 月 26 日通过，自 2013 年 5 月 1 日起施行。

第二章心理健康促进和精神障碍预防

第十三条各级人民政府和县级以上人民政府有关部门应当采取措施，加

强心理健康促进和精神障碍预防工作，提高公众心理健康水平。

第十四条各级人民政府和县级以上人民政府有关部门制定的突发事件应急预案，应当包括心理援助的内容。发生突发事件，履行统一领导职责或者组织处置突发事件的人民政府应当根据突发事件的具体情况，按照应急预案的规定，组织开展心理援助工作。

第十五条用人单位应当创造有益于职工身心健康的工作环境，关注职工的心理健康；对处于职业发展特定时期或者在特殊岗位工作的职工，应当有针对性地开展心理健康教育。

第十六条各级各类学校应当对学生进行精神卫生知识教育；配备或者聘请心理健康教育教师、辅导人员，并可以设立心理健康辅导室，对学生进行心理健康教育。学前教育机构应当对幼儿开展符合其特点的心理健康教育。

发生自然灾害、意外伤害、公共安全事件等可能影响学生心理健康的事件，学校应当及时组织专业人员对学生进行心理援助。

摘录 2

《关于加强自然灾害社会心理援助工作的指导意见》（国减发［2012］2 号）

一、总体要求

按照“政府主导、部门协作、专业支撑、社会参与”的原则，将社会心理援助作为自然灾害救援和灾后重建工作的一部分，同时部署、同时组织、同时开展、同时推进，最大限度地减轻自然灾害对灾区群众和救援人员造成的心理伤害，帮助灾区群众树立重建家园的信心，尽快恢复生产生活秩序。

二、主要目标

结合我国国情和救灾工作实际，逐步完善统一指挥、协调配合、保障有力的灾后社会心理援助工作机制，建立健全方法科学、程序规范、措施适宜的预案和技术方案体系，组织建设平战结合、专兼结合、学科结合的灾害心理援助队伍，构建人文关怀、心灵抚慰的灾害社会心理服务网络，防止、减轻不良心理反应和心理问题的发生，对出现心理卫生问题的人员积极实施干预，基本满足灾区群众社会心理援助需求，逐步形成符合我国国情的自然灾害社会心理援助模式。

三、工作任务

（一）完善工作机制

自然灾害社会心理援助工作在各级人民政府统一领导下，各级减灾委员会加强统筹协调，民政、卫生、教育、宣传等部门及工会、共青团、妇女联合会、红十字会等有关群团组织密切配合，建立部门间灾害社会心理援助工作协作机制，共同做好自然灾害社会心理援助工作。民政部门要切实做好受灾人员基本生活救助，及时提供灾情等相关信息；卫生行政部门要及时组织精神卫生专业机构和人员开展灾后心理援助工作，协调指导其他部门和社会组织的心理援助队伍和志愿者队伍开展社会心理援助工作；教育部门要做好学校师生灾害安全和心理健康教育工作，组织教育系统的心理学专业人员在灾后开展本系统内部的社会心理援助，配合做好灾区社会心理援助工作；宣传部门要利用大众传媒的优势，积极普及灾害心理干预、自我心理调节等知识，引导公众正确面对灾害给身心带来的伤害。其他相关部门和工会、共青团、妇女联合会、红十字会等有关群团组织要在自身职责范围内做好有关的社会心理援助工作。

（二）加强队伍建设

各地要分层次组建社会心理援助队伍，加强日常专业培训，提升人员综合素质和专业技术水平。各地卫生行政部门要依托现有的精神科医师和护士、心理治疗师、从事心理危机干预的心理学专业人员，组建应急心理援助专家组。工会、共青团、妇女联合会、红十字会等相关单位要组织具备一定社会心理援助技能的心理咨询师和救援人员、社会工作师和心理服务志愿者等，建立心理援助志愿者队伍，在政府的统一领导和组织下，深入灾区开展心理援助工作。要支持高等学校和职业学校会同有关部门设立专门人才培养项目，加强相关学科专业建设，加快培养自然灾害心理援助人才；扩大高等学校防灾减灾特别是心理援助方面科研成果的辐射带动作用，为自然灾害社会心理援助工作提供智力服务。

（三）构建服务网络

各地卫生行政部门要依托现有的精神卫生专业机构和心理服务专业机构，联合医院、学校、单位、社区和有关社会团体、组织，结合日常心理卫生服务工作设立的心理卫生服务站（点），配备经专业培训的专（兼）职人员，逐步建立覆盖广泛、功能完善、平战结合的灾害社会心理服务网络，为自然灾害社会心理援助工作提供组织保障。

（四）规范工作程序

各地各相关部门要根据相关法律、法规及文件规定，结合本地实际，统筹考虑灾害种类、受灾程度和灾区社会心理援助的需求，制定针对不同类型灾害的工作规程和详细的技术规范，明确灾害社会心理援助的职责分工、具体流程和应急响应的启动条件、响应措施、终止条件等，规范灾害社会心理援助的行为；灾害发生后，要根据救援和重建工作总体部署以及灾区实际情况，适时评估和调整应对方案，确保社会心理援助及时有效开展。

（五）加大宣传力度

各地各相关部门要通过广播、电视、手机短信等多种手段，及时发布灾情，全面宣传政府和社会各界帮助受灾群众解决困难的政策和措施，以及灾后重建规划和援助计划等，帮助灾区群众树立克服困难、战胜灾害的信心；要客观宣传开展灾害社会心理援助的意义和作用，以及自我调节心灵创伤的常识和方法，提高灾区群众自我修复心灵创伤能力。同时，要注意避免过分渲染或夸大灾后心理问题的严重程度，避免突出介绍具体人的心理康复疗法，不得泄露出现心理问题人员的个人信息。

四、工作要求

（一）高度重视，加强领导

各地各相关部门要切实加强自然灾害社会心理援助工作的领导，创新社会管理理念，完善灾害社会心理援助制度和相关政策，健全工作体系，强化责任落实。要把社会心理援助工作贯穿于灾害应急救援和恢复重建的全过程，做到社会心理援助与整体救援协调一致，心理康复与家园重建同步，确保灾害社会心理援助工作有序进行。要进一步探索心理援助的常态化工作模式，确保心理援助工作的可持续性发展。

（二）加大投入，落实保障

各地各相关部门要根据本地区经济社会发展水平和自然灾害社会心理援助工作需要，统筹安排社会心理援助工作经费。要合理引导社会资源投向灾害社会心理援助工作，鼓励机关单位、社会团体和公民个人关心、支持灾区群众心理健康和灾区社会心理援助工作。要根据有关法律法规和政策，依法保障赴灾区开展自然灾害社会心理援助人员的合法权益。

（三）突出重点，分类援助

各地各相关部门在开展灾害社会心理援助时，要根据受灾程度、灾区群众社会心理特征、灾后社会心理影响和援助需求评估结果进行分类与排序，选用合适的援助和干预模式，尤其是要做好重灾区、重点人群（如遇难者家庭和其他严重受灾的家庭、伤员、儿童、老年人、残疾人等）和救援人员的社会心理援助工作。要结合灾区人口数量、生活条件、风俗习惯、民族宗教文化等因素，及时开展符合当地实际的生活救助和社会心理援助工作，避免因灾害救助手段不适宜、措施不到位，造成对灾区群众心理的不良影响。

（四）总结经验，提升水平

各地各相关部门要及时总结各地开展自然灾害社会心理援助工作的经验，科学借鉴国外社会心理援助理论与方法，结合我国国情，探索灾后心理危机和心理问题发生、发展的规律，加强对灾后社会心理评估方法、援助模式、工作机制及保障政策等研究，不断提升自然灾害社会心理援助工作水平。

摘录3

国务院办公厅关于转发卫生计生委等部门全国精神卫生工作规划（2015—2020年）的通知（国办发［2015］44号）

二、总体要求

（三）具体目标

到2020年：精神卫生工作的社会氛围显著改善。高等院校普遍设立心理咨询与心理危机干预中心（室）并配备专职教师。

三、策略与措施

（三）积极开展心理健康促进工作

各地要依法将心理援助内容纳入地方各级政府突发事件应急预案，依托现有精神科医师、心理治疗师、社会工作师和护士，分级组建突发事件心理危机干预队伍，定期开展培训和演练，发生突发事件后及时组织开展心理援助。鼓励、支持社会组织提供规范的心理援助服务信息，引导其有序参与灾后心理援助。具备条件的城市要依托 12320 热线及精神卫生专业机构建设心理援助热线和网络平台，向公众提供心理健康公益服务。精神卫生专业机构应当配备心理治疗人员，为精神障碍患者及高危人群提供专业的心理卫生服务。综合性医院及其他专科医院要对就诊者进行心理健康指导，基层医疗卫生机构要向辖区内居民提供心理健康指导。各级各类学校应当设置心理健康教育机构并配备专职人员，建立学生心理健康教育工作机制，制订校园突发危机事件处理预案。高等院校要与精神卫生专业机构建立稳定的心理危机干预联动协调机制，并设立心理健康教育示范中心。用人单位应当将心理健康知识纳入岗前和岗位培训，创造有益于职工身心健康的工作环境。监狱、看守所、拘留所、强制隔离戒毒所等要加强对被监管人员的心理咨询和心理辅导。

摘录 4

《关于加强心理健康服务的指导意见》（国卫疾控发［2016］77 号）

三、大力发展各类心理健康服务

6. 重视心理危机干预和心理援助工作。建立和完善心理健康教育、心理热线服务、心理评估、心理咨询、心理治疗、精神科治疗等衔接递进、密切合作的心理危机干预和心理援助服务模式，重视和发挥社会组织和社会工作者的作用。将心理危机干预和心理援助纳入各类突发事件应急预案和技术方案，加强心理危机干预和援助队伍的专业化、系统化建设，定期开展培训和演练。在突发事件发生时，立即开展有序、高效的个体危机干预和群体危机管理，重视自杀预防。在事件善后和恢复重建过程中，依托各地心理援助专业机构、社会工作服务机构、志愿服务组织和心理援助热线，对高危人群持续开展心理援助服务。（国家卫生计生委牵头，中央综治办、民政部等相关部门按职责分工负责）

摘录 5

《国务院办公厅关于印发国家突发事件应急体系建设“十三五”规划的通知》（国办发［2017］2 号）

3 主要任务

3.2 加强核心应急救援能力建设

3.2.2 提高重点行业领域专业应急救援能力

3.2.2.7 推进国家紧急医学救援基地和区域紧急医学救援中心建设，构建陆海空立体化、综合与专科救援兼顾的紧急医学救援网络。健全各级紧急医学救援队伍，优化国家卫生应急队伍布局，建立队伍运维保障长效机制；推进帐篷化现场卫生应急处置中心建设，强化远程航空投送能力和极端条件下的自我保障能力；完善国家卫生应急现场处置指导专家库，逐步建设国家和省级突发事件心理干预救援队伍。鼓励加强航空医疗救援和转运能力建设。

摘录 6

《关于印发全国社会心理服务体系建设试点工作方案的通知》（国卫疾控发［2018］44号）

二、工作目标

到2021年年底，试点地区逐步建立健全社会心理服务体系，将心理健康服务融入社会治理体系、精神文明建设，融入平安中国、健康中国建设。建立健全党政领导、部门协同、社会参与的工作机制，搭建社会心理服务平台，将心理健康服务纳入健康城市评价指标体系，作为健康细胞工程（健康社区、健康学校、健康企业、健康家庭）和基层平安建设的重要内容，基本形成自尊自信、理性平和、积极向上的社会心态，因矛盾突出、生活失意、心态失衡、行为失常等导致的极端案（事）件明显下降。具体工作指标包括：

4. 100%精神专科医院设立心理门诊，40%二级以上综合医院开设心理门诊。培育发展一批社会心理服务专业机构，为大众提供专业化、规范化的心理健康服务。利用各种资源，建立24小时公益心理援助平台，组建心理危机干预队伍。

三、建立健全社会心理服务网络

（六）建立健全心理援助服务平台

依托精神卫生医疗机构或具备条件的社会服务机构、12320公共卫生公益热线或其他途径，通过热线、网络、APP、公众号等建立提供公益服务的心理援助平台。通过报纸、广播、电视、网络等多种形式宣传、扩大心理援助平台的社会影响力和利用率。将心理危机干预和心理援助纳入各类突发事件应急预案和技术方案，加强心理危机干预和援助队伍的专业化、系统化建设。在自然灾害等突发事件发生时，立即组织开展个体危机干预和群体危机管理，提供心理援助服务，及时处理急性应激反应，预防和减少极端行为发生。在事件善后和恢复重建过程中，对高危人群持续开展心理援助服务。

摘录 7

《关于印发新型冠状病毒感染的肺炎疫情紧急心理危机干预指导原则的通知》（肺炎机制发［2020］8号）

本指导原则应当在经过培训的精神卫生专业人员指导下实施。

一、组织领导

心理危机干预工作由各省、自治区、直辖市应对新型冠状病毒感染的肺炎疫情联防联控工作机制（领导小组、指挥部）统一领导，并提供必要的组织和经费保障。

由全国精神卫生、心理健康相关协会、学会发动具有灾后心理危机干预经验的专家，组建心理救援专家组提供技术指导，在卫生健康行政部门统一协调下，有序开展紧急心理危机干预和心理疏导工作。

二、基本原则

（一）将心理危机干预纳入疫情防控整体部署，以减轻疫情所致的心理伤害、促进社会稳定为前提，根据疫情防控工作的推进情况，及时调整心理危机干预工作重点。

（二）针对不同人群实施分类干预，严格保护受助者的个人隐私。实施帮助者和受助者均应当注意避免再次创伤。

三、制定干预方案

（一）目的

1. 为受影响人群提供心理健康服务；

2. 为有需要的人群提供心理危机干预；

3. 积极预防、减缓和尽量控制疫情的心理社会影响；

4. 继续做好严重精神障碍管理治疗工作。

（二）工作内容

1. 了解受疫情影响的各类人群的心理健康状况，根据所掌握的信息，及时识别高危人群，避免极端事件的发生，如自杀、冲动行为等。发现可能出现的群体心理危机苗头，及时向疫情联防联控工作机制（领导小组、指挥部）报告，并提供建议的解决方案。

2. 综合应用各类心理危机干预技术，并与宣传教育相结合，提供心理健康服务。

3. 培训和支持社会组织开展心理健康服务。

4. 做好居家严重精神障碍患者的管理、治疗和社区照护工作。

（三）确定目标人群和数量

新型冠状病毒感染的肺炎疫情影响人群分为四级。干预重点应当从第一级人群开始，逐步扩展。一般性宣传教育要覆盖到四级人群。

第一级人群：新型冠状病毒感染的肺炎确诊患者（住院治疗的重症及以上患者）、疫情防控一线医护人员、疾控人员和管理人员等。

第二级人群：居家隔离的轻症患者（密切接触者、疑似患者），到医院就诊的发热患者。

第三级人群：与第一级、第二级人群有关的人，如家属、同事、朋友，参加疫情应对的后方救援者，如现场指挥、组织管理人员、志愿者等。

第四级人群：受疫情防控措施影响的疫区相关人群、易感人群、普通公众。

（四）目标人群评估、制定分类干预计划

评估目标人群的心理健康状况，及时识别区分高危人群、普通人群；对高危人群开展心理危机干预，对普通人群开展心理健康教育。

（五）制定工作时间表

根据目标人群范围、数量以及心理危机干预人员数，安排工作，制定工作时间表。

四、组建队伍

（一）心理救援医疗队

可单独组队或者与综合医疗队混合编队。人员以精神科医生为主，可有临床心理工作人员和精神科护士参加。有心理危机干预经验的人员优先入

选。单独组队时，配队长 1 名，指派 1 名联络员，负责团队后勤保障和与各方面联系。

（二）心理援助热线队伍

以接受过心理热线培训的心理健康工作者和有突发公共事件心理危机干预经验的志愿者为主。在上岗之前，应当接受新型冠状病毒感染的肺炎疫情应对心理援助培训，并组织专家对热线人员提供督导。

五、工作方式

1. 由精神卫生、心理健康专家及时结合疫情发展和人群心理状况进行研判，为疫情联防联控工作机制（领导小组、指挥部）提供决策建议和咨询，为实施心理危机干预的工作人员提供专业培训与督导，为公众提供心理健康宣传教育。

2. 充分发挥"健康中国""12320"、省级健康平台、现有心理危机干预热线和多种线上通讯手段的作用，统筹组织心理工作者轮值，提供 7×24 小时在线服务，及时为第三级、第四级人群提供实时心理支持，并对第一、二级人群提供补充的心理援助服务。

3. 广泛动员社会力量，根据受疫情影响的各类人群的需求和实际困难提供社会支持。

摘录 8

《关于印发新型冠状病毒肺炎疫情防控期间心理援助热线工作指南的通知》（肺炎机制发［2020］24 号）

为指导各地卫生健康、教育、民政、文明办、工会、共青团、妇联、残联等部门及心理健康相关学会、协会等社会组织进一步加强社会心理服务，做好新型冠状病毒肺炎疫情防控期间心理援助热线（以下简称热线）工作，根据《新型冠状病毒肺炎疫情紧急心理危机干预指导原则》《关于设立应对疫情心理援助热线的通知》等要求，制定本工作指南。

一、热线工作目标

为疫情防控期间不同人群提供心理支持、心理疏导、危机干预等服务，帮助求助者预防和减轻疫情所致的心理困顿，寻找和利用社会支持资源，维护心理健康，防范心理压力引发的极端事件。

二、热线工作原则

（一）坚持公益服务

为在疫情防控中有心理困顿的人员提供免费的心理援助服务。

（二）坚持专业服务

运用专业的方法和技术，为求助者提供规范的情绪疏导、情感支持、危机干预等有针对性的服务，并定期开展专业督导，保障热线服务的专业性。

（三）坚守伦理要求

遵守善行、责任、诚信、公正、尊重的职业伦理和职业精神，避免对求助者造成伤害，维护其身心健康。

三、热线设立要求

（一）基本要求

1. 精神卫生医疗机构（精神专科医院、具有精神科特长的综合医院）、高等院校学生心理健康教育与咨询中心、心理健康相关协会学会等社会组织，可在卫生健康、教育、民政、共青团、文明办、残联等对应行业（领域）主管部门的领导下设立热线，并负责热线日常管理和维护。

2. 热线要接受对应行业（领域）行政部门的管理和业务指导。

3. 热线原则上应当提供 24 小时服务。

4. 在疫情发生前已开通的热线，在疫情期间维持原服务内容的基础上，设立应对疫情心理援助服务的专门坐席。

（二）硬件要求

1. 接听场所应当设有固定的接听场所，环境相对封闭、安静。每条热线至少开通 2 个坐席，负责疫情相关心理援助服务。

2. 接听设备应当配备专用接听设备，具备接听、记录、转接、录音等功能。如目前仅有电话，尚未配备相关设备，则应当保证工作状态下的通信信号畅通稳定。

（三）工作团队

热线内部可根据条件设立行政管理组、咨询工作组、督导组，各个团队应当相互配合做好热线服务。行政管理组由热线主办机构的行政管理人员组成，主要负责热线运行管理和运行保障等，咨询工作组由热线咨询员组成，主要负责接听求助者电话，提供心理支持、心理疏导等服务。督导组由高年资、有热线工作相关经验的精神医学、临床与咨询心理学等相关专业人员组成，负责热线咨询员业务督导工作。

四、热线咨询员要求

（一）基本要求

1. 自愿参加热线服务，具有良好的专业素养和敬业精神，有良好的职业操守。

2. 语言表达清楚，沟通、交流的意愿和能力强。

3. 具备相关专业背景，包括精神科医护人员、心理治疗师、心理咨询师、心理健康相关社会工作者等。

（二）专业要求

1. 具备专业能力掌握热线服务基本理论和技能、热线接听技能、服务伦理要求等，具备处理心理应激问题的能力。

2. 掌握特定技能了解危机干预的基本理论，能够识别常见精神障碍和危机状态，及时对高危人员进行危机干预或转介。

（三）实践操作要求

1. 熟悉热线服务的处理流程，包括确立关系、澄清问题、确定工作目标、探讨解决方法、总结等过程，熟练掌握设备操作和完成相关记录等。高危及可能危害他人及社会安全的来电应当向行政管理组汇报，并寻求督导。

2. 掌握热线服务的各种基本技巧，如倾听的技巧，提问的方式，如何表达理解、提供建议、进行总结、把握时间等。

3. 熟悉有关疫情的最新政策和科普知识。

4. 熟悉热线服务中的评估要求，包括基本的状态、严重性、危险性、效果的评价演练。

5. 熟悉危机来电的识别和处理基本原则，包括基本步骤、风险程度评估、资源的利用等。

（四）工作职责

1. 按热线管理要求收集有关电话内容和求助者信息。

2. 向求助者提供准确的疫情防控相关信息。

3. 提供规范的心理援助和危机干预服务。

4. 必要时为求助者推荐其他适当的资源或服务。

5. 定期接受岗位培训和督导。

6. 遵守心理健康服务伦理要求。

五、热线督导要求

（一）督导目的

确保求助者的健康权益，促进热线咨询员的专业发展和个人成长。

（二）督导员基本要求

1. 具有精神医学、临床与咨询心理学、危机干预等方面的专业教育及培训背景。

2. 有丰富的理论和实际工作经验。

3. 有教学的意愿和热情，有教学能力。

4. 有成熟的人格和进取的人生态度。

5. 对热线工作比较熟悉。

（三）督导员工作职责

1. 对热线相关工作进行指导，对热线咨询员的专业知识、服务技能等方面进行专业培训，提高热线咨询员的业务能力。

2. 定期为热线咨询员提供个体或团体督导，解答热线咨询员的疑难问题，维护热线咨询员的身心健康，帮助其自我成长。

3. 配合热线管理人员对热线咨询员进行招募、选拔、考核等，定期对热线咨询员的工作状态进行评估。

4. 会同热线管理人员制定热线服务质量评估内容，及时评估热线咨询员的业务能力，向热线咨询员反馈接线中存在的问题。

5. 指导热线咨询员应对高危来电、特殊来电、高危事件；协助高危来电、特殊来电、高危事件的转介处理。

6. 密切关注热线运行情况，及时提出切实可行的改进热线工作的意见建议。

7. 在督导中发现的疑难问题，可向中国心理学会、中国心理卫生协会专家团队（名单由学会协会在相关网站对外发布）寻求专业督导。

六、热线管理要求

（一）开展热线服务质量评估

热线管理部门可以采取自评、他评、即时评定和定期抽查相结合的方式，对热线服务质量进行评估。评估内容包括：

1. 热线咨询员的接线态度、交流技巧、接电过程，对一般心理问题来电、危机来电、特殊来电进行评估干预的实施要点。

2. 求助者的问题类型、求助者使用服务过程的反应、服务结束时的满意度（如：对热线咨询员态度、服务有效性的评价）。

（二）规范采集和保存热线业务资料

1. 制订热线电话登记、处理记录及评估表格，对热线服务情况进行记录，建立热线咨询员交接班记录。

2. 热线服务的文字记录、电子记录、录音资料需要由专人保管，相关资料至少保存 3 年。在资料采集保存过程中或资料对外转送、网络传输时应当遵循保密、及时、完整的原则。

（三）完善实施相关服务规范

1. 督导员定期对热线业务资料进行抽查，依照服务质量评估内容开展检查，并提出改进意见。

2. 可以采取盲法评估，也可以与相关热线咨询员一起复习业务登记资料，共同评估热线服务的合理性、有效性。

3. 针对质量检查发现的问题，开展在岗继续教育，提升热线服务质量。

（四）开放举报投诉等反馈渠道

可以设立举报电话、网站论坛、问卷调查等，接受社会对热线服务情况的监督。

（五）定期开展总结评估

1. 汇总分析热线服务人次、举报问题次数、民意测验结果，评估机构的社会影响水平。

2. 汇总分析求助者的基本信息、求助问题类型、满意度等数据，评估热线服务的合适程度。

3. 汇总分析热线咨询员的自评、他评结果，评估热线咨询员的工作状态。

七、热线服务伦理要求

（一）具备政治责任感

热线咨询员应当具备基本的政治责任感，在遵守国家法律法规的基础上开展工作，及时传达有关法律法规和政策，不做违背法律和道德的行为。

（二）科学准确传播信息

热线咨询员应当认真学习相关专业知识，不断更新自己的知识，以确保及时、准确、科学地传播相关信息。

（三）及时处理应急事件

热线工作团队有义务防范和处理个人、团体和社会应急事件。在面对应急或突发事件时，要沉着冷静，及时恰当地进行处理，不得违反相关职业守则。对应急事件不可隐瞒或弄虚作假。

（四）保持客观公正

热线咨询员应当尽最大可能保证每一位求助者得到同等的机会，获得满意的答复。应当以客观、科学、公正的态度对待每一位求助者，尽量减少个人价值观对求助者的影响，多提供专业服务，不给予道德价值评判；多提供选择方案，不给予直接指令。

（五）遵守知情同意及保密原则

热线咨询员如对热线服务过程进行录音，应当事先取得求助者的知情同意。热线咨询员应当充分尊重求助者的隐私权。在接听电话过程中可以对求助者的问题做必要的记录，但这只是为了以后接受督导，对自己的工作进行总结所用。除保密例外的情况外，未经求助者知情同意，严禁将求助者的个人信息、求询问题以及相关信息透露给第三方，更不可利用上述信息谋取私人利益。

摘录 9

关于加强应对新冠肺炎疫情工作中心理援助与社会工作服务的通知（国卫办疾控函〔2020〕194号）

为贯彻落实党中央、国务院关于坚决打赢新冠肺炎疫情防控阻击战的决策部署，支持和帮助湖北省武汉市等受疫情影响严重地区，减轻疫情所致的群众心理伤害和社会影响，在新冠肺炎疫情防控中加强心理援助与社会工作服务工作，现将有关事项通知如下。

一、加强新冠肺炎感染者心理援助与社会工作服务

湖北省武汉市等受疫情影响严重地区，要将心理援助与社会工作服务纳入疫情防控的整体部署，统筹安排，统一管理，在定点医院、方舱医院组织开展心理援助与社会工作服务。地方卫生健康行政部门要根据本地区原有精神卫生服务资源、医务社会工作者数量和分布，结合对口支援的精神卫生和当地医务社会工作专业力量，按照相关工作方案，对新冠肺炎感染者提供心理支持和心理危机干预。对有精神行为问题的感染者，及时组织精神科会诊，提供危机干预和精神科药物治疗。湖北省可结合工作实际，依托当地社会工作行业组织，遵循有关医务社会工作支援服务原则，开展方舱医院医务社会工作服务试点。

二、开展被隔离人员心理援助与社会工作服务

受疫情影响严重地区的区县应当建立卫生健康、民政等多部门协调工作机制，对接精神卫生、社会工作、志愿服务等服务资源，组建由精神卫生、心理健康专业人员、社会工作者、相关专业志愿者等组成的服务队，按照工作方案，为在集中隔离点隔离的人员提供疫情认知、健康指导和心理情绪辅导，评估心理危机，开展家庭支援、社会关系修复、政策咨询及转介等服务。应当重点关注儿童、老年人、残障人士、有原发疾病等特殊需要的人员和因公殉职者家属、病亡者家属，做好困难救助、心理疏导、哀伤辅导、社会支持网络修复等社会工作服务，开展针对性评估和危机干预、转介服务。

三、强化一线工作人员心理支持与社会工作服务

受疫情影响严重地区的卫生健康行政部门和民政部门要组织当地精神卫生、心理健康和社会工作服务专业队伍，采取“线上＋线下”的方式，对在疫情防控一线工作的医护人员、疾控人员等医务人员和坚守工作岗位的公安、交通等人员和基层社区工作人员提供心理援助。各级民政部门应当动员引导广大社会工作者和志愿者，对一线工作人员及家属提供心理疏导、情绪支持、保障支持等服务。定点医院、方舱医院和集中隔离点应当创建适宜的环境和条件，建立适当的心理援助与社会工作服务渠道，帮助一线工作人员进行自我心理调适。

四、严守心理援助伦理规范，做好服务管理和效果评估

参与心理援助与社会工作服务的人员应当在党委和政府的统一领导下开展工作，遵守心理工作、社会工作服务的伦理规范、恪守职业道德，承诺严格保护受助者个人隐私、严格遵守信息发布规则。各地卫生健康行政部门、民政部门要加强对心理援助与社会工作服务的管理，建立心理援助工作报告制度，及时组织开展效果评估。

五、加强组织保障

各地卫生健康行政部门、民政部门要充分认识做好心理援助与社会工作服务的重要意义，将心理援助与社会工作服务纳入疫情防控整体工作中进行部署，加强对心理援助与社会工作服务工作的组织领导和工作指导。要为参与工作的人员提供必要的防护物资及工作场地。要将工作开展中涌现的先进事迹、优秀人物、典型经验与好的做法进行广泛宣传，对具有突出贡献的团队和个人进行奖励嘉许。

摘录 10

新冠肺炎治疗定点医院心理援助与医务社会工作服务工作方案

一、工作目标

1. 为在定点医院接受治疗的新冠肺炎患者提供心理支持、人文关怀和心理疏导，对出现心理危机人员提供危机干预及精神科诊疗服务，帮助患者平稳情绪，积极配合治疗，提升康复信心。

2. 为定点医院医务人员及相关服务保障人员（以下简称医务人员）提供心理支持，减轻心理压力，缓解紧张工作后出现的心理倦怠，维护医务人员身心健康，保障疫情应对能力。

二、工作原则

1. 将心理援助与医务社会工作服务纳入定点医院的疫情防控工作中进行整体部署，以减轻疫情对患者和医务人员的心理伤害，促进社会稳定。

2. 各定点医院应当统筹协调所有对口支援地区的精神卫生专业人员和

当地医务社会工作者，制订统一的服务计划，按计划提供心理援助与医务社会工作服务。

3. 开展心理援助与医务社会工作服务应当配合定点医院的诊疗工作，涉及患者治疗方案的相关问题，应当由管床医生回应。

4. 心理援助人员和医务社会工作者应当承诺严格保护受助者个人隐私。

三、工作措施

（一）营造有利于维护心理健康的环境氛围

1. 结合治疗要求调整灯光，有条件的医院尽量保持病区灯光有一定昼夜节律，夜间调暗灯光。

2. 协助患者与家人和朋友保持联系，感受家庭和社会的支持，增强战胜疾病的信心。

3. 为轻症患者提供躯体疾病治疗相关的健康教育，组织学习传染科、呼吸科等领域专家的线上科普讲座。

4. 根据病情发放心理健康科普资料，提供政府推荐的网络平台信息，鼓励患者自学自助、互学互助，获取科学的疫情信息和心理健康知识，开展自我心理评估和心理调适，寻求在线专业帮助等。

5. 为轻症患者推荐每日活动时间表，帮助其制订有序的每日活动安排，助其在陌生环境中建立规律的作息习惯。

（二）开展患者心理救助和危机干预

1. 发现需要心理援助的患者，指导自我调适。在参加医护交接班、患者查房中，发现需要心理援助的患者进行心理评估，根据患者的精神心理状态及严重程度，制定针对性干预方案。必要时进行临床快速心理干预，指导患者进行放松训练等自我调适。

2. 识别有精神行为问题的患者，提供危机干预和精神科药物治疗。对有情绪激动、言语偏激、治疗管理难度大的患者，以及出现精神行为问题，例如谵妄、冲动、焦躁及有抑郁和自杀倾向等时，及时组织精神科会诊，并提供危机干预和精神科药物治疗，以对症处理为主，快速缓解症状，注意患者的躯体状况与治疗药物间的相互作用。

3. 建立心理援助患者档案。对需要持续心理救援或精神科药物干预的出院患者，应当将精神科处理的信息记录在医疗文件中并转介到相应隔离场所，以持续提供心理援助与社会工作服务，避免极端事件发生。

（三）提供医务人员心理支持和心理危机干预

1. 及时了解医务人员的实际需求，提出有利于身心健康的合理建议，包括：

（1）加入医务工作微信群组，熟悉一线人员，及时发现需要帮助的对象，提供个体心理支持。

（2）根据情况建议合理排班，计划在前，让每个人对自己的工作有充分的心理预期。

（3）利用工作群鼓励同事之间多联系，互相支持。

（4）及时发现一线医务人员的后顾之忧，对家庭有困难者，报告后方协调管理人员，解决一线医务人员的家庭困难，让其安心投入工作。

（5）为一线医务人员提供自我心理保健技巧，主动帮助医务人员减少心理压力，提高医务人员的心理调节能力。

2. 为医务人员提供心理支持和心理危机干预，包括：

（1）在医务人员休息区，建立心灵驿站，包含两个房间。一个房间放置一些零食干果饮料、科普书籍或宣传手册，并配备电视或电脑等播放器材，循环播放音频视频，比如放松训练音频、讲解如何自我调适、如何使用相关心理网络平台的视频等。有条件的医院，可配备一些放松设备，如生物反馈仪、音乐治疗椅等。注意限制心灵驿站同时活动的人数，并保持每两人之间间隔 1 米以上。另一个房间具备一定私密性，用于开展一对一心理评估和干预，建议每次不超过 10 分钟，并做好防护。注意该房间硬件设施设置的安全性与舒适性。在全院广泛宣传心灵驿站，增加医务人员的安全感、被关爱感，也可采用网上心灵驿站开展工作。按规定做好心灵驿站的消毒工作。

（2）针对典型问题制作心理援助的视频或文字材料，如穿上防护服后沟通不便、患者不配合治疗、担心被感染、医护耗竭感、内疚感甚至自我价值及职业的否定等问题。视频或文字材料制作后，通过微信发放到医务群等方式供医务人员学习，并在心灵驿站播放。

（3）如有明显精神心理症状，持续不能缓解，影响工作，可开展一对一的心理危机干预或建议换岗休息，必要时提供精神科药物治疗。

（4）条件许可情况下，在医务人员住宿区或休息区开展团体心理辅导、巴林特小组工作等团体支持活动。

（5）对近期有亲属去世或亲属病情较重的医务人员，应当开展一对一心理评估和心理危机干预。

四、组织实施

（一）做好心理援助与医务社会工作服务的组织管理

定点医院负责院内心理援助与医务社会工作服务的组织领导，将其纳入疫情防控工作进行统一管理，成立包括对口支援的精神卫生专业人员和院内医务社会工作者在内的心理援助与医务社会工作服务组；配备常用精神科药品，保障对口支援的精神卫生专业人员和医务社会工作者必要的防护物资及工作场地。

（二）建立统筹协调、分工明确、各司其职的工作机制

定点医院要指定专人统筹协调院内心理援助与医务社会工作服务。精神卫生专业人员的工作要融入日常医疗工作中，参加医疗工作例会和每日交接班，为患者提供心理治疗服务，对出现心理危机人员提供危机干预及精神科诊疗服务。医务社会工作者通过“线上”心理疏导、情绪支持和“线下”社会资源链接、保障支持等方法为患者及其家属提供社会工作服务，发现有严重心理或精神行为问题的，及时转介给精神卫生专业人员。

（三）培训医护人员协助开展心理服务

心理援助与医务社会工作服务组对医护人员开展培训，指导医护人员在治疗患者时注意观察其情绪、识别常见心理问题、使用简单心理支持技巧，将有疑似心理或精神科症状的患者及时反馈给精神卫生专业人员，并在工作例会和交接班中汇报重点患者。

摘录 11

方舱医院心理援助与社会工作服务工作方案

一、工作目标

1. 为在方舱医院接受治疗的新冠肺炎患者提供心理支持和心理疏导，

对出现心理危机人员提供危机干预及精神科诊疗服务，帮助患者平稳情绪，积极配合治疗，提升康复信心。

2. 为方舱医院医务人员及相关服务保障人员（以下简称医务人员）提供心理支持，减缓紧张工作后出现的心理倦怠，维护医务人员身心健康，保障疫情应对能力。

二、工作原则

1. 将心理援助与社会工作服务纳入方舱医院工作中进行整体部署，以减轻疫情对患者和医务人员的心理伤害，促进社会稳定。

2. 各方舱医院应当统筹协调所有对口支援地区的精神科专业人员和当地医务社会工作者，制订统一的服务计划，按计划提供心理援助服务。

3. 开展心理援助与社会工作服务应当配合方舱医院的诊疗工作，涉及患者治疗方案的相关问题，应由管床医生回应。

4. 心理援助人员和社会工作服务人员应当承诺严格保护受助者个人隐私。

三、工作措施

（一）营造有利于维护心理健康的环境氛围

1. 鼓励患者尽快适应方舱医院的集体生活环境。倡导病友间相互了解、互相帮助、同伴支持，共同度过治疗生活。

2. 配合治疗与检查，根据病情变化调整生活规律。

3. 鼓励患者通过电话、网络等方式与家人和朋友分享自己的情绪体验和想法，感受家庭和社会的支持，增强战胜疾病的信心。

4. 鼓励患者在治疗的同时，根据身体情况保持原有的学习和工作计划，将损失减到最小。

5. 在方舱医院恰当位置设立展板，张贴有关身心健康的二维码和心理援助与社会工作服务热线号码，宣传疾病相关的科学防控知识，了解出舱后的隔离和复查流程，学习有关疾病康复、心理健康等知识。

6. 定时播放轻松舒缓的背景音乐或娱乐休闲节目，音量适中，舒缓心情。

7. 配合治疗护理工作安排，调控灯光，有组织地在方舱内开展利于康复的体育活动及适宜的娱乐活动等，或安排进行放松训练等，帮助患者建立规律作息和锻炼习惯。

8. 积极对接社区资源，协助患者解决急需的生活问题。

（二）开展患者心理援助和危机干预

1. 引导患者扫码参加政府推荐的网络平台自助式心理服务，利用 APP 等对患者进行自愿心理筛查，及时发现高危患者。

2. 参加医护查房和交接班例会，及时了解有心理行为问题和既往有精神科疾病史的患者。

3. 有条件的方舱医院设立独立空间作为心理和社会工作服务室或精神检查室，保证患者隐私，同时为高危患者提供一对一评估，或短程心理支持服务。

4. 加强患者入舱安全检查。密切关注情绪激动、言语偏激、管理困难、有冲动风险及有精神疾病史的患者。必要时，在精神科医生指导下用药。对有严重的精神运动性兴奋患者，需尽快控制行为紊乱，包括临时使用保护性约束措施。

5. 建立心理援助与社会工作服务患者档案。对需要持续心理或精神科药物干预的出院患者，应当将精神科处理的信息记录在医疗文件中并转介到相应隔离场所，以持续提供心理援助与社会工作服务，避免极端事件发生。

（三）提供医务人员心理支持和心理援助

1. 工作中，注意观察医务人员情绪变化，及时提供情感支持，疏解压力，对遇有应激事件的医护人员开展心理急救。

2. 为医务人员提供减压音频视频等材料，鼓励医务人员通过自学开展自我心理调适。

3. 选取固定场所设立医务人员心灵驿站，组织医务人员定期交流分享。由精神或心理卫生专业人员引导进行放松训练，缓解压力，疏导情绪。注意限制心灵驿站同时活动的人数，并保持每两人之间间隔 1 米以上。

四、组织实施

（一）做好心理援助与社会工作服务的组织管理

方舱医院管理单位负责心理援助与社会工作服务的组织领导，成立由对口支援的精神卫生专业人员和医务社会工作者组成的心理援助与社会工作服务组，将其纳入方舱医院下属业务部门进行统一管理；配备常用精神科药品，并为驻点精神科专业人员提供必要的防护物资及工作所需设施。同一方舱医院如果有多支对口支援的精神科医疗队的，方舱医院管理单位应当指定1名负责人，制定统一的工作计划，统一协调和安排心理援助和社会工作服务。

（二）建立统筹协调、分工明确、各司其职的工作机制

方舱医院管理单位要指定专人统筹协调心理援助与社会工作服务。精神卫生专业人员的工作要融入日常医疗工作中，参加每日医护交班及工作例会，掌握需要心理关注和精神科处置的患者具体情况，为患者提供心理救援，对出现心理危机人员提供危机干预及精神科诊疗服务。社会工作者通过“线上”心理疏导、情绪支持和“线下”社会资源链接、保障支持等方法，为患者及其家属提供社会工作服务，发现有严重心理或精神行为问题的，及时转介给精神卫生专业人员。

（三）培训护理人员协助开展心理服务

对方舱医院的护理人员开展心理支持、心理疏导等基本知识、应激相关障碍症状快速识别等培训，鼓励护理人员在日常护理工作中观察患者情绪，或对患者心理状况进行简要询问，并将有疑似心理或精神科症状的患者及时反馈给精神卫生专业人员，对重点患者进行交班。

（四）引导患者开展心理自助

在方舱内招募有社会工作服务经验和意愿的患者，作为方舱志愿者，经过培训后协助医护人员开展心理服务。

摘录 12

新冠肺炎防控集中隔离点心理援助与社会工作服务工作方案

为指导区县和街道乡镇人民政府在新冠肺炎密切接触人员和康复出院人员集中隔离点，做好被隔离者心理援助与社会工作服务，制定本工作方案。

一、工作目标

1. 为新冠肺炎密切接触人员和康复出院人员提供疫情认知、健康指导和心理情绪辅导，评估心理危机，开展家庭支援、社会关系修复、政策咨询及转介等服务，维护被隔离者心理健康，帮助其顺利度过隔离期。

2. 为隔离点工作人员提供心理防护知识与技能培训，开展心理支持与情绪疏导等服务。

二、工作原则

1. 将心理援助与社会工作服务纳入集中隔离点疫情防控整体工作部署，以维护心理健康、减轻疫情所致心理伤害、促进社会稳定。

2. 心理援助与社会工作服务应当配合集中隔离点日常工作开展，服务过程涉及新冠肺炎治疗方案的相关问题应当转由医务人员回应。

3. 由于疫情防控特殊要求，心理援助与社会工作服务组（以下简称心理工作组）应当采取“点内＋点外”（指隔离点内和外）、“线上＋线下”（指互联网络服务＋面对面服务）相结合的方式，开展心理援助和社会工作服务。

4. 心理援助人员和社会工作服务人员应当承诺严格保护受助者个人隐私。

三、工作措施

（一）创建有利于维护心理健康的环境

1. 按照隔离规定设置房间，保持无线网络畅通。尽量提供方便生活的设备。

2. 提供介绍新冠肺炎相关的科学防控知识、心理健康与社会工作相关内容的网络平台服务二维码、武汉地区心理援助热线号码（027-85844666）等心理支持资源，鼓励被隔离者主动学习，寻求在线心理和社会工作关爱服务，自愿进行心理筛查和评估社会工作服务需求，并将筛查评估结果告知医务人员。

3. 鼓励被隔离者在遵守隔离点作息时间表、制定自己的日程表、完成隔离观察任务外，尽量按原计划完成学习或工作任务，或在隔离周期内开始一项新的兴趣爱好探索，丰富精神文化生活。鼓励康复出院人员按照出院医嘱按时复查，逐步回归正常生活。

（二）开展被隔离者心理援助与社会工作服务

1. 鼓励被隔离者通过电话、网络等方式与家人和朋友保持与亲友的沟通，缓解隔离带来的孤独感和无力感。

2. 医务人员在例行查房时，要主动关注被隔离者的情绪变化、睡眠情况及行为表现，在交接班时及时告知心理工作组做进一步评估。

3. 对家庭中有多人感染新冠肺炎或已有亲人去世的被隔离者要给予密

切关注，对焦躁不安、情绪低落、明显早醒、麻木及管理困难者要及时联系心理工作组给予评估，并及时处理。

4. 对住院期间曾接受过心理干预和精神科药物治疗的康复出院人员，向隔离点精神卫生专业人员汇报，给予重点观察；对需要持续用药者保证药物提供。了解重点康复出院人员的家庭支持情况，对家庭支持无法到位的康复出院人员，在其离开隔离点之前与居民委员会沟通信息，保证心理支持和社会服务的连续性。避免次生伤害。

5. 针对单独隔离的儿童，要有指定的成人监护，保证环境的安全，清除隔离场所的危险物品。协助 16 岁以下的儿童保持与家人的联系，及时了解家人的情况，并动态反馈自己的情况。

对 8 岁以下的儿童，用他们听懂的语言解释为什么要隔离等情况，可根据儿童年龄结合绘本、视频等进行解释告知，避免儿童产生焦虑。必要时征得监护人同意后安装监控。引导儿童规律作息，尽量提供安全的玩具和学习用品，恢复安全感。

在儿童房间内配备小夜灯或台灯，缓解夜间儿童的紧张与恐惧。必要时准备一些小礼物（贴纸、毛绒玩具等）对儿童的积极配合行为予以鼓励强化。

如有儿童出现睡眠困难、不愿意进食、焦虑担心等情况，隔离点的医护人员要及时告知心理工作组，必要时请精神科医生会诊。

6. 对有特殊需要的被隔离人员（如老年人特别是有认知障碍者、患原发躯体疾病者、特殊药物治疗者、家庭情况复杂者、残障人士等），及时了解其心理及社会工作服务需求，为特殊服务对象提供全方位的照护服务。

（三）提供隔离点工作人员心理支持与心理疏导

隔离点工作人员包括执行隔离任务的街道及社区工作人员、社会工作者、基层医疗卫生机构工作人员，以及隔离场所的服务人员、管理人员和后勤人员等。

1. 发放适合社区人员使用的应对新冠肺炎疫情社区服务心理支持、社会工作实务指引等相关书籍或提供电子书二维码，提供心理防护和沟通技巧等具体技能，以及心理辅导、压力管理及社会工作服务指导。

2. 发放相关科普宣教材料，引导隔离点工作人员学习心理健康知识与自我心理调节技巧，传播社会工作“助人自助”理念和方法，搭建自助、互助和群助平台。

3. 有条件的隔离点可以开展网络团体辅导，缓解工作人员压力。

四、组织实施

（一）建立工作协调机制

新冠肺炎疫情发生地区要建立民政、卫生健康等部门参与的联络协调工作机制，鼓励辖区内有服务能力的社会组织为被隔离人员，提供线上心理援助与社会工作服务。参与心理援助与社会工作服务的社会组织，要确定联络员，对接好服务资源，保障服务连续性。

（二）组建联合专家指导组

由民政部门会同卫生健康行政部门，依托社会工作、心理服务行业组织，建立包括民政工作、精神卫生和心理健康、社会工作、志愿服务专家在内的集中隔离点心理援助与社会工作服务专家指导组，负责线上支持的技术培训、督导等工作。

（三）组建心理援助与社会工作线上服务群

结合各地被隔离者人数，根据需要由社会工作者、心理咨询师、隔离点医护人员、精神卫生专业人员、相关专业志愿者共同组成工作团队，提供线上心理支持、情绪疏导、政策咨询、资源链接、家庭支援等服务。充分发挥各地心理卫生、社会工作行业组织的协调和指导功能，动员有专业资质的社会组织和从业人员依法、科学、有序提供服务，扩大服务覆盖面。

（四）工作流程及人员配置

每个“心理援助与社会工作线上服务群”（以下简称线上服务群）设立对接各隔离点的联系人，由具备专业资质的社会工作者担任，联系人与每个隔离点指定的医疗联系人对接。医务人员发现被隔离者需要心理援助和社会关爱时，向线上服务群联系人推荐，由其接手服务；对需要精神卫生医疗服务的人员，转介至当地精神卫生医疗机构。每个线上服务群至少包括熟悉当地情况的社会组织人员或志愿者，每 200 名被隔离者建议配置具备专业资质的社会工作者或心理咨询师 6 ~ 9 人。

附录 2 常用评估量表及工具

附表 1

患者健康问卷 -9（patient health questionnaire-9，PHQ-9）

在过去的两周里，有多少时候受到以下问题困扰	完全没有(0)	几天(1)	天数超过一半(2)	几乎每天(3)
1. 做事情都提不起兴趣或只有少许乐趣	0	1	2	3
2. 感到心情低落、沮丧或绝望	0	1	2	3
3. 入睡困难，很难熟睡，或睡眠过多	0	1	2	3
4. 感觉乏力和没有精力	0	1	2	3
5. 胃口不好或吃太多	0	1	2	3
6. 觉得自己很糟糕或很失败，或感觉让自己或家人失望	0	1	2	3
7. 很难集中注意力于事物，比如阅读报纸或看电视	0	1	2	3
8. 行动或说话缓慢到别人可察觉的程度，或者是烦躁、坐立不安而引起旁人注意	0	1	2	3
9. 有不如死掉或用某种方式伤害自己的念头	0	1	2	3

【统计指标和结果分析】

1. 本量表的主要统计指标为总分，即第 1 ~ 9 条目分的总和。PHQ-9 的总分范围为 0 ~ 27 分。

2. PHQ-9 的总分，可以用来评估抑郁症状的严重程度：0 ~ 4 分无抑郁症状，5 ~ 9 分为轻度，10 ~ 14 分为中度，15 分以上为重度。

3. PHQ-9 也可用来作抑郁症的辅助诊断，以总分≥ 10 分为可能是抑郁症的分界值。

附表 2

广泛性焦虑障碍量表（generalized anxiety disorder-7，GAD-7）

GAD-7 共 7 个项目，分别评定：①紧张焦虑；②不能控制的担忧；③过度担忧；④不能放松；⑤静坐不能；⑥易激惹；⑦不祥预感。量表为自评量表，项目内容以短句文字表达。以最近 2 周内出现靶症状的天数评估：0 分表示无症状；1 分表示有过几天；2 分表示半数以上日子出现；3 分表示几乎每天都有。

根据您过去两周的状况，请您回答是否存在下列描述的状况及频率，请看清楚问题后在符合您的选项前的数字进行标记。

过去两周，有多少时候受以下问题困扰	完全没有（0）	几天（1）	天数超过一半（2）	几乎每天（3）
1. 感觉紧张、焦虑或急切	0	1	2	3
2. 不能停止或控制担忧	0	1	2	3
3. 对各种各样的事情担忧过多	0	1	2	3
4. 很难放松下来	0	1	2	3
5. 由于不安而无法静坐	0	1	2	3
6. 变得容易烦恼或急躁	0	1	2	3
7. 感到害怕，似乎将有可怕的事情发生	0	1	2	3

【结果分析】

1. 本量表的主要统计指标为总分，即项目分的总和。GAD-7 的总分范围为 0 ~ 21 分。

2. GAD-7 总分可用以评估焦虑症状的严重程度：0 ~ 4 分为无具临床意义的焦虑；5 ~ 9 分为轻度；10 ~ 14 分为中度；≥ 15 分为重度。

附表 3

自杀风险评估量表（The Nurses'global assessment of suicide risk，NGASR）

项目	内容	月 日	
		否	是
自杀风险评估量表	1. 绝望感	0	3
	2. 近期负性生活事件	0	1
	3. 被害妄想或有被害内容的幻听	0	1
	4. 情绪低落 / 兴趣丧失或愉快感缺乏	0	3
	5. 人际和社会功能退缩	0	1
	6. 言语流露自杀意图	0	1
	7. 计划采取自杀行动	0	3
	8. 自杀家族史	0	1
	9. 亲人死亡或重要亲密关系丧失	0	3
	10. 精神病史	0	1
	11. 鳏夫或寡妇	0	1
	12. 自杀未遂史	0	3
	13. 社会 - 经济地位低下	0	1
	14. 饮酒史或酒滥用	0	1
	15. 罹患晚期疾病	0	1
	总分		
	评定者签名		

本量表用于评估临床患者是否存在自杀风险。答案有“是”或“否”两项，量表的评分标准为：绝望感（+3），近期负性生活事件（+1），被害妄想或有被害内容的幻听（+1），情绪低落 / 兴趣丧失或愉快感缺乏（+3），人际和社会功能退缩（+1），言语流露自杀意图（+1），计划采取自杀行动（+3），自杀家族史（+1），亲人死亡或重要亲密关系丧失（+3），精神病史（+1），鳏夫或寡妇（+1），自杀未遂史（+3），社会 - 经济地位低下（+1），饮酒史或酒滥用（+1），罹患晚期疾病（+1）。以上条目量表根据加分规则得出总分，≤ 5 分为低自杀风险，6 ~ 8 分为中自杀风险，9 ~ 11 分为高自杀风险，12 分为极高自杀风险。

附表 4

压力知觉量表（Chinese 14-item，PSS）（perceived stress scale，PSS）

这份量表是询问最近一个月来，您个人的感受和想法，请您于每一个题项上作答时，指出您感受或想到某一特定想法的频率。虽然有些问题看似相似，实则是有所差异，所以每一题均须作答。作答方式尽量以快速、不假思索方式填答，亦即不要去思虑计算每一题分数背后之含义，以期如实反映您真实的压力知觉状况。每一题项皆有下列五种选择：0：从不；1：偶尔；2：有时；3：时常；4：总是。

请回想最近一个月来，发生下列各状况的频率。

请回想最近一个月来，发生下列各状况的频率	从不（0）	偶尔（1）	有时（2）	时常（3）	总是（4）
1. 一些无法预期的事情发生而感到心烦意乱	0	1	2	3	4
2. 感觉无法控制自己生活中重要的事情	0	1	2	3	4
3. 感到紧张不安和压力	0	1	2	3	4
4. 成功地处理恼人的生活麻烦	0	1	2	3	4
5. 感到自己是有效地处理生活中所发生的重要改变	0	1	2	3	4
6. 对于有能力处理自己私人的问题感到很有信心	0	1	2	3	4
7. 感到事情顺心如意	0	1	2	3	4
8. 发现自己无法处理所有自己必须做的事情	0	1	2	3	4
9. 有办法控制生活中恼人的事情	0	1	2	3	4
10. 常觉得自己是驾驭事情的主人	0	1	2	3	4
11. 常生气，因为很多事情的发生超出自己所能控制的	0	1	2	3	4
12. 经常想到有些事情是自己必须完成的	0	1	2	3	4
13. 常能掌握时间安排方式	0	1	2	3	4
14. 常感到困难的事情堆积如山，而自己无法克服它们	0	1	2	3	4

量表具有两个维度，分别是紧张感和失控感，采用5点计分的方法，最后统计量表的总得分，得分越高说明被试的心理压力越明显。计算分值的方法为："从不"记1分、"偶尔"记2分、"有时"记3分、"时常"记4分、"总是"记5分，最后的总分范围在14～70分之间。

结果分析：

14～28分：感觉到的压力较低。当前的压力处于低水平，对自己当前的生活有足够的掌控和控制，不会因为一些无法预期的事情发生而感到心烦意乱和惊慌失措。

29～42分：感觉到的压力适中。这个分数指出生活中的兴奋与压力量也许是相当适中的。偶尔会有一段时间压力太多，但也许有能力去享受压力，并且很快地回到平静状态，因此面临的压力对健康并不会造成威胁。但做一些松弛的练习仍是有益的。

43～56分：感觉到的压力较高。当前经历较高的压力，它可能已经对身心健康造成负面影响，需要采取措施加以调节。

57～70分：感觉到的压力非常高。压力过大，身体可能会有一些症状，急需减压，可以寻求专业人员的帮助。在面对那些模糊的、难以改变的、长期的压力问题会显得更束手无策和焦灼不安。这个分数表示确实正以极度的压力反应在伤害自己的心理健康。需要专业心理咨询师给予一些忠告，可以帮助患者消减对压力器的知觉，并帮助改良生活的品质。

附表 5

简易应对方式量表（simplified coping style questionnaire，SCSQ）

以下列出的是当你在生活中经受到挫折打击或遇到困难时可能采取的态度和做法。请你仔细阅读每一项，然后在最适合你本人情况的数字上打勾	不采用(0)	很少采用(1)	有时采用(2)	经常采用(3)
1. 通过工作或一些其他活动解脱	0	1	2	3
2. 与人交谈，倾诉内心烦恼	0	1	2	3
3. 尽量看到事物没有的一面	0	1	2	3
4. 改变自己的想法，重新发现生活中什么重要	0	1	2	3
5. 不把问题看得太严重	0	1	2	3
6. 坚持自己的立场，为自己想得到的斗争	0	1	2	3
7. 找出几种不同的解决问题的方法	0	1	2	3
8. 向亲戚朋友或同学寻求建议	0	1	2	3
9. 改变原来的一些做法或自己的一些问题	0	1	2	3
10. 借鉴他人处理类似困难情景的方法	0	1	2	3
11. 寻求业余爱好，积极参加文体活动	0	1	2	3
12. 尽量克制自己的失望、悔恨、悲伤和愤怒的感情	0	1	2	3
13. 试图休息或休假，暂时把问题（烦恼）抛开	0	1	2	3
14. 通过吸烟、喝酒、服药和吃东西来解除烦恼	0	1	2	3
15. 认为时间会改变现状，唯一要做的便是等待	0	1	2	3
16. 试图忘记整个事情	0	1	2	3
17. 依靠别人解决问题	0	1	2	3
18. 接受现实，因为没有其他办法	0	1	2	3
19. 幻想可能会发生某种奇迹改变现状	0	1	2	3
20. 自己安慰自己	0	1	2	3

简易应对方式量表（SCSQ）由张育坤、解亚宁编制，共20个条目，采用四级评分法，即“不采取”记0分、“偶尔采取”记1分、“有时采取”记2分、“经常采取”记3分。量表分为积极应对和消极应对两个维度。积极应对维度由条目1～12组成，重点反映个体在遇到应激时采用积极应对方式的特点，如“尽量看到事物好的一面”“找出几种不同的解决问题的方法”等；消极应对维度由条目13～20组成，重点反映个体在遇到应激时采用消极应对方式的特点，如“通过吸烟喝酒来解除烦恼”“幻想可能会发生某种奇迹改变现状”等。而戴晓阳提出一个判断个体应对方式倾向性的公式，即应对倾向 = 积极应对标准分（Z分）－消极应对标准分（Z分）。其中，标准分采用积极应对方式和消极应对方式平均值和标准差分别进行Z转换。如果应对倾向值大于0，显示被测者在应激状态时主要采用积极的应对方式，小于0则显示被测者更习惯采用消极的应对方式。

附表 6

创伤后应激障碍量表 - 第 5 版（PTSD checklist for DSM-5，PCL-5）

【指导语】下表中的问题和症状是人们通常对一些紧张生活经历的反应。请仔细阅读一个月内打扰您的程度，在右框选择打分。

在过去几个月中，以下情况困扰您的严重程度为	完全没有(0)	有一点(1)	中等(2)	相当严重(3)	极度严重(4)
1. 出现重复性、令人感到不安且不想要的压力事件的回忆	0	1	2	3	4
2. 重复梦到令人感到不安的压力事件	0	1	2	3	4
3. 突然感觉到或经历到该压力事件，仿佛它又再次发生了一次（好像自己确实又回到当时并重新经历一次）	0	1	2	3	4
4. 当有些事让你想起该压力事件时会感到非常沮丧	0	1	2	3	4
5. 当有些事让你想起该压力事件时，会有强烈的生理反应（例如心跳加速、呼吸困难、出汗）	0	1	2	3	4
6. 想逃避与该压力事件有关的回忆、想法或感受	0	1	2	3	4
7. 想避开会让你想起该压力事件的外在事物（例如人、地点、对话、活动、物品或情况）	0	1	2	3	4
8. 无法顺利回忆起该压力事件的重要内容	0	1	2	3	4
9. 对自己、其他人或这个世界有强烈的负面看法（例如产生下述的想法：我很糟糕，我有严重的问题，没有人值得信任，这个世界只有危险）	0	1	2	3	4
10. 对于该压力事件或其后续影响，责怪自己或其他人	0	1	2	3	4
11. 有像是害怕、恐惧、愤怒、罪恶感或羞愧等负面感受	0	1	2	3	4

续表

在过去几个月中,以下情况困扰您的严重程度为	完全没有(0)	有一点(1)	中等(2)	相当严重(3)	极度严重(4)
12. 对以前喜爱的活动失去兴趣	0	1	2	3	4
13. 希望与其他人保持距离或断绝往来	0	1	2	3	4
14. 无法顺利体验正面积极的感受(例如:无法获得幸福感或对亲近的人无法有爱的感觉)	0	1	2	3	4
15. 会有举止急躁、暴怒或带侵略性的行为	0	1	2	3	4
16. 从事风险过高的行为或做出会伤害自己的举动	0	1	2	3	4
17. 变得过于警戒或处处提防或处于戒备	0	1	2	3	4
18. 感到神经过敏或容易受惊吓	0	1	2	3	4
19. 无法顺利集中注意力	0	1	2	3	4
20. 难以入睡或睡不好	0	1	2	3	4

创伤后应激障碍量表 - 第 5 版（PCL-5）的使用方法：如果 PCL-5 总分为 33 分或更高，表示被测量者的创伤后应激障碍症状可能较严重，需要专业医师进一步评估，以确认是否有创伤后应激障碍及其严重程度。

附表 7

Davidson 创伤量表（Davidson trauma scale，DTS）

条目	频率	严重程度
	0= 一点也没有 1= 只有一次 2=2 ～ 3 次 3=4 ～ 6 次 4= 每天都有	0= 一点也不痛苦 1= 轻度痛苦 2= 中度痛苦 3= 明显痛苦 4= 非常痛苦
1 你曾经有过对创伤性事件的痛苦印象、记忆或者想法吗？		
2. 你曾经有过对创伤性事件的痛苦梦境吗？		
3. 你曾经感到好像创伤性事件重现吗？并且好像是你在重新体验它吗？		
4. 曾经对使你回忆起创伤性事件的事情烦躁吗？		
5. 由于回想起创伤性事件你曾经感到躯体不适吗？（包括出汗、颤抖、心动过速、呼吸短促、恶心、腹泻）		
6. 你曾经躲避关于创伤性事件的任何想法或者情感吗？		
7. 你曾经避免做或探究使你回忆起创伤性事件的事情或者情景吗？		
8. 你曾经发现你不能回忆起创伤性事件的重要部分吗？		
9. 你有享受事情乐趣的困难吗？		
10. 你曾经感到与别人疏远或者隔绝吗？		
11. 你曾经不能产生悲伤或者爱的情感吗？		
12. 你曾经发现走完漫长的人生和实现人生的目标是艰难的吗？		

续表

条目	频率	严重程度
13. 你有入睡困难或者易醒吗?		
14. 你曾经易怒或者勃然大怒吗?		
15. 你曾经难以集中注意力吗?		
16. 你曾经感到紧张不安,容易分心,或者不得不保持警惕吗?		
17. 你曾经神经过敏或者容易惊吓吗?		

DTS 是自评量表，包括 17 道题目，对每个症状的频率和严重程度进行了评分，涵盖了 PTSD 的三个综合征。其中 1 ~ 4 题和 17 题反映的是 PTSD 标准 B（再体验）的症状，5 ~ 11 题反映的是标准 C（回避和麻木）的症状，12 ~ 16 题反映的是标准 D（高度唤醒）的症状。每个项目为 5 级评分（0 ~ 4 分），总分 136 分。诊断标准为被测量者在过去一周内出现至少 1 项闪回症状、3 项回避 / 麻木症状和 2 项唤醒症状两次以上，即可诊断为 PTSD。该量表具有较好的信度和效度。

附表 8

哥伦比亚 - 自杀严重程度评定量表（the Columbia-suicide severity rating scale，C-SSRS）

首次 / 初始	过去 3 个月	一生
询问第 1 和 2 项		
1. 你是否希望自己死了，或者希望自己可以一觉睡过去而不会醒来？		□是　□否
2. 你真的想过自杀吗？		□是　□否
如果对第 2 项的回答为“是”，询问第 3 ~ 7 项；如果对第 2 项的回答为“否”，跳转到第 6 ~ 7 项		
3. 你想过怎样自杀吗？		□是　□否
4. 你有过这些想法并打算付诸行动吗？		□是　□否
5. 你已经开始实施或者已经制定出如何自杀的细节吗？你打算实施这个计划吗？		□是　□否
6. 你做过什么、开始做了什么，或者准备做什么行动来结束自己的生命吗？		□是　□否
7. 你曾经试图自杀（采取行动结束生命）吗？		□是　□否
8. 1）你有过多少次自杀行为？		# 自杀未遂：
2）你最近一次自杀行为是多久以前？		□ 3 个月 □ 4 ~ 6 个月 □ 7 ~ 12 个月 □ 1 ~ 3 年 □ 3 ~ 10 年之间 □超过 10 年
选择时间： □上周　　□上个月　　□ 3 个月后　　□上次访视后		
询问第 1 项和第 2 项		
1. 你是否希望自己已经死了，或者希望自己可以一觉睡过去而不会醒来？		□是　□否

续表

首次 / 初始	过去 3 个月	一生
2. 你真的想过自杀吗?		□是 □否
如果对第 2 项的回答为“是”,询问第 3 ~ 7 项;如果对第 2 项的回答为“否”,跳转到第 6 ~ 7 项		
3. 你想过怎么自杀吗?		□是 □否
4. 你有过这些想法并打算付诸行动吗?		□是 □否
5. 你已经开始实施或者已经制定出如何自杀的细节吗?你打算实施这个计划吗?		□是 □否
6. 你做过什么、开始做了什么,或者准备做什么行动来结束你的生命吗?		□是 □否
7. 你曾经试图自杀(采取行动结束生命)吗?		□是 □否

附表 9

儿童应激障碍检查表（child stress disorders checklist，CSDC）

以下是您的孩子最近的表现、行为、语言的情况描述，请您在情况符合的项目号码（①、②、③、④、⑤、0）上画“√”，我们经过测评和诊断后，将信息反馈给您。谢谢您的协助。

1. 不管何时何地，总觉得有强烈的危险感？

①没有　②很少有　③有时会有　④经常会有　⑤一直有　0 不知道

2. 非常害怕死亡？

①没有　②很少有　③有时会有　④经常会有　⑤一直有　0 不知道

3. 某些特定的经历会反复说个不停？

①没有　②很少有　③有时会有　④经常会有　⑤一直有　0 不知道

4. 在做与这些特定经历有关的游戏或玩耍？

①没有　②很少有　③有时会有　④经常会有　⑤一直有　0 不知道

5. 您的孩子晚上睡觉做噩梦吗？

①没有　②很少有　③有时会有　④经常会有　⑤一直有　0 不知道

6. 过去的危险经历，因害怕会再次发生而有恐惧、焦虑和哭泣的行为发生？

①没有　②很少有　③有时会有　④经常会有　⑤一直有　0 不知道

如果“有”的话，请具体说说孩子的行为表现：____________

7. 特定的经历一旦被提及，就不愿说话了？

①没有　②很少有　③有时会有　④经常会有　⑤一直有　0 不知道

8. 与特定经历的场所和人物有关的活动，全都回避？

①没有　②很少有　③有时会有　④经常会有　⑤一直有　0 不知道

9. 对过去的特定经历，感到回忆困难？

①没有　②很少有　③有时会有　④经常会有　⑤一直有　0 不知道

如果“有”的话，为什么会这样，请说说是什么原因：____________

10. 和其他孩子一起开展活动兴趣淡薄？

①不是　②很少是　③有时是的　④较多时候是的　⑤完全是这样

0 不了解

11. 想回到“婴儿”或“小宝宝”状态？

①不是 ②很少是 ③有时是的 ④较多时候是的 ⑤完全是这样
0 不了解

12. 显示出一个人很寂寞、孤独的样子？

①没有 ②很少有 ③有时会有 ④经常会有 ⑤一直有 0 不知道

13. 会说“你们不知道，不明白我……”的话？

①没有 ②很少有 ③有时会有 ④经常会有 ⑤一直在说 0 不知道

14. 老是缠在周围成人的身边？

①没有 ②很少有 ③有时会有 ④经常会有 ⑤一直有 0 不知道

15. 脸上有表情或情绪表达吗？

①有 ②很少有 ③较压抑 ④很压抑 ⑤完全没有表情 0 不知道

16. 对将来抱有理想吗？

①有，很明确 ②有，但不明确 ③有些茫然 ④几乎没有
⑤完全丧失 0 不了解

17. 睡眠状况好不好？

①很好 ②较好 ③时好时坏 ④不太好 ⑤很糟糕 0 不知道

18. 会有莫名其妙吵闹或生气发怒的状况吗？

①没有 ②很少有 ③有时会有 ④经常会有 ⑤一直有 0 不知道

19. 注意力能集中吗？

①完全能 ②较多时候能 ③有时能 ④很少 ⑤完全不能 0 不知道

20. 警戒心、提防心过分，很敏感？

①没有 ②很少有 ③有时会有 ④经常会有 ⑤一直有 0 不知道

21. 突然听到大的声响时会有惊恐行为？

①没有 ②很少有 ③有时会有 ④经常会有 ⑤一直有 0 不知道

22. 一想到特定的经历，身体有颤抖、心悸，或头痛、腹痛、呕吐等现象发生？

①没有 ②很少有 ③有时会有 ④经常会有 ⑤一直有 0 不知道

如果“有”的话，具体的身体症状表现是：____________

23. 有没有迷信的念头，或刻板、固执的行为？

①没有　②很少有　③有时会有　④经常会有　⑤一直有　0 不知道

如果“有”，请具体说说是什么念头和行为：____________

24. 对某些特定经历，认为是自己的原因，因而内心有负疚感？

①没有　②很少有　③有时会有　④经常会有　⑤一直有　0 不知道

如果“有”，内心负疚感的原因是什么：____________

【说明】

本量表是灾难发生后，对灾区儿童的精神创伤和心理危机的程度进行筛查、诊断时的评估工具，主要区别和鉴别以下几类症状：

1. 闪回、侵入症状（以恐怖、焦虑为主）。

2. 行为退缩、回避症状（以表情、活动、生活能力为主）。

3. 紧张、过敏症状（对刺激的不安等）。

4. 丧失体验症状（精神混乱、感情崩溃为主）。

5. 身心症状（头痛、腹痛、心悸、胸闷、呼吸困难等）。

【评分标准】

1. 将画“√”的项目数字相加，90 分以上者为高危儿童，可能会出现各种身心症状，需要紧急心理干预和治疗。

2. 50 分以上者，需要及时心理辅导和开展定期的儿童心理疗法，结合儿童的日常学习和生活，开展针对性强的教育辅导计划。

3. 选“0”的项目超过 6 个，需要重点观察后，重新进行诊断和评估。

附表 10

匹兹堡睡眠质量指数（Pittsburgh sleep quality index，PSQI）

姓名：　　性别：　　年龄：　　编号：　　检查日期：

指导语：下面一些问题是关于您最近 1 个月的睡眠情况，请选择填写最符合您近 1 个月实际情况的答案。请回答下列问题：

1. 近 1 个月，晚上上床睡觉通常（　　）点钟。

2. 近 1 个月，从上床到入睡通常需要（　　）分钟。

3. 近 1 个月，通常早上（　　）点起床。

4. 近 1 个月，每夜通常实际睡眠（　　）小时（不等于卧床时间）。

对下列问题请选择 1 个最适合您的答案。

5. 近 1 个月，因下列情况影响睡眠而烦恼：

a. 入睡困难（30 分钟内不能入睡）（1）无　（2）< 1 次 / 周　（3）1 ~ 2 次 / 周　（4）≥ 3 次 / 周

b. 夜间易醒或早醒（1）无　（2）< 1 次 / 周　（3）1 ~ 2 次 / 周　（4）≥ 3 次 / 周

c. 夜间去厕所（1）无　（2）< 1 次 / 周　（3）1 ~ 2 次 / 周　（4）≥ 3 次 / 周

d. 呼吸不畅（1）无　（2）< 1 次 / 周　（3）1 ~ 2 次 / 周　（4）≥ 3 次 / 周

e. 咳嗽或鼾声高（1）无　（2）< 1 次 / 周　（3）1 ~ 2 次 / 周　（4）≥ 3 次 / 周

f. 感觉冷（1）无　（2）< 1 次 / 周　（3）1 ~ 2 次 / 周　（4）≥ 3 次 / 周

g. 感觉热（1）无　（2）< 1 次 / 周　（3）1 ~ 2 次 / 周　（4）≥ 3 次 / 周

h. 做噩梦（1）无　（2）< 1 次 / 周　（3）1 ~ 2 次 / 周　（4）≥ 3 次 / 周

i. 疼痛不适（1）无（2）< 1 次 / 周　（3）1 ~ 2 次 / 周　（4）≥ 3 次 / 周

j. 其他影响睡眠的事情（1）无　（2）< 1 次 / 周　（3）1 ~ 2 次 / 周　（4）≥ 3 次 / 周

如有，请说明：____________

6. 近 1 个月，总的来说，您认为自己的睡眠质量

（1）很好　（2）较好　（3）较差　（4）很差

7. 近 1 个月，您用药物催眠的情况

（1）无　（2）< 1 次 / 周　（3）1 ~ 2 次 / 周　（4）≥ 3 次 / 周

8. 近 1 个月，您常感到困倦吗

（1）无　（2）< 1 次 / 周　（3）1 ~ 2 次 / 周　（4）≥ 3 次 / 周

9. 近 1 个月，您做事情的精力不足吗

（1）没有　（2）偶尔有　（3）有时有　（4）经常有

睡眠质量得分（　），入睡时间得分（　），睡眠时间得分（　）

睡眠效率得分（　），睡眠障碍得分（　），催眠药物得分（　）

日间功能障碍得分（　），PSQI 总分（　）

检查者：

匹兹堡睡眠质量指数使用和统计方法：PSQI 用于评定被试者最近 1 个月的睡眠质量，由 19 个自评和 5 个他评条目构成，其中第 19 个自评条目和 5 个他评条目不参与计分，在此仅介绍参与计分的 18 个自评条目（详见附问卷）。18 个条目组成 7 个成分，每个成分按 0 ~ 3 等级计分，累积各成分得分为 PSQI 总分，总分范围为 0 ~ 21 分，得分越高，表示睡眠质量越差。被试者完成试问需要 5 ~ 10 分钟。

各成分含意及计分方法如下：

A. 睡眠质量：根据条目 6 的应答计分，较好计 1 分，较差计 2 分，很差计 3 分。

B. 入睡时间

1. 条目 2 的计分为：≤ 15 分计 0 分，16 ~ 30 分计 1 分，31 ~ 60 计 2 分，≥ 60 分计 3 分。

2. 条目 5a 的计分为：无计 0 分，< 1 周 / 次计 1 分，1 ~ 2 周 / 次计 2 分，≥ 3 周 / 次计 3 分。

3. 累加条目 2 和 5a 的计分，若累加分为 0 计 0 分，1 ~ 2 分计 1 分，3 ~ 4 分计 2 分，5 ~ 6 分计 3 分。

C. 睡眠时间：根据条目 4 的应答计分，> 7 小时计 0 分，6 ~ 7 小时计 1 分，5 ~ 6 小时计 2 分，< 5 小时计 3 分。

D. 睡眠效率

1. 床上时间 = 条目 3（起床时间）− 条目 1（上床时间）

2. 睡眠效率 = 条目 4（睡眠时间）/ 床上时间 × 100%

3. 成分 D 计分为，睡眠效率 > 85% 计 0 分，75% ~ 84% 计 1 分，65% ~ 74% 计 2 分，< 65% 计 3 分。

E. 睡眠障碍：根据条目 5b ~ 5j 计分，"无"计 0 分，< 1 周 / 次计 1 分，1 ~ 2 周 / 次计 2 分，≥ 3 周 / 次计 3 分。累加条目 5b ~ 5j 的计分，若累加分为 0 则成分 E 计 0 分，1 ~ 9 分计 1 分，10 ~ 18 分计 2 分，19 ~ 27 分计 3 分。

F. 催眠药物：根据条目 7 的应答计分，无计 0 分，< 1 周 / 次计 1 分，1 ~ 2 周 / 次计 2 分，≥ 3 周 / 次计 3 分。

G. 日间功能障碍：

1. 根据条目 8 的应答计分，"无"计 0 分，< 1 周 / 次计 1 分，1 ~ 2 周 / 次计 2 分，≥ 3 周 / 次计 3 分。

2. 根据条目 9 的应答计分，"没有"计 0 分，"偶尔有"计 1 分，"有时有"计 2 分，"经常有"计 3 分。

3. 累加条目 8 和 9 的得分，若累加分为 0 则成分 G 计 0 分，1 ~ 2 分计 1 分，3 ~ 4 分计 2 分，5 ~ 6 分计 3 分

PSQI 总分 = 成分 A+ 成分 B+ 成分 C+ 成分 D+ 成分 E+ 成分 F+ 成分 G

评价等级：

0 ~ 5 分：睡眠质量很好；

6 ~ 10 分：睡眠质量还行；

11 ~ 15 分：睡眠质量一般；

16 ~ 21 分：睡眠质量很差。

附表 11

简明创伤后障碍访谈（brief interview for posttraumatic disorder，BIPD）

BIPD 是用于诊断由于显著的应激源导致急性应激障碍、创伤后应激障碍和短暂精神病性障碍的半结构访谈提纲。

完成简明创伤后障碍访谈提纲的说明：

第一步：判断创伤性事件发生在一个月之内还是更长时间了，临床表现中是否有精神病性症状。

如果创伤性事件发生在一个月内，没有明显的精神病性症状，则使用急性应激障碍筛查表。如果创伤性事件发生在一个月内，有明显的精神病性症状，则使用有明显应激源的短暂精神病性障碍筛查表。如果创伤性事件发生在一个月以上，则使用创伤后应激障碍筛查表。

第二步：根据每一项诊断标准，对于所评估的患者的情况，如果存在所列出的症状，在其后的（　）里打 ×。

例如，如果一个非精神病性的患者报告，近来反复出现与 3 个月前发生的创伤性事件相关的侵袭性的、痛苦的噩梦以及想法，对环境中会联系到该事件的事物感到强烈的心理痛苦，那么，你应该在下列 BIPD 的 PTSD 部分打 ×。

B. 在过去一个月中，长时间反复地再体验至少 1 种下列症状：

（1）反复地不自由地出现有关创伤性事件的痛苦回忆，包括影像（　）、思维（×）或知觉（　）。

（2）反复出现关于类似创伤性事件的梦境（噩梦或梦魇）（×）。

（3）突然发生的情感体验或行为，似乎创伤性事件又在重演，包括创伤经历又重演的感觉（　）、关于该事件的非精神病性的幻觉（　）、闪回（　），这些体验可以发生在清醒或酒醉时。

（4）患者在遇到象征或类似该创伤事件某方面的内在或外在线索时，产生强烈的精神痛苦（例如：害怕、愤怒）（×）。

（5）患者在遇到象征或类似该创伤事件某方面的内在或外在线索时，产生明显的生理反应（例如：出汗、脸色潮红、头昏眼花、心跳加快、呼吸急促）（　）。

第三步：检核所有的结果以判断是否有足够多的症状，达到了某一项诊断标准。如果是这样，在“是”的方格里打 ×。例如：对于上述患者，你对下列问题的回答应该是“是”并确认。

是的，符合诊断标准 B（至少一个诊断分类已经被做了标记）。

第四步：检核所有的方格，以决定是否已经符合作出诊断的标准。例如，如果上述患者已经符合诊断标准 A、C、D、E 和 F，你就该在下列问题中选是。

G 是的，符合 PTSD 的诊断标准（对从 A 到 F 的诊断标准都符合）。

第五步：如果你认为存在某一种障碍，请完成“相关特征”部分来确认与创伤后应激相联系或共病的其他问题。

附表 12

急性应激障碍（ASD）诊断筛查

该患者有潜在的符合 ASD 诊断的可能（创伤发生的时间在一个月之内并且没有明显的精神病性症状）____________。

该患者不符合 ASD 诊断（跳到 BPDMS 或 PTSD 部分）____________。

A. 患者在过去一个月之内曾暴露于某一创伤事件存在以下二者：

1. 患者体验目睹或遭遇某一时间涉及他人的死亡或本人潜在的死亡、严重涉及自己实际的或潜在的伤害（　）或对患者自己或他人身体完整性的损害、童年期有过不恰当的性经历如性侵害，其中并不一定要有被打击实际的伤害或暴力（　）。

2. 患者对此事件的反应有强烈的害怕（　）无助（　）或恐惧反应（　），儿童表现为行为紊乱焦虑不安（　）。

是的，A1 和 A2 标准都符合（在每一个标准中至少符合一项）（　）

不是，A1 和 A2 标准没能都符合（　）

如果不，停止 ASD 筛查（如果停止筛查在此做标记____________）如果是请简要地描述它是何时发生的____________。

B. 患者在体验该痛苦事件时或以后一个月之内有以下 3 种（或者更多的）解离症状：

1. 麻木不能够感受和体验情绪，与情绪脱离，感觉情绪很远或没有情绪卷入或缺乏情绪反应的主观感受。

2. 对周围环境的觉察能力减低。

3. 现实解体，一种对外在世界知觉体验的改变感到陌生或不现实。

4. 人格解体，一种对自身知觉体验的改变感到自己脱离了或像是一个外在的观察者一样，他的内在过程或躯体例如灵魂出窍的体验，对自身或身体的一部分的扭曲的感觉。

5. 不能回忆该创伤的重要方面。

是的，符合 B 标准（B 标准中至少符合三项）（　）

不是，没能符合 B 标准（　）

C. 在过去一个月中该创伤事件是否长期以下述至少一种方式再体验反复出现的图像想法（　）、梦（　）、闪回发作（　）、体验的再活跃感（　）或者看到该创伤事件的提醒物时感到痛苦（　）。

是的，符合 C 标准（C 标准中至少符合一项）(　)

不是没能符合 C 标准（　)

D. 在过去一个月中明显回避能唤起回忆该创伤事件的刺激。例如，想法（　）、感受、谈话（　）、活动（　）、地方（　）或人（　）。

是的，符合 D 标准（D 标准中至少符合一项）(　)

不是，没能符合 D 标准（　)

E. 在过去一个月中，有明显的警觉性增高（　）或焦虑（　）的症状。例如，失眠（　）易激惹（　）、注意力难以集中（　）、过分警觉（　）、惊跳反应过强（　）、运动不安（　）。

是的，符合 E 标准（E 标准中至少符合一项）(　)

不是，没能符合 E 标准（　)

F. 在过去一个月中，由障碍引起的具有临床意义的苦恼或者社交（　）、职业（　）及其他重要功能的损害（　）或者削弱患者进行一些必要的工作的能力（　）。

是的，符合 F 标准（F 标准中，至少符合一项）(　)

不是，没能符合 F 标准（　)

G. 障碍持续至少（　）。

1. 最少两日，至多四周

2. 障碍出现在创伤事件四周以内

是的，G1 和 G2 标准都符合（　)

不是 G1 和 G2 标准没能都符合（　)

符合 ASD 诊断吗?

是的，符合 ASD 的所有诊断标准（　)

不是，没能符合 ASD 的所有诊断标准（　)

附表 13

短暂精神病性障碍诊断筛查

短暂精神病性障碍（F23）

A. 存在 1 项（或更多）下列症状，至少其中 1 项必须是 1、2 或 3：

1. 妄想。
2. 幻觉。
3. 言语紊乱（例如，频繁地思维脱轨或联想松弛）。
4. 明显紊乱的或紧张症的行为。

注：不包括文化认可的反应性的症状。

B. 这种障碍的发作持续至少 1 天，但少于 1 月，最终能完全恢复到发病前的功能水平。

C. 这种障碍不能更好地用重性抑郁障碍或双相障碍伴精神病性特征或其他精神病性障碍如精神分裂症或紧张症来解释，也不能归因于某种物质（例如，滥用的毒品、药物）的生理效应或其他躯体疾病。

标注如果是：

伴显著的应激源（短暂反应性精神病）：患者的症状是对单一或复合事件的反应，该事件在患者所处的文化中及在相同的环境下，对几乎所有人都是显著的应激。

无显著的应激源：患者的症状不是对单一或复合事件的反应，该事件在患者所处的文化中及在相同的环境下，对几乎所有人都是显著的应激。

伴产后起病：如果发生在怀孕期间或产后 4 周以内。

标注如果是：

伴紧张症（其定义参见“与其他精神障碍相关的紧张症”的诊断标准）。

编码备注：使用额外的编码 F06.1，与短暂精神病性障碍有关的紧张症，表明存在合并的紧张症。

标注目前的严重程度：

严重程度用被量化的精神病的主要症状评估，包括妄想、幻觉、言语紊乱、异常的精神运动行为及阴性症状。每一种症状都可以用 5 分制测量来评估它目前的严重程度（过去 7 天里最严重的程度），从 0（不存在）到 4（存在且严重）。

注：短暂精神病性障碍的诊断可以不使用严重程度的标注。

诊断特征：短暂精神病性障碍的主要特征是一种紊乱，包括突然开始的下列至少一个阳性精神病性症状：妄想、幻觉、言语紊乱（例如，频繁思维脱轨或联想松弛），或明显异常的精神运动行为，包括紧张症（诊断标准A）。突然起病被定义为在2周内从非精神病性的状态转到明显的精神病性状态，且通常没有先兆。此障碍的发作持续至少1天，少于1个月，个体最终完全恢复到发病前的功能水平（诊断标准B）。此障碍不能更好地被抑郁或双相障碍伴精神病性特征、分裂情感性障碍和精神分裂症解释，也不能归因于物质（例如致幻剂）的生理效应或另一种躯体疾病（例如硬膜下血肿）（诊断标准C）。

除了在诊断标准中确定的五个症状领域外，认知、抑郁和躁狂症状领域的评估对区分不同精神分裂症谱系及其他精神病性障碍来说，是非常重要的。

支持诊断的有关特征：短暂精神病性障碍的个体通常会经历情绪波动或严重混乱。他们可能有强烈情绪状态之间的快速转换。虽然此障碍是短暂的，但损害水平可能是严重的，所以需要采取监管措施来保证其营养和卫生需求得到满足，也保护个体免于不良判断、认知损害和基于妄想的行动所造成的后果。此障碍可能有增加自杀行为的风险，特别在急性发作期。

患病率：在美国，短暂精神病性障碍占所有首发精神病的9%。符合短暂精神病性障碍的诊断标准A和C，但不符合诊断标准B的精神病性障碍（例如，活动期症状的病程是1～6个月，而不是在1个月之内缓解），在发展中国家比在发达国家常见。女性短暂精神病性障碍的发病率是男性的两倍。

发展与病程：短暂精神病性障碍可能出现在青少年期或成年早期，也可能出现在整个生命周期，平均起病年龄在35岁左右。根据定义，短暂精神病性障碍的诊断，需要在此障碍起病1个月内所有症状完全缓解，并最终恢复到起病前的功能水平。在一些个体中，精神病性症状的病程可以非常短暂（如几天）。

风险与预后因素：气质特征，先前存在的人格障碍和特质（例如，分裂型人格障碍；边缘型人格障碍；或精神病性领域的特质，如知觉失调及负性情感领域，如多疑）可能使个体易于发展成短暂精神病性障碍。

文化相关的诊断问题：把短暂精神病性障碍的症状与文化上认可的反应模式相区分，是非常重要的。例如，在一些宗教仪式上，个体可能报告听到了声音，但这个声音通常不持续，在个体所在社区中的大部分成员不认为这样是异常的。此外，当评估一个信念是否是妄想时，必须考虑文化和宗教背景。

短暂性精神病性障碍的功能性后果：尽管复发率很高，但对大多数个体来说，其社交功能和症状方面的预后较好。

鉴别诊断

（1）其他躯体疾病：很多躯体疾病可能表现为短暂的精神病性症状。如果有病史、体格检查或实验室检验的证据表明，该妄想或幻觉是一个特定的躯体疾病（例如库欣综合征、脑肿瘤）直接的生理后果，那么需要诊断为由另一种躯体疾病所致的精神病性障碍或谵妄。

（2）物质有关的障碍：如果一种物质（毒品滥用、药物、毒素接触）被认为在病因上与精神病性症状相关，那么可以对物质 / 药物所致的精神病性障碍、物质诱发的谵妄及物质中毒与短暂精神病性障碍做出鉴别。实验室检测，例如尿液中毒品的筛查或血液中酒精的浓度检测，以及物质使用的详细病史，有助于在这方面做出鉴别，特别是物质摄入和症状开始之间的时间关系以及被使用物质的性质。

（3）抑郁与双相障碍：如果精神病性症状能更好地被心境发作解释，则不能诊断为短暂精神病性障碍（例如，精神病性症状只出现在重度抑郁、躁狂或混合发作时）。

（4）其他精神病性障碍：如果精神病性症状持续 1 个月或更长，则可以根据其在临床表现中的其他症状，诊断为精神分裂症样障碍、妄想障碍、抑郁障碍伴精神病性特征、双相障碍伴精神病性特征、其他特定或未特定的精神分裂症谱系及其他精神病性障碍。如果经药物成功治疗，精神病性症状在 1 个月内缓解，则对短暂精神病性障碍和精神分裂症样障碍的鉴别诊断较困难。特别要注意这种可能性，反复发作的精神病性障碍（例如，双相障碍、精神分裂症反复的急性加重）可能引起任何反复出现的精神病性发作。

诈病与做作性障碍：做作性障碍伴主要心理体征和症状的发作，可能看起来像短暂精神病性症状的表现，但在这样的案例中，有证据表明这些症状是有意使然。当诈病涉及精神病性症状的表现时，通常有证据表明，该疾病是为某个目的而装出来的。

人格障碍：在某些有人格障碍的个体中，心理社会的应激源可能促发短暂的精神病性症状。这些症状通常是短暂的，不需要一个额外的诊断。如果精神病性症状持续至少 1 天，则可以另外作出短暂精神病性障碍的诊断。

附表 14

事件影响量表 - 修订版（impact of event scale–revised，IES-R）

姓名：　年龄：　评定编号：　次数：　日期：　评定者：

指导语：下面列举了遭遇一些应激性事件后人们可能面临的生活不适或困难。请阅读每一个题目，然后请您指出在过去的 7 天里这些不幸给您带来的痛苦程度。

题目	没有	轻度	中度	重度	极重
1. 任何一个关于创伤性事件的提示会引发情绪不安	0	1	2	3	4
2. 我的睡眠不好	0	1	2	3	4
3. 其他的事物让我一直在考虑这件事	0	1	2	3	4
4. 我感到急躁和愤怒	0	1	2	3	4
5. 当想起或者别人提起此事的时候，我避免让自己烦恼	0	1	2	3	4
6. 当我不愿想的时候却又想到了它	0	1	2	3	4
7. 我感觉仿佛没有发生那件事，或者那不是真实的	0	1	2	3	4
8. 我远离能使我想起它的东西	0	1	2	3	4
9. 脑中突然出现关于它的一些情景	0	1	2	3	4
10. 我紧张不安并且容易受惊吓	0	1	2	3	4
11. 我尽力不去想它	0	1	2	3	4
12. 我明白我仍对它有一些情绪问题，但我不知怎么去处理	0	1	2	3	4
13. 我已经对它麻木了	0	1	2	3	4
14. 我发现自己在重演，或好像又回到了当时一样	0	1	2	3	4
15. 我入睡有困难	0	1	2	3	4
16. 我对这件事有很强烈的情绪波动	0	1	2	3	4

续表

题目	没有	轻度	中度	重度	极重
17. 我尽力将此事忘记	0	1	2	3	4
18. 我很难集中注意力	0	1	2	3	4
19. 想起它的时候有生理性反应，如出汗、呼吸困难、恶心、心跳加快	0	1	2	3	4
20. 梦到过它	0	1	2	3	4
21. 感到非常警觉或者警惕	0	1	2	3	4
22. 我尽量不去谈论它	0	1	2	3	4

回避类症状反应的计分条目	5,7,8,11,12,13,17,22
闯入类症状反应的计分条目	1,2,3,6,9,14,16,20
高警觉类症状反应的计分条目	4,10,15,18,19,21

评分：

1. 总均分（总症状指数）= 总分 /22。它表示从总的来看，被测者处于 0 ~ 4 分的哪一个范围内。

2. 因子分 = 组成某一因子的各项目总分 / 组成某一因子的项目数

说明：IES-R 由创伤后应激障碍（PTSD）的 17 项症状为主组成问卷，并按等级评分。

回避量表 + 侵袭量表：0 ~ 8 分亚临床；9 ~ 25 分轻度；26 ~ 43 分中度；44 ~ 88 分重度。完成时间约 15 分钟。可以筛选 PTSD 状态的程度及三个核心症状，在临床上广泛应用。

附表 15

自我效能感量表（general self-efficacy scale，GSES）

当研究涉及个人遭遇挫折及困难挫败自信心时，可以考虑使用 GSES 量表。

自我效能是由 Bandura 提出，许多学者依据不同领域研发各式各样的自我效能量表，以下版本是由 Schwarzer 于 1993 年提出，初始版本共有 20 个题目，于 1997 年修正为 10 个题目。GSES 量表已被多个国家翻译成 25 种语言，应用的广泛程度相当高。

自我效能感量表的结构：自我效能感量表为单一结构，没有分量表，计算所有条目的得分后汇总成一个分数即为量表得分。

一般自我效能感量表

指导语：请仔细阅读下面的一些描述，每个描述后有四个选项，请根据真实情况，在最符合您情况的一项上打√。

1. 如果我尽力去做的话，我总是能解决问题

①完全不正确 ②有点正确 ③多数正确 ④完全正确

2. 即使别人反对我，我仍有办法取得我所要的

①完全不正确 ②有点正确 ③多数正确 ④完全正确

3. 对我来说，坚持理想和达成目标是轻而易举的

①完全不正确 ②有点正确 ③多数正确 ④完全正确

4. 我自信能有效地应付任何突如其来的事情

①完全不正确 ②有点正确 ③多数正确 ④完全正确

5. 以我的才智，我定能应付意料之外的情况

①完全不正确 ②有点正确 ③多数正确 ④完全正确

6. 如果我付出必要的努力，我一定能解决大多数的难题

①完全不正确 ②有点正确 ③多数正确 ④完全正确

7. 我能冷静地面对困难，因为我信赖自己处理问题的能力

①完全不正确 ②有点正确 ③多数正确 ④完全正确

8. 面对一个难题时，我通常能找到几个解决方法

①完全不正确 ②有点正确 ③多数正确 ④完全正确

9. 有麻烦的时候，我通常能想到一些应付的方法

①完全不正确　②有点正确　③多数正确　④完全正确

10. 无论什么事在我身上发生，我都能应付自如

①完全不正确　②有点正确　③多数正确　④完全正确

自我效能感量表的计分方式：把受试者被感觉、思维和行动评定指标，采用4级评分法。其标准为“1”表示完全不正确；“2”表示有点正确；“3”表示多数正确；“4”表示完全正确。

附表 16

成人心理弹性量表（Connor-Davidson resillience scale，CD-RISC）

指导语：下表是用于评估心理弹性水平的自我评定量表。请根据过去一个月您的情况，对下面每个阐述，选出最符合您的一项。注意回答这些问题没有对错之分。

序号	题目	从来不	很少	有时	经常	一直如此
1	我能适应变化	0	1	2	3	4
2	我有亲密、安全的关系	0	1	2	3	4
3	有时，命运或上帝能帮忙	0	1	2	3	4
4	无论发生什么我都能应付	0	1	2	3	4
5	过去的成功让我有信心面对挑战	0	1	2	3	4
6	我能看到事情幽默的一面	0	1	2	3	4
7	应对压力使我感到有力量	0	1	2	3	4
8	经历艰难或疾病后，我往往会很快恢复	0	1	2	3	4
9	事情发生总是有原因的	0	1	2	3	4
10	无论结果怎样，我都会尽自己最大努力	0	1	2	3	4
11	我能实现自己的目标	0	1	2	3	4
12	当事情看起来没什么希望时，我不会轻易放弃	0	1	2	3	4
13	我知道去哪里寻求帮助	0	1	2	3	4
14	在压力下，我能够集中注意力并清晰思考	0	1	2	3	4
15	我喜欢在解决问题时起带头作用	0	1	2	3	4
16	我不会因失败而气馁	0	1	2	3	4

续表

序号	题目	从来不	很少	有时	经常	一直如此
17	我认为自己是个强有力的人	0	1	2	3	4
18	我能作出不寻常的或艰难的决定	0	1	2	3	4
19	我能处理不快乐的情绪	0	1	2	3	4
20	我不得不按照预感行事	0	1	2	3	4
21	我有强烈的目的感	0	1	2	3	4
22	我感觉能掌控自己的生活	0	1	2	3	4
23	我喜欢挑战	0	1	2	3	4
24	我努力工作以达到目标	0	1	2	3	4
25	我对自己的成绩感到骄傲	0	1	2	3	4

注：1. Connor 和 Davidson 的 5 因素分法（2003 年）：

F1，个人能力的概念、高标准、坚韧性：10、11、12、16、17、23、24、25。

F2，相信本能、容忍消极影响、抗压力：6、7、14、15、18、19、20。

F3，积极接受改变、安全关系：1、2、4、5、8。

F4，控制：13、21、22。

F5，宗教影响：3、9。

2. 张建新、余肖楠的三维度分法（2007 年）：

坚韧性：11、12、13、14、15、16、17、18、19、20、21、22、23。

力量性：1、5、7、8、9、10、24、25。

乐观性：2、3、4、6。

附表 17

焦虑自评量表（self-rating anxiety scale，SAS）

SAS 采用 4 级评分，主要评定项目所定义的症状出现的频度，其标准为："1"没有或很少时间；"2"小部分时间；"3"相当多的时间；"4"绝大部分或全部时间。（其中"1""2""3""4"均指计分分数）。

指导语：下面有 20 条文字，请仔细阅读每一条，把意思弄明白，每一条文字后有四级评分。表示：没有或偶尔、有时、经常、总是如此。然后根据您最近一星期的实际情况，在分数栏 1～4 分适当的分数下划"√"。

项目	没有或偶尔	有时这样	经常这样	总是如此
1. 我觉得比平时容易紧张和着急	1	2	3	4
2. 我无缘无故地感到害怕	1	2	3	4
3. 我容易心里烦乱或觉得惊恐	1	2	3	4
4. 我觉得我可能将要发疯	1	2	3	4
5. 我觉得一切都很好，也不会发生什么不幸	4	3	2	1
6. 我手脚发抖打颤	1	2	3	4
7. 我因为头痛、颈痛和背痛而苦恼	1	2	3	4
8. 我感觉容易衰弱和疲乏	1	2	3	4
9. 我觉得心平气和，并且容易安静坐着	4	3	2	1
10. 我觉得心跳得快	1	2	3	4
11. 我因为一阵阵头晕而苦恼	1	2	3	4
12. 我有晕倒发作，或觉得要晕倒似的	1	2	3	4
13. 我呼气吸气都感到很容易	4	3	2	1
14. 我手脚麻木和刺痛	1	2	3	4
15. 我因胃痛和消化不良而苦恼	1	2	3	4
16. 我常常要小便	1	2	3	4
17. 我的手常常是干燥温暖的	4	3	2	1
18. 我脸红发热	1	2	3	4
19. 我容易入睡并且一夜睡得很好	4	3	2	1
20. 我做噩梦	1	2	3	4

总分：标准分。把 20 个项目中的各项分数相加，即得到了粗分。用粗分乘以 1.25 后取整数部分，就得到标准分。结果给出的是标准分，分数越高，表示这方面的焦虑症状越严重。一般来说，焦虑总分 < 50 分者为正常；50 ~ 60 分者为轻度焦虑，61 ~ 70 分者为中度焦虑，70 分以上者为重度焦虑。阴性项目数表示被试者在多少个项目上没有反应，阳性项目数表示被试者在多少个项目上有反应。

需要说明：SAS 的 20 个项目中，第 5、9、13、17、19 共 5 项的计分，必须反向计算，反向计算即按与其相反的频度计分。

SAS 使用简单，不需要专门的训练即可指导自评者进行，而且其分析相当方便，能有效地反映焦虑状态的有关症状及其严重程度和变化，特别适用于综合医院筛选焦虑状态。SAS 的评分不受年龄、性别、经济状况等因素影响。现已广泛应用。

附表 18

抑郁自评量表（self-rating depression scale，SDS）

SDS 采用 4 级记分。标准为：没有或很少时间（为 1 分）、小部分时间（为 2 分）、相当多时间（为 3 分）、绝大部分或全部时间（为 4 分）。

指导语：下面有 20 条文字，请仔细阅读每一条，把意思弄明白，每一条文字后有四级评分，表示：没有或偶尔、有时、经常、总是如此。然后根据您最近一星期的实际情况，在分数栏 1 ~ 4 分适当的分数下划“√”。

项目	没有或偶尔	有时这样	经常这样	总是如此
1. 我觉得闷闷不乐，情绪低沉	1	2	3	4
2. 我觉得一天之中早晨最好	4	3	2	1
3. 我一阵阵哭出来或想哭	1	2	3	4
4. 我晚上睡眠不好	1	2	3	4
5. 我吃得跟平常一样多	1	2	3	4
6. 我与异性密切接触时和以往一样感到愉快	4	3	2	1
7. 我发觉我的体重在下降	1	2	3	4
8. 我有便秘的苦恼	1	2	3	4
9. 我心跳比平时快	1	2	3	4
10. 我无缘无故地感到疲乏	1	2	3	4
11. 我的头脑跟平常一样清楚	4	3	2	1
12. 我觉得经常做的事情并没困难	4	3	2	1
13. 我觉得不安而平静不下来	1	2	3	4
14. 我对将来抱有希望	4	3	2	1
15. 我比平常容易生气激动	1	2	3	4
16. 我觉得作出决定是容易的	4	3	2	1
17. 我觉得自己是个有用的人，有人需要我	4	3	2	1
18. 我的生活过得很有意思	4	3	2	1

续表

项目	没有或偶尔	有时这样	经常这样	总是如此
19. 我认为如果我死了别人会生活得更好些	1	2	3	4
20. 平常感兴趣的事我仍然照样感兴趣	4	3	2	1

总分：标准分。把 20 个项目中的各项分数相加，即得到了粗分。用粗分乘以 1.25 后取整数部分，就得到标准分。结果给出的是标准分，分数越高，表示这方面的症状越严重。一般来说，抑郁总分 < 50 分者为正常；50 ~ 60 分者为轻度抑郁，61 ~ 70 分者为中度抑郁，70 分以上者为重度抑郁。阴性项目数表示被试者在多少个项目上没有反应，阳性项目数表示被试者在多少个项目上有反应。

需要说明：SDS 的 20 个项目中，第 2、5、6、11、12、14、16、17、18、20 共 10 项的计分，必须反向计算，反向计算即按与其相反的频度计分。

SDS 使用简单，不需要专门的训练即可指导自评者进行，而且其分析相当方便，能有效地反映抑郁状态的有关症状及其严重程度和变化，特别适用于综合医院筛选抑郁状态。SDS 的评分不受年龄、性别、经济状况等因素影响。现已广泛应用。

附表 19

主观痛苦感觉单位量表（subjective units of distress，SUD）

引导语：以下量表是定期进行自我评估的自评量表，请依照您的主观感受回答，我们将以此做为治疗对话的一部分依据用来指导临床医生的工作，谢谢！

10= 感觉难以忍受。除了自我感觉之外，像神经衰弱一样失去控制、不知所措、智穷力竭。你可能会感到非常不安，以至于不想说话，因为你无法想象会有人能理解你的扰动（agitation）。

9= 感到绝望。大多数人所说的 10 级实际上是 9 级。感觉极度恐惧，以至于觉得几乎无法忍受，你害怕你可能会做些什么。感觉非常非常糟糕，失去了对情绪的控制。

8= 吓坏了。开始有疏离感。

7= 开始发狂。处在一些绝对坏情绪的边缘。你可以维持控制住你的困难。

6= 感觉不好。在这种程度上，你开始认为应该对你所感受的部分做些什么。

5= 中度不适，不舒服。不愉快的情绪仍然可以通过一些努力得到控制。

4= 有些心烦意乱。你不能轻易忽略一个不愉快的想法。你可以处理这些，但感觉不好。

3= 轻度沮丧。你能够注意到担心、困扰。

2= 有点沮丧，但不明显。除非你留心地注意到你的情绪感受和现实，然后认识到，“是的”，是有些事情在困扰着我。

1= 没有急性痛苦，感觉基本良好。如果你特别努力，你可能会感到一些不愉快的事，但并不多。

0= 和平，宁静，彻底解脱。对任何特定的问题都不再有任何忧虑。

附表 20

儿童抑郁障碍自评量表（depression self-rating scale for children，DSRSC）

指导语：每个题目对应三个选项“经常、有时、无”，请你细心阅读，结合自身的情况选择符合自身的选项。

1. 我像平时一样盼望着许多美好的事物　经常、有时、无
2. 我睡得很香　经常、有时、无
3. 我感到我总是想哭　经常、有时、无
4. 我喜欢出去玩　经常、有时、无
5. 我想离家出走　经常、有时、无
6. 我肚子痛　经常、有时、无
7. 我精力充沛　经常、有时、无
8. 我吃东西很香　经常、有时、无
9. 我对自己有信心　经常、有时、无
10. 我觉得生活没什么意思　经常、有时、无
11. 我认为我所做的事都是令人满意的　经常、有时、无
12. 我像平常那样喜欢各种事物　经常、有时、无
13. 我喜欢与家里人一起交谈　经常、有时、无
14. 我做噩梦　经常、有时、无
15. 我感到非常孤单　经常、有时、无
16. 遇到高兴的事我很容易高兴起来　经常、有时、无
17. 我感到十分悲哀，不能忍受　经常、有时、无
18. 我感到非常烦恼　经常、有时、无

使用方法：共有 18 个条目，采用三级评分：（1）“经常有”（2 分）；（2）“有时有”（1 分）；（3）“没有”（0 分）。

若总分是 13 分或以上，儿童可能有抑郁性问题。

附表 21

儿童焦虑性情绪障碍筛查量表（scale for child anxiety related emotional disorders，SCARED）

适用于 8 ~ 16 岁儿童青少年自评焦虑障碍，可作为临床辅助诊断及科研的筛查工具。

指导语：请你根据最近 3 个月的实际感受填写，不要考虑怎样回答才“正确”，仅根据你的感知如实回答，在符合你的那一项打“√”。注意不要漏项。

1. 当我感到害怕时，出现呼吸困难（出气不赢）。
2. 我在学校时感到头痛。
3. 我不喜欢与不太熟悉的人在一起。
4. 如果我不在家里睡觉，就觉得内心不安。
5. 我经常担心别人是不是喜欢我。
6. 当我害怕时，感到马上要死去似的。
7. 我总是感到紧张不安。
8. 父母无论去哪里我总是离不开他们。
9. 别人说我好像很紧张的样子。
10. 当我与不熟悉的人在一起时就感到紧张。
11. 在学校时就出现肚子痛。
12. 当我害怕时，自己感觉快要发疯，失去控制了。
13. 我总担心自己一个人睡觉。
14. 我担心自己不像其他孩子一样好。
15. 当我害怕时，感到恍恍惚惚，好像周围的一切不真实似的。
16. 我梦见父母发生了不幸的事情。
17. 我担心又要去上学。
18. 我害怕时，心跳会加快。
19. 我手脚发抖打颤。
20. 我梦见发生了对我不利的事情。
21. 我对于一些精心为我而安排的事感到不安和不自在。

22. 当我害怕时，我会出汗。

23. 我是一个忧虑的人。

24. 我无缘无故地感到害怕。

25. 我害怕一个人待在家里。

26. 我觉得和不熟悉的人说话很困难。

27. 我害怕时感到不能呼吸。

28. 别人说我担心得太多了。

29. 我不愿离开自己的家。

30. 我担心以前那种紧张（或惊恐）的感觉再次出现。

31. 我总担心父母会出事。

32. 当我与不熟悉的人在一起时，觉得害羞。

33. 我担心将来会发生什么事情。

34. 我害怕时感到恶心、想吐。

35. 我担心自己能不能把事情做好。

36. 我害怕去上学。

37. 我担心已发生了什么事。

38. 我害怕时，感到头昏。

39. 当我与其他伙伴或大人在一起做事情时（如在朗读、说话、游戏、体育活动时），如果他们看着我，我就感到紧张。

40. 当我去参加活动，跳舞或者有不熟悉的人在场时，就感到紧张。

41. 我是一个害羞的人。

总分≥ 23 分，即有焦虑障碍的可能。

附表 22

儿童事件影响量表（中文版）（the children's revised impact of event scale，CRIES-13）

说明：儿童事件影响量表（修订版）（children's revised impactof event scale，CRIES）共 13 个条目，是自评表，适用于 9 ~ 17 岁儿童。以下所列是一些人在经历压力事件后会出现的困难。请你细心阅读后决定这些困难在过去七天对你产生多大的影响，分别勾选：一点也不、很少、有时、经常。

条目

1. 你会在并不愿想起的时候想起这件事吗？

一点也不　很少　有时　经常

2. 你会不会想要把这件事从记忆中删除掉？

一点也不　很少　有时　经常

3. 要集中注意力或专注于一件事对你来说是不是有困难？

一点也不　很少　有时　经常

4. 你会不会对这件事情有一阵阵强烈的感觉？

一点也不　很少　有时经常

5. 你是不是比事情发生之前更容易被惊吓或者更加紧张？

一点也不　很少　有时　经常

6. 你是不是会避开那些容易让你回想起这件事情的事物？

一点也不　很少　有时　经常

7. 你是不是尽量不去谈论这件事？

一点也不　很少　有时　经常

8. 关于这件事情的画面会不会出现在你脑海中？

一点也不　很少　有时　经常

9. 是不是有其他的一些事物总会让你想起这件事情？

一点也不　很少　有时　经常

10. 你是不是努力不去想这件事？

一点也不　很少　有时　经常

11. 你是不是特别容易被人惹恼？

一点也不　很少　有时　经常

12. 你是不是在明显没有必要的时候也保持警觉或小心？

一点也不　很少　有时　经常

13. 你的睡觉有问题吗？

一点也不　很少　有时　经常

4 个选项分别对应评分：

一点也不 =0；很少 =1；有时 =3；经常 =5。

得分，有三个分等级：

入侵 = 项目 1+4+8+9 得分之和

回避 = 项目 2+6+7+10 得分之和

觉醒 = 项目 3+5+11+12+13 得分之和

布局的设计使得在右手边的三列中可以轻松得分。可以在每列的底部输入每个子刻度的总计。

附表 23

90 项症状清单（symptom check list-90，SCL-90）

SCL-90 又名症状自评量表（self-reporting inventory），是对求助者进行心理健康状况鉴别及团体心理卫生普查时实用、简便而有价值的量表，该量表广泛应用于心理辅导中。SCL-90 共计 90 题，从感觉、思维、情绪、意识、行为直至生活习惯、人际关系、饮食睡眠等均有所涉及。

指导语：以下表格中列出了有些人可能有的症状或问题，请仔细阅读每一条，然后根据该句话与您自己实际情况相符合的程度（**最近一个星期或现在**），选择一个适当的数字填写在后面的答案框中：

1—从无，2—很轻，3—中等，4—偏重，5—严重

序号	问题	选项
1	头痛	☐
2	神经过敏，心中不踏实	☐
3	头脑中有不必要的想法或字句盘旋	☐
4	头晕或晕倒	☐
5	对异性的兴趣减退	☐
6	对旁人责备求全	☐
7	感到别人能控制您的思想	☐
8	责怪别人制造麻烦	☐
9	忘性大	☐
10	担心自己的衣饰整齐及仪态的端正	☐
11	容易烦恼和激动	☐
12	胸痛	☐
13	害怕空旷的场所或街道	☐
14	感到自己的精力下降，活动减慢	☐
15	想结束自己的生命	☐
16	听到旁人听不到的声音	☐

续表

序号	问题	选项
17	发抖	□
18	感到大多数人都不可信任	□
19	胃口不好	□
20	容易哭泣	□
21	同异性相处时感到害羞不自在	□
22	感到受骗、中了圈套或有人想抓住您	□
23	无缘无故地突然感到害怕	□
24	自己不能控制地大发脾气	□
25	怕单独出门	□
26	经常责怪自己	□
27	腰痛	□
28	感到难以完成任务	□
29	感到孤独	□
30	感到苦闷	□
31	过分担忧	□
32	对事物不感兴趣	□
33	感到害怕	□
34	您的感情容易受到伤害	□
35	旁人能知道您的私下想法	□
36	感到别人不理解您、不同情您	□
37	感到人们对您不友好、不喜欢您	□
38	做事必须做得很慢以保证做得正确	□
39	心跳得很厉害	□
40	恶心或胃部不舒服	□
41	感到比不上他人	□
42	肌肉酸痛	□

续表

序号	问题	选项
43	感到有人在监视您、谈论您	□
44	难以入睡	□
45	做事必须反复检查	□
46	难以做出决定	□
47	怕乘电车、公共汽车、地铁或火车	□
48	呼吸有困难	□
49	一阵阵发冷或发热	□
50	因为感到害怕而避开某些东西、场合或活动	□
51	脑子变空了	□
52	身体发麻或刺痛	□
53	喉咙有梗塞感	□
54	感到前途没有希望	□
55	不能集中注意力	□
56	感到身体的某一部分软弱无力	□
57	感到紧张或容易紧张	□
58	感到手或脚发重	□
59	想到死亡的事	□
60	吃得太多	□
61	当别人看着您或谈论您时感到不自在	□
62	有一些不属于您自己的想法	□
63	有想打人或伤害他人的冲动	□
64	醒得太早	□
65	必须反复洗手、点数	□
66	睡得不稳不深	□
67	有想摔坏或破坏东西的想法	□
68	有一些别人没有的想法	□

续表

序号	问题	选项
69	感到对别人神经过敏	□
70	在商场或电影院等人多的地方感到不自在	□
71	感到任何事情都很困难	□
72	一阵阵恐惧或惊恐	□
73	感到公共场合吃东西很不舒服	□
74	经常与人争论	□
75	单独一人时神经很紧张	□
76	别人对您的成绩没有做出恰当的评价	□
77	即使和别人在一起也感到孤单	□
78	感到坐立不安心神不定	□
79	感到自己没有什么价值	□
80	感到熟悉的东西变成陌生或不像是真的	□
81	大叫或摔东西	□
82	害怕会在公共场合晕倒	□
83	感到别人想占您的便宜	□
84	为一些有关性的想法而很苦恼	□
85	您认为应该因为自己的过错而受到惩罚	□
86	感到要很快把事情做完	□
87	感到自己的身体有严重问题	□
88	从未感到和其他人很亲近	□
89	感到自己有罪	□
90	感到自己的脑子有毛病	□

量表作者未提出分界值，按全国常模结果，总分超过 160 分，或阳性项目数超过 43 项，或任一因子分超过 2 分，考虑筛选阳性，需进一步检查。

参考文献

[1] 逯野，杨春江．突发公共事件对个体，群体及公众心理影响的作用和传播机制研究 [J]. 电子科技大学学报：社会科学版，2012, 14(6): 37-42.

[2] 卫生部人事司．卫生人事工作文件选编 1978-1997[M]. 北京：人民卫生出版社，2006.

[3] 尹明，李银平．呼唤人文主义的危重病急救医学 [J]. 中国危重病急救医学，2003，15(6): 348.

[4] 陈健，陈宏．特大火灾目击者的心理危机干预 [J]. 中国健康心理学杂志，2013 (1): 160-161.

[5] 张桂青．心理创伤与心理危机干预 [M]. 北京：中国劳动社会保障出版社，2015: 110-323.

[6] 张桂青．突发公共事件后的心理创伤与心理危机干预 [M]. 乌鲁木齐：新疆人民出版社，2014: 322-450.

[7] JAMES RK.Crisis intervention strategies[M].7th ed.Belmont:Brooks/Cole,2008.

[8] GILLILAND B E, JAMES R K. 危机干预策略 [M]. 肖水源，译．北京：中国轻工业出版社，2000: 94-150.

[9] BELKIN G S.Introduction to Counseling[M].Dubuque: La William C Brown, 1884: 95-112.

[10] GREENSTONE J L, LEVITON S C. Elements of Crisis Intervention: Crisis and How to Respond to Them[M]. 3rd ed. Stamford: Cengage Learning, 2010.

[11] SPITZER R L, KROENKE K, WILLIAMS J B W, et al. A brief measure for assessing generalized anxiety disorder: the GAD-7[J]. Archives of internal medicine, 2006, 166(10): 1092-1097.

[12] 杨晓沙，况利．正念认知疗法在强迫症治疗中的研究现状 [J]. 四川精神卫生，2019,32(1):78-80.

[13] 张强．构建应急管理心理干预体系 [J]. 中国党政干部论坛，2019(10):88-89.

[14] 余萍．心理创伤及 PTSD 常用量表研究 [J]. 神经损伤与功能重建，2010,5(4):293-296.

[15] 刘天放．防疫心理干预措施应尽快落实 [N]. 中华工商时报，2020-02-04(003).

[16] 许思安，杨晓峰．替代性创伤：危机干预中救援者的自我保护问题 [J]. 心理科学进展，2009, 3(27): 570-573.

[17] （美）GILLILAND E, JAMES R K. 危机干预策略 [M]. 肖水源，周亮，译. 北京：中国轻工业出版社，2021.

[18] 马弘. 心理危机干预大队长培训班教材 [G]. 北京：北京大学第六医院，北京大学精神卫生研究所，2018.

[19] 焦敏，杜亚松. 儿童焦虑性情绪障碍筛查量表的临床应用 [J]. 上海精神医学，2005(02): 72-74.

[20] 施剑飞，骆宏. 心理危机干预实用指导手册 [M]. 宁波：宁波出版社，2006.

[21] 孙宏伟. 心理危机干预 [M]. 2 版. 北京：人民卫生出版社，2018.

[22] KANG L, MA S, CHEN M, et al. Impact on mental health and perceptions of psychological care among medical and nursing staff in Wuhan during the 2019 novel coronavirus disease outbreak: A cross-sectional study[J]. Brain Behav Immun, 2020(87): 11-17.

[23] SIMPSON S A. A single-session crisis intervention therapy model for emergency psychiatry[J]. Clinical practice and cases in emergency medicine, 2019, 3(1): 27.

[24] GIUMMARRA M J, LENNOX A, DALI G, et al. Early psychological interventions for posttraumatic stress, depression and anxiety after traumatic injury: A systematic review and meta-analysis[J]. Clinical psychology review, 2018(62): 11-36.

[25] JOY C B, ADAMS C E, RICE K. Crisis intervention for people with severe mental illnesses: A cochrane systematic review[J]. Schizophr Res, 2000,41(1): 230-231.

[26] MURPHY S, IRVING C B, ADAMS C E, et al. Crisis intervention for people with severe mental illnesses[J]. Cochrane Database of Systematic Reviews, 2012 (5): D1087.

[27] 《地震知识百问百答》编写组. 地震知识百问百答 [M]. 北京：地震出版社，2008.

[28] 张瑶，陈丽娜，夏亮，等. 地震医疗救援人员心理健康状况及影响因素研究 [J]. 中国健康心理学杂志，2012(8):1154-1156.

[29] 张素娟. 芦山地震灾区的社会心理援助与重建：汶川模式的良好实践 [J]. 中国减灾，2014 (4): 24-27.

[30] 李为民，敬静. 四川大学华西医院芦山地震应急医学救援纪实 [J]. 中国循证医学杂志，2013, 13(5): 497-500.

[31] 刘奇，孟宪东. 芦山地震空降宝兴医疗队心理救援经历探讨地震早期心理干预模式 [C]// 世界灾害护理大会. 2014.

[32] 王凯，苏林雁，朱焱，等. 儿童焦虑性情绪障碍筛查表的中国城市常模 [J]. 中国临床心理学杂志，2002(4):270-272.

[33] 饶克勤，尹力，刘远立．中国居民健康转型，卫生服务需求变化及其对经济，社会发展的影响（之一）[J]. 中国卫生经济，2000 (9): 5-11.

[34] 苏欣，贾寅晴．为何大巴频发火灾酿悲剧 [J]. 中国消防，2016 (15): 24-26.

[35] 郭远红，刘莉，王君．从中石油连续事故浅析辽宁地方政府公共危机管理能力 [J]. 中小企业管理与科技，2016 (1): 53-54.

[36] 国家安全监管总局，公安部．关于大连中石油国际储运有限公司“7・16”输油管道爆炸火灾事故情况的通报 [J]. 国家安全生产监督管理总局国家煤矿安全监察局公告，2010(08):46-49.

[37] 国务院安委会办公室．关于中石油大连石化分公司“6・2”火灾爆炸事故和中储粮黑龙江分公司林甸直属库“5・31”火灾事故情况的通报 [J]. 国家安全生产监督管理总局国家煤矿安全监察局公告，2013(9):13-16.

[38] 熊利敏，赵烁，任鹏．两起原油管道泄漏爆炸事故应急响应对比分析 [J]. 科技视界，2015(22): 264-264.

[39] 李晶晶，朱渊，陈国明，等．城市油气管道泄漏爆炸重大案例应急管理对比研究 [J]. 中国安全生产科学技术，2014, 10(8): 11-15.

[40] 刘景凯．从两起事故谈长输管道泄漏情景构建 [J]. 劳动保护，2019 (3): 28-31.

[41] 田知博．河北省某地区消防官兵的心理资本与心理健康的关系研究 [D]. 秦皇岛：燕山大学，2013.

[42] “11・24”特大海难事故结案 [J]. 劳动保护，2000(12):4.

[43] 陈金．“11・24”烟台特大海难纪实 [J]. 海洋开发与管理，2016, 17(1):76-80.

[44] 井植荣．一次重大考验：烟台 11・24 特大海难事故医疗救护纪实 [J]. 中国卫生，2000(2):31-32.

[45] 何章银．中国救灾外交研究 [D]. 武汉：华中师范大学，2014.

[46] 新华社．习近平就中国旅游团在老挝发生严重交通事故同本扬互致口信 [EB/OL]. (2019-8-22).https://baijiahao.baidu.com/s?id=1642562677057058537&wfr=spider&for=pc.

[47] 张桂青．心理救援与心理危机干预 [M]. 北京：中国劳动社会保障出版社，2019: 103-297.

[48] 张桂青．新型冠状病毒肺炎疫情下的心理危机干预 [M]. 北京：中国劳动社会保障出版社，2020: 1-71.

[49] 张桂青．妇女儿童心理创伤与心理危机干预 [M]. 北京：中国劳动社会保障出版社，2020: 42-126.